人生规划三部曲之一

唤醒健康意识　摆正财富位置
改变生活方式　体现生命价值

规划您的健康

健康观念
生活方式
身体预警
营养健康
合理膳食
戒烟限酒
合理睡眠
心理健康
运动健康
健康保险
健康排毒
健康体检

——新财富价值观

姜建◎编著

中医古籍出版社

U0304660

图书在版编目（CIP）数据

规划您的健康/姜建编著. —北京：

中医古籍出版社，2013.12

ISBN 978－7－5152－0560－1

Ⅰ．①规… Ⅱ．①姜… Ⅲ．①保健—基本知识

Ⅳ．①R161

中国版本图书馆 CIP 数据核字（2014）第 011283 号

规划您的健康——新财富价值观

编　　著：姜　建

责任编辑：邓永标

封面设计：任永良

出版发行：中医古籍出版社

社　　址：北京东直门内南小街 16 号（100700）

印　　刷：北京树仁印刷装订有限公司

开　　本：710mm×1000mm　1/16

印　　张：16.5

字　　数：248 千字

版　　次：2014 年 4 月第 1 版　　2014 午 4 月第 1 次印刷

书　　号：ISBN 978－7－5152－0560－1

定　　价：28.00 元

卷 首 语

想过去，老观念：
生物钟被打乱，日夜规律变换。
吸烟接二连三，喝酒推杯换盏。
麻将通宵不散，熬夜家常便饭。
肠胃吃喝猛灌，忽略营养保健。
三餐基本打乱，脏腑运转全变。
空气污浊一片，呼吸清新不见。
健康放在一边，埋下疾病隐患。
心无健康观念，导致倾家荡产。

说现在，新观念：
饮食起居不乱，生活方式改变。
吸烟能减则减，喝酒不再相劝。
不再煎熬双眼，睡眠休息关键。
强化营养观念，健康话题不断。
吃好一日三餐，科学运动锻炼。
疲倦乏力再见，精力充沛无限。
定期健康体检，降低疾病风险。
拥有健康观念，家庭和谐美满。

健康记心间　财富不间断

健康去哪儿了?

饮食:越来越多的吃,好吃吃到撑。
久坐:越来越久的坐,坐就一个坑。
熬夜:越来越晚的睡,熬到头发蒙。
近视:越来越多用眼,看到物重影。
压力:越来越大负荷,从不去放松。
运动:越来越少的动,一步不想行。
透支:越来越多的耗,以为还年轻。
装修:豪华气派讲究,隐患留家中。

生活很简单,方式记心间。
远离坏习惯,烟酒少沾边。
健康并不难,改变在眼前。
乐观每一天,颐养到天年。

聪明人投资健康
明白人储蓄健康
普通人忽视健康
糊涂人透支健康
……

前　言

　　"基本睡眠被剥夺，工作压力超负荷。吸烟喝酒成劳模，劳逸根本没结合。"这是当下多数人们生活的写照。每天从清晨到深夜，各行各业的人们在工作和生活中忙忙碌碌、首班车出发、末班车回家，面对的是外界与内在的种种压力，在超常的环境中努力拼搏、奋发进取。每天忙于繁杂的工作应酬、熬夜加班，吸烟酗酒、大鱼大肉，日复一日，年复一年，从未停歇。全然不顾自己的身体健康与否，加满油、上满弦、一绷就是十几年甚至几十年，每天总是想着要赚大钱来实现自己的目标与梦想，让自己拥有更多的有形财富，却恰恰忽略了一个至关重要的无形的财富——健康身体。

　　这个创造财富价值和实现梦想的血肉之躯，从来没有认真地去维护、保养、调整和休息，总是在过度的透支和消耗中使用。从来也不想着对自己的健康做一下系统规划，加上对自我保健意识的淡漠甚至抛之脑后，日积月累，积劳成疾，导致在健康上出现严重问题。亚健康比比皆是、过劳死有上升趋势，就连猝死事件也频频发生。这些看到和听到真实事件就发生在我们的身边，因为健康和每个人都息息相关，所以应当引起您的关注与重视。

　　健康是什么？健康是个人成功的基础，健康是事业成功、家庭美满所必须的最宝贵的财富之一。其时，当健康存在的时候，我们每个人觉得它就像阳光、空气一样不足为奇，似乎天经地义，享用不尽；而当他一旦丧失，则无异于天塌地陷，任何的物质上拥有都毫无意义。因为财富不能买到健康，而健康却能换到更多的财富。所以，只有善待您自己的身体，珍爱您自己的健康，才能有资格去热爱您的生活和事业。

　　但是，在现实生活中，如果把健康以及生命和金钱放在天平上，将有90%以上的人把重心倾向于金钱。钱不是万能的，但是没有钱是万万不能的。只有当人们将要失去生命的时候，才真正的体会到，生命的重要。生命对于每个人来说，只有一次，只有病过才知道健康的无比珍贵。可是，没有人能说失去生命才知道生命的重要。实际上也没有机会说这句话。

健康问题才是人生当中最重要的问题，却是绝大多数人最不重视的问题。只有当身边至亲至爱的人，因疾病（急病）原因而倒下或是离开这个世界的时候，才能引起对健康的重视。否则的话就是这样：

起初：家人朋友话不听，全都当成耳边风。反说他人神经病，生病关你啥事情。

仍旧：我行我素吃喝抽，迟早会有隐患留。健康二字放脑后，生了大病才知愁。

最后：积劳成疾病魔缠，想起保健并不难。早有健康好观念，何必积蓄交医院。

尽早规划您的健康，从提倡健康的生活方式开始，摒弃不良的生活习惯并加强营养补充新观念、合理的膳食、适量的运动、科学的睡眠、平衡的心态，管好疾病预警系统、重视健康保险的作用、定期进行健康体检的好处做到没病预防，有病早治，让您拥有健康的身体，减少自己给家庭和社会带来的负担，拥抱属于您自己的今天、明天和未来。爱家人从爱自己开始吧，拥有健康才有能力爱别人，拥有健康的身体才能够给家人遮风挡雨，同家人共享阳光。所以，再苦再累，为了您的家人，微笑着说：该休息了，没有了健康的身体，一切都是浮云……

在信息飞速发展的今天，知识改变命运、观念决定健康已是一个不争的事实。纵观当今世界各国的风流人物，无不认为有健康才有光辉的未来，才有真正的财富。而这本《规划您的健康——新财富价值观》正是改变您的生活方式、唤醒您的健康意识的最佳读物。为了更加健康长寿，多学习营养知识，增强自我保健意识，使我们永远保持旺盛的精力和青春的活力，让健康永远陪伴着您！

由于本书引用大量新观念、新知识、新见解。因编者水平和经验有限，难免存在各种错误和不当之处，敬请各位读者对发现之处给予批评指正。以便再版时修订，在此不胜感激。

编　者
2014 年 3 月

目　录
Contents

目
录

第一章

提前规划早受益 莫等病来方悔迟

——正确规划健康

事件回放

1. 2013 年 8 月 13 日，南阳通宇集团董事长王庆来 43 岁，身价 40 多个亿！因为突发脑溢血经抢救无效死亡，留下一个未知数……

2. 2013 年 7 月 15 日，淘宝网御泥坊前董事长吴立君因突发脑疾逝世！年仅 36 岁！

3. 2012 年 11 月 25 日 12 时 48 分，中国首艘航空母舰舰载机歼 - 15 研制现场总指挥、中航工业沈飞集团董事长罗阳，突发急性心肌梗死，享年 51 岁。

4. 2008 年 7 月 22 日，年仅 39 岁的北京同仁堂股份有限公司董事长张生瑜突发心脏病抢救无效死亡。

5. 2007 年 4 月，绿野木业公司董事长许伟林，因心肌梗死逝世，年仅 42 岁。

6. 2007 年 12 月，百度 CFO 王湛生意外辞世。

7. 2005 年 9 月，网易代理首席执行官孙德棣猝死，年仅 38 岁。

8. 2004 年 11 月，均瑶集团董事长王均瑶突然逝世，年仅 38 岁……

这些年富力强的各界精英，突然都猝死在自己热爱的工作岗位上，他们到底怎么了？

为什么屡屡出现这样的悲剧？

一桩生意黄了，我们可以再做！

一件事情错了，我们可以重新来过！

即使破产了，我们可以东山再起！

但是，一旦生命没了，我们还能做什么？

我们以健康为代价换来事业的成功，但再多的钱绝没有机会换回健康！

事业和健康要成为亲密的伙伴，无间的朋友！

——事业是大厦，健康就是基石；

——事业是列车，健康就是发动机；

——事业代表生命的厚度，健康就代表生命的长度与宽度！

财富之路不停歇，美好理想却破灭。

英年早逝谁之过，透支健康惹的祸。

第一节　健康是什么

健康就是节约，健康就是和谐，健康就是责任，比金子还珍贵。因为金子有价，健康无价。健康是根本，是基石，没有了健康，人的一切成功都无从谈起。

有一个寓言讲的是："一个人手中有五个球，这五个球分别代表，家庭、友情、爱情、健康和工作。前四个球都是玻璃做的，只有代表工作的那个球是橡胶做的。那四个玻璃球不论摔碎那一个，都将无法恢复，而只有代表工作的这只橡胶球会按下去又弹起来，再按下去，又会再弹起来。"这个生动而简单的寓言告诉我们－－工作只是生存的条件却不是生存的全部，为了基本的生存我们必须工作，但生存中除了工作，还有许许多多的事情也要我们去做，我们不能除了工作就是工作。我们知道，一部上满弦的机器如果始终工作下去，而不加任何保养，没有任何调理，这部机器总有一天会停止，甚至将无法再次启动。因此我想说——为了你的家庭，为了你的父母，为了你的孩子，为了你的爱人，请珍重您的身体！

要记得——有健康才有未来。

一、人类对谁最狠

有人问过一个很有意思的问题，这个世界上什么动物最狠毒？

狮子、鳄鱼、眼镜蛇？

都不是！是人类！

因为人类除了杀戮动物、砍伐植物，还要不断地自相残杀！

人类对谁最狠？

答案出乎意料：

对自己!

现代人每天忙于繁杂的工作应酬,吸烟喝酒、大鱼大肉,日复一日,年复一年,自己的身体用了半辈子,从未停歇!

我们给他放过假吗?

怎样才能让自己身体有一次全面的修养?

买了一辆汽车,尚且知道经常保养,用久了要大修!

我们的身体用了 30 年、40 年甚至 50 年了,想过保养一次、大修一次吗?!

没有一个人希望自己的生命戛然而止,并给家人留下痛苦和债务。

二、对于一个人来说,健康到底有多重要

健康是生命的第一要素。没有健康的身体,就没有生命灿烂的光芒;无论是工作和家庭、理想和追求,都要以健康的身体作为前提和首要的基础,否则,一切都将成为泡影,为别人辛苦忙碌。正如有人形容的那样:

健康是"1",幸福、成就、事业、金钱等,都是后面的"0",
"1"后面的"0"越多证明您这一生越有意义,
假如这个最前面的"1"过早倒下了,"0"怎么还能多起来呢?
假如这个最前面的"1"真的倒下了,"0"再多又有什么意义呢?

可是,如何才能获得健康,如何才能得到人们生活质量中最最基本的元素,却令很多的现代人陷入深深的迷茫……

健康是一生中永恒的命题,是贯穿生命的一条永远的主线。无论是人生哪个阶段的岁月,都不可怠慢和透支健康。许多人往往忽视了这点,认为健康可以无尽的支取和挥霍,却忽略了健康的积累和储备,最终,生命的里程只能亮起危险的红灯!等待的是身体的每况愈下。

健康的身体是日积月累、点点滴滴汇集而成的,良好的生活方式是锻造健康体魄的重要因素。生命在于运动,运动会给生命带来全新的活力和无比的欢乐!运动改变生活,运动增强体魄,在运动中绽放出一道道夺目的彩虹,使生命的长河激情澎湃、生机盎然。

健康离不开良好的饮食习惯。五谷杂粮是健康的生命之本,挑食和偏食是健康的大敌,各种营养均衡吸收,健康的天平才不会倾斜,暴饮暴食、吸烟成瘾、烂醉如泥都将给健康刻下永久的创伤。

良好的心态是健康的催化剂。因为心态平和可以透彻人生许多是是非非，可以抛却许多的烦恼和忧愁。健康最忌的就是心灵的阴影和死结，郁郁寡欢会使身体的机能和各个器官失调，日积月累则会埋下无穷的祸患。

良好的生活习惯是健康的重要保障。劳逸结合是健康的润滑剂。透支身体是许多人常犯的毛病，健康的体魄就是在透支中不知不觉的被侵蚀、被消融。为了工作、为了事业、为了家庭让身体的机能高速运转，毫无节制的透支，日积月累终成大患，没有健康的身体，就没有高质量的生活，整日病殃殃的人，终日与病痛为伴，谈何幸福和快乐，纵有万千的理想和愿望，最终只能随身体的消失而化作灰烬。

健康的体魄是运动锻炼、饮食习惯、良好心态和生活方式共同作用的结果，任何一个环节都不可忽视，每个环节都是环环相扣的，只有让健康的体魄永远伴随着这个过程，生命才能真正活出精彩。

没有健康，其他都是空忙！

没有健康拿什么去孝顺父母，没有健康身体拿什么去爱自己的爱人、孩子！

现在的人们，买个钢铁做的车每天擦，每周打蜡。每5000公里要去保养，细心呵护，关以备至。稍有损伤，心痛无比。可对自己的身体这辆血肉做成的最豪华的最应该保养的车，从不清洗打蜡，只知道加满油，踩足油门开，加油也是90号（也不知道吃的什么油，肉）且不管气候，早晚，路况有多糟糕（空气污染，水源污染，食品的污染）风雨无阻。一开就是几年几十年，从不保养维护。即使休息也是处于怠速状态（通宵玩牌，唱歌，吃宵夜喝酒）直到有天熄火了，一检查，输油管老化，油垃圾阻塞（血管内黏附的垃圾阻塞血管），造成发动机失调（胸闷，气短，心律失常，更严重者心肌梗死），方向盘失灵（老年痴呆，脑卒中，脑梗死）。直接送到汽修厂（医院，把自己一生辛苦赚来的钱，从不舍得保养，乖乖的全部送给医院，直至倾家荡产，殃及父母、子女）被拆得七零八落（有些器官切掉扔掉，在安装一些本不应属于自己的一些金属材料和别人的器官）。在后报废处理。今天不养生，明天养医生；今天不保健，明天养医院。重视自己的健康就是对家人最好的尊重！

三、21世纪健康新趋势

1. 与你的医生建立良好关系 不少人平常生病一味追求名医，事实上一位了解你的病情的医生，能够帮助你很好跟踪你的身体状况。

2. 接地气 按照接地理论，地球表面包含一个微妙自然的电能磁场，能够有益身心。研究表明接地气能够提高人体的自愈机制，减少炎症和疼痛，改善睡眠，并帮助改善压力，专家建议在35岁前使用这种方法效果更好。除此之外还可以帮助减少导致慢性炎症的因素，如关节炎、心脏病和癌症。建议一天赤脚40分钟，走在导电体的表面，例如沙子、泥土或者水面上，站着阅读或者放松，都是不错的选择。

3. 进行更温和的锻炼方法 希望看到明显的转变，不如从现在开始启动最温和的锻炼方法。运动方式不宜从众，建议你根据自己的个性特点定制专属于自己的专业锻炼方法，能够帮助改善亚健康等状况。锻炼方式将更具个性化，一味加大运动量的锻炼方式已经落伍了，你需要寻找更多更适合自己的健身方式，除了能够锻炼身体，还需要放松头脑。

4. 个人培训和基础运动 如果你平时不喜欢定期训练是因为缺乏资金，现在开始，就忘掉这个借口，互联网让健身变得不能再实惠了！建立个人自我锻炼的小团体，是2013的健身新趋势，以个人为单位的自我训练小团体将会越来越多，忘掉那些加入健身房或者是购买家庭健身小工具的钱吧！家庭健身热潮，是自己针对自己的身体，在家进行传统的健美操或者其他小型运动，例如俯卧撑、下蹲、弓步等。

5. 饮食要注意食品过敏 大家注意到了麸质过敏，但是却忽视了豆类、乳制品以及糖类过敏。大豆被人普遍认为是健康食物，但是在现实生活中，大豆是一种易引起敏感或者过敏反应的高活性食品，与某些癌症以及甲状腺问题相关联，大豆酱、豆豉等，少量的状态下是健康的，但是食用过多容易导致以上问题。牛奶同样也是一种高活性食品，有可能会产生炎症，引发肌肤问题，例如痤疮以及酒渣鼻，而椰子汁、杏仁都是不错的替代品。人们平时喜欢蜂蜜以及龙舌兰等，而龙舌兰含97%的果糖，容易导致肝脏疾病和炎症，而过多的糖分变成甘油三酯，储存脂肪。

6. 增加健康计划 伴随着都市人生活工作习惯的改变，因为不健康生活习惯导致的不健康行为，已经引起了很多人的关注。新的健康趋势就是大家越来越重视这种不规律生活带来的亚健康状态，健康与预防是新的医疗趋势，在健康预防上花费更多的费用，就能省下更多的长期成本。坚持定期获得健康检查与评估，如果可能的话，尽量要求公司为员工提供健身设备等，对于那些压力大加班多的公司来说，这是相当有必要的投资。

7. **更多的背部疼痛解决方案** 不少职场人士都受困于由颈椎病以及腰椎病带来的疼痛，预计未来 10 ~ 20 年内，将有更多人将遭受此疾病的困扰，而越来越多的职场人士将花费越来越多的费用，在防止背部疼痛的处方药以及注射等。腰椎间盘退行性疾病、关节炎、椎间盘突出、骨刺及椎管狭窄等疾病需要新的治疗方案，旧的建议大多建议患者进行卧床休息或者进行冷热敷以及电刺激等治疗方案，而类固醇类注射则能缓解这一症状，运动已经被证实优于旧疗法，保持正确的坐姿能够帮助你改善背部疼痛。

8. **针对 5 岁以下儿童的肥胖预防计划与治疗** 儿童肥胖是一个大问题，最好在其进入学校前解决肥胖问题。儿童肥胖事实上已经是公共健康的最大威胁，最初几年，应该为有针对性地解决这一系统问题，从孕妇怀孕开始，帮助整个家庭培养健康饮食习惯和生活习惯。通过健康怀孕、儿科以及其他初级保健师以及学校的优秀资源，来解决这一问题。

9. **使用有机当地的美容产品与美容治疗手段** 你已经爱上有机食品和当地食品？但是你的护肤品呢？一个很大的趋势与潮流旨在使用新鲜、全天然成分，而原材料则来自当地的供应商。随着消费者越来越越认真对待生活中使用的产品与服务，除了有机治疗，更多的 SPA 店将为客人提供从当地农产品市场采购的小吃以及纯美容产品。

10. **更多正念力** 这当然不是一个新概念，这一概念越来越受欢迎，因为专家相信正念力能够帮助减轻体重以及预防疾病。正念力能够帮助改善饮食习惯、减轻体重、改善消化、平衡肠道益生菌、治愈身体。能够帮助减轻体重，抑制由低落情绪带来的过量饮食，当你处于正能量聚合的时候，品尝每一口食物的质感，培养健康的饮食生活习惯。而训练正念力的产生则能够帮助人们活在当下，太极拳、瑜伽是独特的，因为太极专家或者瑜伽高手的灵魂是宁静的，能够帮助减少运动受伤的可能性，帮助你找到内在的平衡与和谐。而使用按摩等手段则能够让身心放松。

11. **关节损伤治疗** 今日的女性们生活得远比其他时代的女人们更积极，她们跑步、潜水、骑自行车，因此比之前的女性们更容易造成运动损伤。越来越多的年轻患者在骨科进行关节恢复，通过先进的技术，这样的年轻患者能够通过一系列工具的使用，对于那些受伤扭伤等小问题，可以穿戴装置，之后刺激肌肉，刺激肢体神经的脊髓损伤，帮助加快骨折和髋关节、膝关节的损伤，使得患者的治疗不影响日常活动。

12. **绿色食品以及海鲜类**　就是围绕着绿色这一主题颜色，在你的食品中加入花椰菜，这样兼具营养与美味的食物，最不能错过了。食用根类蔬菜，例如甘蓝、牛蒡以及甜菜等，这类食物大多为高纤维类食物，而且这类食物一般不含杀虫剂，而当提到摄入蛋白质，不妨寻找那些能够再生的海鲜！

13. **高科技健康工具减少卫生保健费用**　更多高科技工具能够帮助你减少医疗费用，你能够将自己的病例保存好，或者及时跟踪自己的健康状况。新一代便携式医疗传感器，能够提供高品质的诊断和生物监测，包括无线健身追踪器、葡萄糖计和血压袖口，同时能够同步到智能搜集上，跟踪他们的健康水平，这样当就医时你就能够第一时间了解自己的身体状况了。

14. **更年期的治疗新进展**　现今，更年期的治疗不仅仅局限于缓解症状，趋势更趋向于包含生活方式咨询、饮食、压力管理、运动等来平衡和恢复所有的激素。最重要的趋势，以植物成分中的激素替代合成激素，这样就能够根据每个患者的临床症状和血液水平，使得他们能够更精确地为所有妇女提供区分性的激素，这类激素包含能够防护癌症、老年痴呆症和心脏病的激素。如果使用得当，可寻找更多的自然手段，如放松技巧以减轻症状。

第二节　规划健康的性质与意义

名词解释：个人健康规划

随着基因检测的推广，一个新的概念——个人健康规划被提了出来。"健康规划"正在悄然成为一种时尚生活的新标志，它通过有机的整合自身和医疗机构、保健机构、保险组织等医疗保健服务提供者的资源，为每位保健消费者，提供系统的、连续的、个性化的医疗保健服务，使保健消费者能够以最合理的费用支出得到最全面而有效的健康服务。每个人的基因不同，身体素质各异，而且，随着年龄的增长、环境的改变，我们的健康状况也在不断变化。健康规划的任务就是根据自身的身体素质和状况在饮食结构、作息安排、健身方式、心理调整以及如何定期体检等方面作一个统一的部署和安排，并根据自身身体内外因素的变化随时予以调整，以防患于未然，始终保持身体处于健康状态，如果身体出现问题，可以在第一时间采取措施，防止身体状况进一步恶化，这样我们就可以认为达到了健康规划的目的。

一、重要的意义

健康规划最重要的意义在于通过建规划，使个人对自身状况有了深刻地认识，知道自身的薄弱环节和优势，对饮食起居、生活保健、日常防护等做到扬长避短；在疾病的预防和治疗方面，做到提前预防，及时指导就医治疗，避免拖延病情，或者得到治疗后期身体恢复与保养。这种管理具有双重意义，对个人来说，身体状况得到了改善，节约了更多的治疗经费；对社会来说，也节省了大量的医疗资源。按健康的生活方式生活，可使高血压的发病率降低55%，糖尿病的发病率降低50%，脑卒中、冠心病的发病率降低75%，肿瘤的发病率降低33%。可以肯定，只要遵循健康的生活方式，就可以把健康牢牢地掌握在自己手中，使生命之树常青。

1. 规划健康的性质和任务　健康规划在我国还是一个新概念，健康规划的服务对象较狭窄，主要集中在经济收入的高端人群，公众的认知度还不高，健康规划的一些理念还不能被公众所接受，我国公民对健康的认识还停留在疾病治疗和自我保健上。

2. 规划健康的对象和内容　规划健康是指一种对个人或人群的健康危险因素进行全面规划的过程。其宗旨是调动个人及集体的积极性，有效地利用有限的资源来达到最大的健康效果。健康规划已经成为健康医疗体系中非常重要的一部分，并且能有效地降低个人的患病风险，同时降低医疗开支。

3. 规划健康的战略目标与高度　随着社会经济的发展，生活水平的提高，人们的健康意识日益增强，定期健康体检成为防御疾病的有效手段之一。通过健康体检，可以及时了解自身健康状况，发现一些不易察觉的早期疾病，发现一些健康中的隐患，使产生疾病的危险因素被及时排除。关注营养保健并且摒弃不良习惯。

4. 规划健康的目的和意义　健康规划不仅是一套方法，更是一套完善、周密的程序。通过健康规划能达到以下目的：一学，学会一套自我管理和日常保健的方法；二改，改变不合理的饮食习惯和不良的生活方式；三减，减少用药量、住院费、医疗费；四降，降血脂、降血糖、降血压、降体重，即降低慢性疾病风险因素。

二、为什么需要规划健康

很多人觉得健康就是没有疾病，但却忽视了从健康到疾病有一个漫长的亚健康过程，如高血压、糖尿病、冠心病、脑卒中、癌症等都很难确定病程从何时开始，治疗都自发现始即持续终生，疗效几乎完全取决于能否在早期获得良好的治疗。据世界卫生组织研究报告：人类三分之一的疾病通过预防保健是可以避免的，三分之一的疾病通过早期的发现是可以得到有效控制的，三分之一的疾病通过信息的有效沟通是能够提高治疗效果的。因此，维护和提高健康水平首先应该及早规划、重视预防。

预防如何实现，疾病的发生、发展一般都要经历长期的不良生活方式累积过程，而且在疾病的不同发展阶段，也同样表现出不同特点的病理过程，需要采取不同的预防、治疗、护理措施。健康管理的基本模式就是对引起疾病的各种危险因素的归纳、分析、控制，以达到对疾病发展的预防和控制，并且要使管理计划能及时有效的进行。

1. **盘点健康情况 规划更加健康** 在制定健康规划的同时，也要盘点一下自己的健康情况，查找身心方面存在的种种不适和薄弱环节：体重是否超标、去医院次数是否增加、睡眠质量是否提升，新一轮健康保卫战已经打响了，那就是与自己打一场赢得健康的战争。

2. **一年两次的定期健康检查** 由于每个人的身体素质各异，而且，随着年龄的增长、环境的改变，大家的健康状况也在不断变化。健康规划的任务就是根据自身的身体素质和状况在饮食结构、作息安排、健身方式、心理调整以及如何定期体检等方面作一个统一的部署和安排，并根据自身身体内外因素的变化随时予以调整，以防患于未然，始终让身体处于健康状态，如果身体出现问题，也可以在第一时间采取措施，防止病情发展。每个人都渴望自己有强健的体魄，但并不是所有人都能接受定期健康检查这个建议，很多人们认为自己能吃能喝，定期去医院检查是浪费钱，殊不知，很多病都有潜伏期，而健康检查可以对我们的健康进行长期的关注，对疾病早发现早治疗，免去了我们等到身体不适的时候才去就医这种亡羊补牢的现象。

"对于身体健康的人群，建议您最好一年做两次身体检查，上下半年各一次。一次是比较全面的、系统的检查，另一次要进行有重点的检查，个人应针对年龄、是否有家族史等条件，规划特定检查项目。比如吸烟的人，最好针对肺、肝脏等器官进行专项检查。"对于一些患有慢性疾病，如乙肝、心脑血管等疾病的患者来说，最好每隔 3~4 个月做一次身体检查。

3. **运动不可缺** 无论是健康减重或是需要维持良好的状态，运动都是不可缺的，最重要的是培养成习惯，从现在起好好为自己找几个可以培养的运动习惯。

4. **饮食把握"三少"原则** 有人说"健康是要自己规划的"，也有人说，"健康是掌握在自己手中的"，但不管是哪种说法都表达了生活习惯对健康的重要性。而健康的生活习惯，最重要的一点就是饮食。不同年龄及身体条件，必须要额外补充或减少营养素，一般现代人应注意的饮食重点，应是热量控制与营养均衡，就从此标准慢慢改正平日的饮食习惯。

只要把握三大原则："少油、少盐、少糖"，大致可做好热量控制。如果是外食族，可以选择烹调、调配简单的食物为主，少吃油炸食品，多选择蒸、煮、炖，避免太咸、口味重，少喝含糖饮料，尤其是现做食物，可以特别向餐厅要求减少油、盐、糖。

5. **健康记录自己来**　为自己的健康把关，在日常生活中为自己的身高、体重做记录，为自己建一个健康档案，计算身体质量指数，量量腰围是否有过胖趋势，还有定期量血压、血糖，既可以提醒自己，是否有达到健康目标，也可以透过记录，方便观察是否有慢性疾病的危险因子，如有症状，也便于跟医师沟通，找出病症。

"现在很多人都有把事情记在日历本上的习惯，我个人建议在身体不适时，也可以在日历本上记下自己的病症，方便医生更准确地了解病情。"

三、只有回报没风险　换来收益养天年——投资健康

人人都期盼健康，可健康不会空手而得。要获得健康，如同农业要获高产一样，也要舍得"投资"。

1. **知识"投资"**　懂一点医学知识。培根说："人对生理卫生知识的了解是一种健药品"。养生，重在预防。要懂得医学保健知识，增强自我保健能力，这就需要阅读一些医学基础书籍，逐步做到掌握一定的医学知识，真正把健康的钥匙掌握在自己手中。

2. **时间"投资"**　花一点时间锻炼。事业与健康是矛盾的统一体，没有健康的身体，谈何事业？在健康与事业发生矛盾的时候，有知识的人更会明白这样一个道理：退一步，可以进二步，一步不退，健康与事业往往同归于尽。所谓在时间上舍得"投资"，就是要大家认识对时间的理解是哲学，对时间的利用则是艺术，时间是金钱，时间就是成就，但首先，时间就是生命。

3. **毅力"投资"**　给自己找一点"苦"吃。健身最重要的因素是经常、适量的运动，锻是重锤打，炼是烈火烧，有志锻炼者，都要自找苦吃。"懒惰是早衰的催化剂"，"一懒生百病"、"不怕事不成，最怕心不恒"，这既是成就事业的至理名言，也是锻炼长寿之道。

4. **消费"投资"**　花点钱买个健康。保健知识是最好的保健品，应舍得花钱购买指导养身保健的书籍和报刊；健身器材是最常用的健身工具，已开始进入寻常百姓家，要舍得在这方面酌情"投资"；从健身实际出发，调节饮食，重视食物的合理搭配，要为营养而吃，花钱买营养，而不是花钱买"口福"。

俗话说，一分耕耘，一分收获！只有在健身上舍得"投资"的人，才有可能实现健身长寿的美好愿望。

四、投资健康并不难　经济学家把账算

全球的经济学家都在算一本账：健康与经济的关系的账，简称健康经济学。大家知道，一个不健康或生病的人会少创造财富，而且生病本身的花费现在成了一个全球性的巨大包袱。那么这本账是什么样的呢？

花费 1 元钱的保健 ＝ 8 元钱的治疗 ＝ 100 元的抢救费用。

其实这个道理很简单，一般人都知道，就像一辆新买的自行车，用的时候爱惜点，经济保养一下，检查一下，上上油，就不大会坏了，这个保养费用只要 1 元。而有的人，用了以后就不管了，让它淋雨生锈，等骑不了了才去修理店修一下，这个修理费是多少呢？8 元。还有人车子骑不动了还硬骑，直到最后哪个地方扭曲变形了或干脆断了才送进修理店，重要零件可能只好换了，这个费用是多少？100 元。

现在条件好了，很多人都买了小汽车，新车买来后，很多人都会和专业的汽车保养店订一个保养协议，有问题可以随时去检修，没问题也定期去保养一下，为什么？小毛病不修，问题大了抢修费用贵呀。谁都明白这个道理，对不对？

刚买的新车不小心刮了道漆，哎哟，心疼的不得了，马上到店里喷好，又和新的一样，是不是很好呀？对！但奇怪的是，当你的身体出了状况，却有很多人无所谓：这几天胃有点不舒服——没事，他老这样，都几年了，过两天就好了。这几天头疼——不要紧，吃颗止痛片就好了。这几天特别疲乏——没事，熬熬，忙过这阵就好了；还有很多类似的情况，比如：感冒了、咳嗽、牙疼、胸口闷、肚子胀、关节酸疼、眼睛疲劳、睡不着、整天不开心、脸上长疙瘩、上火、口腔溃疡等，有多少人是视而不见。可以说，比身外之物的车子宝贵的多的身体，你的关心程度反而远不如一辆新车，这也是现在有超过 75% 的人处于亚健康状态，20% 的人处于大大小小的疾病状态，而只有不到 5% 的人才真正属于健康状态的原因。

有位知名的企业家说："我只有真正得了这个严重的病，躺在手术台上，把自己的命交给手拿手术刀的医生的那一刻起，才真正体会到健康的重要性，生命是那样的脆弱，人在生病的时候是那么的无助。之前，我也说我知道健康的重要性，也知道吸烟喝酒不好，也知道不按时吃饭不好，也知道半夜不睡不好，但真正做的时候却又是另外回事，因为我没有真正的体会到病来如山倒的可怕和病去如抽丝的艰难。现在，我终于知道了，所以现在我做的比谁都好。可惜的是，身体经过这场浩劫，永远也不可能回到过去那个生龙活虎的状态了，我知道的还是太迟了。"希望不要每个人都去留有这样的遗憾。

第三节　健康新概念与标准

一、世界卫生组织健康新概念

世界卫生组织（WHO）关于健康的概念又有新发展，它指出：所谓健康就是在身体上、精神上、社会适应上完全处于良好的状态，而不是单纯的指疾病或病弱。也就是说，它不仅涉及人的心理，而且涉及社会道德方面的问题，生理健康、心理健康、道德健康，三方面构成健康的整体概念。

生理健康是指人的身体能够抵抗一般性感冒和传染病，体重适中，体形匀称，眼睛明亮，头发有光泽，肌肉皮肤有弹性，睡眠良好等。生理健康是人们正常生活和工作的基本保障，达不到这一点，就谈不上健康，更谈不上长寿。

心理健康是指人的精神、情绪和意识方面的良好状态，包括智力发育正常，情绪稳定乐观，意志坚强，行为规范协调，精力充沛，应变能力较强，能适应环境，能从容不迫地应付日常生活和工作压力，经常保持充沛的精力，乐于承担责任，人际关系协调，心理年龄与生理年龄相一致，能面向未来。心理健康同生理健康同样重要。据医学家测定，良好的心态，能促进人体分泌出更多有益的激素，能增强机体的抗病能力，促进人体健康长寿。

道德健康也是健康新概念中的一项内容。主要指能够按照社会道德行为规范准则约束自己，并支配自己的思想和行为，有辨别真与伪、善与恶、美与丑、荣与辱的是非观念和能力。把道德纳入健康范畴是有科学依据的。巴西著名医学家马丁斯研究发现，屡犯贪污受贿的人易患癌症、脑出血、心脏病和精神过敏症。品行善良，心态淡泊，为人正直，心地善良，心胸坦荡，则会心理平衡，有助于身心健康。相反，有违于社会道德准则，胡作非为，则会导致心情紧张、恐惧等不良心态，有损健康。试看，一个食不香、睡不安、惶惶不可终日的人，何以能谈健康！据测定，这类人很容易发生神经中枢、内分泌系统功能失调，其免疫系统的防御能力也会减弱，最终会在恶劣心态的重压和各种身心疾病的折磨下，或者早衰，或者早亡。

21世纪，人们在关注事业、家庭、朋友的同时，将更加注重健康，研究什么是健康，怎样才能健康，并身体力行去维护和创造健康。因为有那么多根据健康新概念，很多活生生的例子告诉我们，只有拥有健康，其他的财富、地位、理想、抱负，才会变得有意义。健康是指一个人在身体、精神方面都处于良好状态。包括身体健康和心理健康。健康是生命存在的最佳状态，是人们希望拥有的最大最重要的财富。

（一）健康现状警示

1. **这个世界上95%的人是病死的**　只有5%的人是老死的，绝大数情况你也是前者！每个人都绝对不要心存侥幸，不要盲目乐观，今天在医院的人昨天还跟你我是一样的心态！

2. **很多人不舍得为自己投资健康保障**　但有个真相你要了解：60%的家庭会因为你的疾病，儿孙们会变卖家产甚至举债借贷来帮你支付欠医院的债，而那时候你估计是昏迷不醒的，什么都不知道，所以爱护自己就是减轻家人负担！

3. **今天不注重养生明天注定养一堆医生**　可悲的是你养了医生也不管用，而最可悲的是很多人养医生的机会都没有，阎王叫你三更走，绝不留你到五更！比如罗京、王均瑶、乔布斯等人已做了最好的证明！

4. **世人不了解的真相**　80%的人会把积攒下来的钱在离开这个世界的最后一年全部交给医院，最后还是得很不甘心的上路！今天你健康不代表明天你还健康，不代表10年后依然像今天这样，量变到质变的过程可能并没有那么痛苦，因此树立健康养生和保险意识很重要！

懂得爱自己的人，才是最值得被爱的！爱自己就是不要让爱你的人替你担心！

（二）健康的价值

救护车一响，一年猪白养；住上一次院，三年活白干；十年努力奔小康，一场大病全泡汤！小病——拖；大病——扛；病危等着见阎王！健康投资总没钱，有也没有；等到病时花万千，没有也有！若要与人谈健康，有空也忙；阎王召见命归天，没空也去！21世纪什么最贵——健康最贵！21世纪什么楼最高——医院！21世纪什么地方住满人却还得往里挤——医院住院部都住不进还得托关系往里挤！什么地方消费只收现金——还是医院！您现在不养生，以后养医生；在健康方面花钱就不用担心！因为你花的都不会是你的钱，是医院的钱！你不花，早晚也要交到医院去的！结论！观念转变一切才在变，想明白了，看开了，什么都不是你的，只有健康是你的！珍惜自己才有一切！

总之，今天不养生，明天养医生！今天不保养，明天养医院！所以预防大于治疗，想健康不仅需要想法更需要知识！上半场按学历、权力、职位、业绩、薪金比上升；下半场以血压、血脂、血糖、尿酸、胆固醇比下降。上半场顺势而为，听命；下半场事在人为，认命！愿您上下兼顾。没病也要体检，不渴也要喝水，再烦也要想通，有理也要让人，有权也要低调，不疲劳也要休息，不富也要知足，再忙也要锻炼。

二、衡量健康的10条标准

世界卫生组织提出的：

1. 有充沛的精力，能从容不迫地担负日常生活和繁重的工作，而且不感到紧张疲劳。
2. 处事乐观，态度积极，乐于承担责任。
3. 善于休息，睡眠好。
4. 应变能力强，能适应外界环境各种变化。
5. 能够抵抗一般性感冒和传染病。
6. 体重适当，身体匀称，站立时头、肩、臂位置协调。
7. 眼睛明亮，反应敏捷，无眼疾。
8. 牙齿清洁，无龋齿，不疼痛，牙龈颜色正常，无出血现象。
9. 头发光泽无头屑。
10. 肌肉丰满，皮肤有弹性。

三、身心健康新标准

世界卫生组织（WHO）对健康的定义是："所谓健康就是在身体上、精神上、社会适应上完全处于良好的状态。"这是世界公认的对健康的标准定义，此定义提出了健康新概念，即健康包括身体健康、心理健康和社会适应能力良好三个方面，即"五快"和"三良好"：

（一）五快

1. **食得快** 快食并非狼吞虎咽，不辨滋味。而是指吃饭不挑食、不偏食，主餐吃时感觉津津有味。如果出现持续性无食欲状态，则意味着胃肠或肝脏可能出了毛病。

2. **睡得快** 上床后能较快入睡，睡眠舒畅，醒后头脑清醒，精神饱满，睡眠质量好。如睡的时间过多，且睡后感觉乏力不爽，则是心理及生理的病态表现。神经系统兴奋，抑制功能协调，内脏无病理干扰，是快眠的重要保证。

3. **便得快** 能快速畅快地排泄大小便，且感觉轻松自如，在精神上有一种良好的感觉，便后没有疲劳感，说明胃肠功能好。

4. **说得快** 说话流利，头脑清楚，思维敏捷，没有词不达意现象，且中气充足，心肺功能正常。

5. **行得快** 行动自如、协调，迈步轻松、有力，转体敏捷，反应快速，动作流畅，证明躯体和四肢状况良好，精力充沛旺盛。因诸多疾病导致身体衰弱，均先从下肢开始，人患有内脏疾病时，下肢常有沉重感；心情焦虑，精神抑郁，则往往感觉四肢乏力，步履沉重。

（二）三良好

1. **良好的个性** 性格柔和，言行举止得到公众认可，能够很好地适应不同环境，没有经常性的压抑感和冲动感。目标坚定，意志持衡，感情丰富，热爱生活和人生，乐观豁达，胸襟坦荡。

2. **良好的处世能力** 能以良好的处世态度看问题，办事情都能以现实为基础。与人交往能被大多数人所接受。不管人际风云如何变幻，都能始终保持稳定、永久的适应性。

3. **良好的人际关系** 言谈举止恰到好处，与人相处自然融洽，不孤芳自赏寂寞独处，具有交际广、知心朋友多的特点。众人都乐于向他倾诉心中的喜与乐。

四、人生健康的 8 大要素

健康的人生才是美丽的人生，目前在全世界推广和宣传的有以下 8 大要素影响人生健康。

1. **营养** 在日常生活中要保持营养平衡，要多吃富含维生素和矿物质的粗粮，杂粮和新鲜蔬菜，饮食习惯要注意低盐，低糖，低脂肪，要注意动物蛋白质和植物蛋白质搭配。

2. **锻炼** 要根据自己的身体状况和条件，选择一两种适合的方式进行锻炼，并注意要持之以恒。对于中老年人运动要适度。以散步、慢跑等中低强度的运动方式为宜。

3. **饮水** 每天要喝 1500 毫升以上的清洁水，每隔 30 分钟喝一次最好。早上起床最好养成喝一杯白开水的习惯。多喝绿茶，少喝饮料，优其是碳酸饮料更要少喝。

4. **阳光** 经常到户外活动，接受自然光线的照射。

5. **节欲** 节制物欲和色欲。对待金钱和美色要看淡些，在日常生活中戒烟，少饮酒。

6. **空气** 室内要注意保持通风，经常到户外呼吸新鲜空气。

7. **休息** 要有充足的睡眠，脑力劳动者要注意主动安排一定的体力活动和体育锻炼放松大脑。

8. **信念** 在学习生活中要有正确的目标，这样人活的才有追求和充实感。竞争状态饱满有助于调动机体免疫力，有利于健康。

五、让自己更健康——给身体 10 个承诺

1. **饮食要多样化** 为维护人类的生长发育与健康，人体至少需要七大类营养素：即蛋白质、碳水化合物、脂肪、维生素、矿物质、水及膳食纤维共计 40 多种营养素。它们都是我们必须拥有的营养素。各种食物所含的营养成分不尽相同，没有一种食物能提供人体所需的全部营养素。因此人类膳食必须包括多种食物，才能得到所需的多种营养素。正如我们购买的新鲜农产品，都是为了做饭或外出而准备。如果午餐我们吃了非常油腻的食物，那么我们的晚餐就要以简单为主。合理的搭配菜肴，不但可得到营养互补，获得人体需要的各种营养，还有利于体内酸碱平衡，使新陈代谢保持在最佳状态。

2. **应尽量多食用含大量纤维的碳水化合物** 人们每天摄入的热量大部分都来自碳水化合物，如面包、面条、大米、谷物和土豆。对于简单碳水化合物，饮用牛奶和果汁，食用适量的水果是十分重要的。但食用糖和其他甜味剂会提供大量体内不需要的热量对健康有害。对于复杂碳水化合物，应避免仅仅食用低纤维碳水化合物、淀粉（如土豆）和精加工的谷物（如白米饭、通心粉和白面包）。这些食品中的碳水化合物会被身体迅速转化为单糖。相反，应尽量多食用含大量纤维的碳水化合物。特别是豆类和全麦类食品对人体健康会有益。

3. **多吃水果和蔬菜**　同样，我们应该多吃水果和蔬菜，每天也应该吃五种不同的种类，来摄取不同的营养。多吃蔬菜和水果的人，可以减轻癌症与心脏病的风险。建议你，把蔬果放在最容易看到、随手就可以拿到的地方，提醒自己多吃蔬果，也可以把蔬果切丁，当作点心，代替那些会令你发胖的饼干、零食。因为它们的纤维质为果胶物质，有益排便；纤维成分另外还可以促进身体的代谢功能。因为水果和蔬菜可以增加人体的排泄和代谢，因此有益塑身。

4. **保持适宜的体重才健康**　适宜的体重取决于很多因素，如性别、大小、年龄和遗传。体重偏胖的人容易危及身体健康，如心脏病或癌症。而过多的摄入食物，更会使热量偏高，导致肥胖。这些热量是通过蛋白质、脂肪、碳水化合物来摄取的，而脂肪的来源正是如此。经常运动是增强我们的体质和抵抗力的一个很好的方式，经常运动和少吃食物可以减轻我们的体重。

5. **合理的饮食**　如果我们养成合理的饮食习惯，我们便可以轻松的吸收到所需食物的营养。100克肉，少量水果，一点面食（饭前）和50毫升冰激凌都是我们可以享受的美味。所有的菜我们也都可以很好的控制，所以说合理的饮食可以满足机体对营养素的需求，可以起到调节情绪，愉悦心情，美貌修饰，减肥健身，预防疾病，增进健康。会进一步起到提高你的生活质量的作用。

6. **均衡营养**　合理饮食，倘若不吃早餐，会导致饥饿引起的食物摄入过胜。所以吃早餐会使我们更好的摄入营养，解除饥饿。平衡膳食需要同时在几个方面建立起膳食营养供给与机体生理需要之间的平衡：热量营养素构成平衡，氨基酸平衡，各种营养素摄入量之间平衡及酸碱平衡，动物性食物和植物性食物平衡。否则，就会影响身体健康，甚而导致某些疾病发生。不要忘了，过多的吃零食只会导致我们热量增加。

7. **补充足够的水分**　我们每天至少喝1.5升的水，水分能很自然地抑制你的食欲并加强脂肪代谢的功能，人体水分摄取不足时，肾脏就无法正常运作，当肾脏功能有问题，便会将废物累积到肝脏。累积过多废物的肝脏，不能100%的正常运作，会累积越来越多的脂肪。所以，请给您保持身体足够的水分来进行脂肪代谢，做一个健康的现代人！

8. **运动**　正如我们看到的那样，过多的热量和不足的体力，会导致体重增加。而运动则可以帮助我们燃烧热量。适当的运动是心脏健康的必由之路，有规律的运动锻炼，可以减慢静息时和锻炼时的心率，这就大大减少了心脏的工作时间，增加了心脏功能，保持了冠状动脉血流畅通，可更好的供给心肌所需要的营养，可使心脏病的危险率减少。我们每天都应该进行体育运动，用走楼梯来代替电梯。长期坚持体育锻炼更能提高机体对脂肪的动用能力，为人体从事各项活动提供更多的能量来源。

9. **从现在开始，改变我们的生活习惯** 我们应该从根本上慢慢的改变生活习惯，这样对身体健康非常有好处。三天之内我们要改变我们吃的食物和喝的饮品。我们需要多吃水果和蔬菜吗？为了新的开始，我们每天都应该吃一种水果和蔬菜。那我们所喜欢的食物也没有过高的热量，也不会使我们发胖吗？请不要消除这种令人沮丧的想法，我们可以试着少吃含热量多的食物。但要多多运动，运动可以让人感到快乐，增强自信心。如果您很久没有运动，建议您循序渐进，慢慢增加时间与强度，可以从最简单的走路运动开始，持续走下去，一定能感受到许多好处。

10. **请记住，这是一个平衡的问题** 没有"好"或"坏"的食物，只有好或坏的饮食。人类的食物是多种多样的。各种食物所含的营养成分不完全相同。除母乳外，任何一种天然食物都不能提供人体所需的全部营养素。平衡膳食必须由多种食物组成，才能满足人体各种营养需要，达到合理营养、促进健康的目的，因而合理的调整我们的饮食，均衡的搭配，这才是对我们健康最重要的。

通往健康大门的五把钥匙：

1. 积极锻炼身体是保证身体健康的首要途径，动则不衰；
2. 加强脑力训练是增强大脑功能、延缓心理衰老的关键；
3. 营养合理、膳食平衡是保证身心健康的物质基础；
4. 改变不良的生活方式和行为是身心健康的重要保证；
5. 乐观情绪是保证身心健康的灵丹妙药。

这五把钥匙互相渗透，互相作用，互相促进，缺一不可，掌握好这五把钥匙，健康生命就能紧紧掌握在自己手中。

财富成功利与名 唯有健康能全赢

一名妇女发现三位蓄着花白胡子的老者坐在家门口。她不认识他们，就说："我不知道你们是什么人，但各位也许饿了，请进来吃些东西吧。"

三位老者问道："男主人在家吗？"她回答："不在，他出去了。"老者们答到："那我们不能进去。"

傍晚时分，妻子在丈夫到家后向他讲述了所发生的事。丈夫说："快去告诉他们我在家，请他们进来。"妻子出去请三位老者进屋。

但他们说："我们不一起进屋。"其中一位老者指着身旁的两位解释："这位的名字是财富，那位叫成功，而我的名字是健康。"

接着，他又说："现在回去和你丈夫讨论一下，看你们愿意我们当中的哪个进去。"妻子回去将此话告诉了丈夫。丈夫说："我们让财富进来吧，这样我们就可以黄金满屋啦！"妻子却不同意："亲爱的，我们还是请成功进来更妙！"

他们的女儿在一旁倾听。她建议："请健康进来不好吗？这样一来我们一家人身体健康，就可以幸福地享受生活、享受人生了！"丈夫对妻子说："听我们女儿的吧。去请健康进屋做客。"

妻子出去问三位老者："敢问哪位是健康？请进来做客。"健康起身向她家走去，另外两人也站起身来，紧随其后。妻子吃惊地问财富和成功："我只邀请了健康。为什么两位也随同而来？"两位老者道："健康走到什么地方我们就会陪伴他到什么地方，因为我们根本离不开他，如果你没请他进来，我们两个不论是谁进来，很快就会失去活力和生命，所以，我们在哪里都会和他在一起的！"

人生的幸福有三：首先是你的健康；其次是你的成功；最后是你的财富。所以说健康走到哪里成功和财富就跟着走到哪里。

第四节　牢记健康生活方式

一、健康生活方式　8 项必须牢记

所谓"生活方式"，简单地说就是怎样生活，是指人们长期受一定的民族文化、经济、社会习惯、规范以及家庭影响所形成的一系列生活意识、生活习惯和生活制度的总和。健康的生命首先取决于自己。世界卫生组织（WHO）曾向世界宣布，个人的健康和寿命 60% 取决于自己，15% 取决于遗传，10% 取决于社会因素，8% 取决于医疗条件，7% 取决于气候影响；而在取决于个人的因素中，生活方式是主要因素。良好的生活方式可以促进人体的健康，反之，则会危害人体的健康。

目前，在我国，威胁人们生命健康的主要疾病已由过去的传染病转变为慢性非传染病。医学工作者通过大量反复的研究表明：生活方式和行为不健康、不科学是最主要的发病原因。如我国学者研究了四类因素在死因中的构成比例，结果是生活方式和行为因素占48.9％，环境因素占17.6％，生物因素占23.2％，保健服务因素占10.3％。因此，树立文明、健康、科学的生活方式，克服和消除不良的生活方式是十分必要的。世界卫生组织总干事中岛宏博士曾深刻指出："我们必须认识到，世界上绝大多数影响健康的问题和过早死亡都是可以通过改变人们的行为来防止的，而且花费很少。"因此，2000年世界卫生组织提出了"合理膳食、戒烟限酒、心理平衡、体育锻炼"的健康促进新准则。我国卫生部门参照国外经验，汇集我国大多数保健专家学者的意见，结合我国的特色，总结出了我们应该推行的健康生活方式，就是要做到"八注意"：合理膳食、规律起居、保证睡眠、劳逸结合、性爱和谐、戒烟限酒、适量运动、心理平衡。

1. **合理膳食** 影响人的健康和寿命的因素是多方面的，而饮食营养则是一个重要方面。医学专家们认为，营养不足和营养不平衡是导致多种疾病的重要诱因，如糖尿病、高血压病、冠心病、高脂血症、痛风症、癌症等，无不与膳食平衡失调有关。人体所需的营养素达四十多种，可分为七大类，即：蛋白质、脂肪、碳水化合物、矿物质（包括常量元素和微量元素）、维生素、膳食纤维和水，其中蛋白质、脂肪和碳水化合物在代谢过程中可以产生热量，因而又统称为"三大产热营养素"。这七大类营养素既有各自特殊的作用，完成各自承担的任务，又构成一个合理而科学的基本营养体系，在营养的全过程中协调合作，共同完成调节人体生命和生理活动的神圣使命。平衡膳食就是要由各类食物按照合理比例及模式构成，相互补益，提供全面、均衡、适度的营养素。这是合理营养的核心要求。平衡膳食是一种科学的合理的膳食，这种膳食所提供的热能和各种营养素，不仅要全面，而且膳食的营养供给与人体的需要之间必须保持平衡，既不过剩也不欠缺，同时各种营养素之间能够保持合适的比例，相互配合而不失调，并能照顾到不同年龄、性别、生理状态及特殊条件下的情况，使供需之间均能达到营养平衡。我国营养学会根据国情，制定了膳食指南，其原则包括："食物要多样、饥饱要适当、油脂要适量、粗细要搭配、食盐要限量、甜食要少吃、饮酒要节制、三餐要合理。"这些原则如能长期遵守，就一定能达到合理营养的要求。

2. **规律起居**　起居，主要指作息，也包括对各种日常生活活动的安排在内。古代医学认为，人类长寿的原因之一，就是"起居有常"。《黄帝内经》说："上古之人，其知道者，……食饮有节，起居有常，不妄作劳，故能形与神俱，而尽终其天年，度百岁乃去"；"起居无节，故半百而衰也"。从近代一些长寿老人的经验来看，有一套符合生理要求的作息制度，有规律起居的良好习惯，是一条重要的健康长寿经验。今天，科学家们更加坚信不疑，人体内的各种生理活动都存在着与大自然活动密切相关的生物节律即"生物钟"。所以，我们的生活起居必须"有常"，坚持按时作息，合理地安排起居作息，保持良好的生活习惯，坚持有规律的生活制度，尽量使工作、学习、休息、睡眠等活动保持一定的规律，不违背人体生理的变化规律，并与大自然的活动规律相适应，顺应生物钟的要求。这是保证身心健康、延年益寿的重要保健方法。

3. **保证睡眠**　睡眠是人生活中的一个重要组成部分。人的一生有1/3的时间是在睡眠中度过的，好的睡眠对恢复体力、增强智慧、保证健康十分重要。没有睡眠就没有健康。睡眠是机体自我保护的重要生理功能。睡眠不仅能使身体得到休息，恢复体力，还能让大脑得到休息，恢复脑力。睡眠时，植物神经系统能集中精力完成消化吸收、营养和能量的转化储备等工作。某些内分泌功能在深睡时变得更加活跃，如生长激素、松果体素的释放增加等，免疫系统也可以在熟睡中得到强化。通过睡眠，人们能够获得全身心的休息、恢复和调整。科学家认为，如果你希望自己健康，就必须重新估价睡眠对健康的作用。

4. **劳逸结合**　适度的紧张工作有利于健康，而过度劳累则有损于健康。最近发表的一项科学研究报告表明，长期处于过度紧张状态会对人体健康产生致命的影响。英国科学家贝弗里奇说得好："疲劳过度的人是在追逐死亡。"如果长期处于疲劳状态，不仅降低工作效率，还会诱发疾病。因为长期过度的紧张会使体内儿茶酚胺类物质过度释放，容易引起血压升高、心血管动脉粥样硬化、心律失常、神经衰弱、消化性溃疡等病，尤其是患有高血压和冠心病的人，如果精神过分紧张危害更大，容易诱发心肌梗死、脑卒中，甚至引发"过劳死"，"过劳死"这种病无药可治只能预防。因此，我们在当今经济飞快发展，市场竞争空前激烈的时代，在快节奏的紧张工作与生活中，一定要注意劳逸结合，注意保健之法和养生之道。这样就能够在紧张的工作中既提高工作效率，又能预防疾病的产生，达到事业与身体健康两者兼得的目的。古人说过："文武之道，一张一弛。"弦儿绷得太紧，就会扯断，我们不能做只张不弛的蠢事。列宁说："谁不会休息，谁就不会工作"。想多干工作，为社会多作贡献，当然是好事。但要尊重科学，珍惜健康，从长计议，绝不能拼消耗，搞疲劳战术，"透支"健康，那是得不偿失的。

5. 性爱和谐　世界卫生组织专家称："多年来，医学界忽视了爱情是防治疾病，长寿与健美的一个重要因素，这是非常令人遗憾的。"许多研究者认为：有无性生活是健康的标志之一，性欲是构成人类思想感情的重要组成部分，它对健康的影响殊为巨大。和谐的性生活能使夫妻双方的身心保持健康，爱情有助于健康长寿，美满幸福的爱情可使对方体内分泌出一种令人健康长寿的代谢物质如激素酶、乙酰胆碱等。据日本厚生省统计：离婚的夫妇与爱情美满的夫妇相比，男人寿命平均短 12 岁，女人短 5 岁，丧偶者当年因病死亡的概率比同龄人高 10 倍以上，经历离婚的人其患病率要比爱情美满的人高出 12 倍。现代研究还证明，正常的性生活可以增强免疫功能，缓解疾病疼痛，解除紧张情绪，调节心理平衡，对促进身心健康有作用。为了健康就要重视性爱和谐，经常保持性爱和谐。

6. 戒烟限酒　众所周知，吸烟对人体健康是有百害而无一利的，烟草中许多物质对人体有害，仅目前查明的致癌物质就有 40 多种。吸烟的长期危害，主要是引发疾病和死亡，包括诱发多种癌症如肺、喉、口腔、咽、食道、胰腺、膀胱等癌症，使心脏病及脑卒中发作，促使慢性阻塞性肺疾患的发生。2006 年 5 月，卫生部发布了《2006 年中国"吸烟与健康"报告》。报告警醒社会各界应该高度关注烟草的危害，认为烟草正在成为我国人民健康的第一杀手。现在每年有约 400 万人死于由烟草制品引起的疾病，在未来 20 年中，全球由吸烟所导致的疾病死亡将增加 3 倍。到 2020 年，被烟草致死的人数将超过其他任何一种疾病，在世界范围内，死于与吸烟相关疾病的人数将超过艾滋病、结核、难产、车祸、自杀、凶杀所导致的死亡人数的总和。从青少年时开始吸烟，持续下去，就会有 50% 的机会死于与烟草相关的疾病。其中半数将死于中年或 70 岁之前，损失大约 22 年的正常期望寿命。吸烟对人体健康危害极大，但一旦戒烟后就可以使多种疾病如慢性支气管炎、溃疡病、冠心病、动脉硬化等好转或痊愈，使心脑血管病的发病率与死亡率降低，减少患肺癌的机会。据医学家的研究证明，吸烟者患肺癌的机会在戒烟 10～15 年后可降到与不吸烟者一样，冠心病的死亡率在戒烟 1 年后明显下降，10 年后可降到不吸烟者的同一水平。因为吸烟对健康的危害多数是可逆的，戒烟后对因吸烟造成的身体损害经过一段时间可以解除。既然吸烟对人体的危害巨大，而戒烟后又可预防这些疾病，所以为了自身和他人的健康，减少环境污染，奉劝烟瘾很大的人还是尽快戒烟。

酗酒对人体的危害是毋庸置疑的，但适量饮酒有保健作用也是肯定的。国外学者的研究表明：老年人适当饮酒能降低冠心病的死亡。酗酒能毒害肝脏，损害肝功能，使肝细胞受损变性，最终导致肝硬变，医学上称之为"酒精肝"。短时间大量饮酒，可导致酒精中毒，国外医学有报道，过量饮酒可导致胃癌、肝癌、乳腺癌、恶性黑色素瘤等。还有一点应该引起高度重视，就是酒精对精子、卵子也有毒害作用，能引起不育、流产或影响胎儿的生长发育，甚至影响胎儿出生后的智力发育。缩短寿命。有资料表明，因酗酒中风而死亡者为不饮酒者的3倍。长期饮酒多的人，还会发生酒精中毒性心脏病，严重者可出现心律失常，心力衰竭，甚至突然死亡。酗酒损害健康，而适量饮酒则有益健康，要使饮酒有利于健康，关键在于适量。

7. 适量运动 "生命在于运动"、"一身动则一身强"，这些格言提示了生命的一条极为重要的规律——动则不衰。劳动、运动和生命息息相关。一个人要想健康长寿，就必须经常运动、活动和锻炼，运动能强身健体这个观点是正确的。但人们在参加体育锻炼时需要掌握两个要点，即持之以恒和运动适量。中等强度的、有规律的有氧运动可以增强人体的免疫功能；而过量运动，则会削弱免疫功能，破坏身体的防御系统，导致人体抵抗力下降，病毒和细菌可能乘虚而入，以致患病。运动作为一种健身方法，就要讲究科学性，根据各人的不同身体状况，年龄、性别、职业、有无慢性疾病，爱好，生活习惯、经济条件、家庭或社区的健康设施等情况，来选择运动项目，制定适合自己的运动方案，才会收到良好的健身效果，达到健康长寿的目标。

8. 心理平衡 人的健康除了身体健康外，还应包括心理健康与社会交往方面的健康，二者缺少哪一个都是不完整的。人是社会的人，人们在学习、工作及生活中不可能不与其他人及事物接触而孤立存在。因此，在人的一生中绝不会没有任何艰难险阻，不遇到矛盾、冲突，不遭受挫折；也就是说人生活在世界上就会遇到各种各样的心理社会因素，如果对这些心理、社会因素不能正确处理，就会产生焦虑、抑郁、恐惧、紧张等情绪困扰，甚至导致或加重疾病。现代医学证明，许多疾病，如癌症、高血压、偏头痛、溃疡等都是由心理因素引起的。良好的心境是健康的支柱。所以世界卫生组织提出这样一个口号：健康的一半是心理健康。精神心理状态对身体的健康有重要影响，良好的心理状态有利于保护和稳定中枢神经系统、内分泌系统和免疫系统的功能，从而有利于保持身体健康，促进疾病的康复，阻止患病时病情的恶化和进展，赶走疾病的发生。而不良的心理状态则会引起中枢神经系统对体内各器官的功能调节失常，内分泌系统的功能紊乱，使各器官的正常生理功能发生障碍，机体的免疫力下降。这样不仅会减弱机体抵抗一般疾病的能力，甚至还会削弱监视和清除自身细胞突变的能力，由此导致多种疾病的发生。要想心理健康就要做到：善良、宽容、乐观、淡泊。善良是心理养生的营养素。心存善良，就会以他人之乐为乐，乐于扶贫帮困，就会与人为善，乐于友好相处，心中就常有轻松之感，就会始终保持泰然自若的心理状态，这种心理状态能把血液的流量和神经细胞的兴奋度调到最佳状态，从而提高了机体的抗病能力。宽容是一种良好的心理品质。它不仅包含着理解和原谅，更显示着气度和胸襟。一个不会宽容，只知苛求别人的人，其心理往往处于紧张状态，从而导致神经兴奋、血管收缩、血压升高，使心理、生理进入恶性循环。学会宽容就会严于律己，宽以待人，就能心理健康。乐观是一种积极向上的性格和心境。它可以激发人的活力和潜力，解决矛盾，逾越困难。而悲观则是一种消极颓废的性格和心境，它使人悲伤、烦恼、痛苦，在困难面前一筹莫展，影响身心健康。淡泊是一种崇高的境界和心态，有了淡泊的心态，就不会在世俗中随波逐流，追逐名利；就不会对身外之物得而大喜，失而大悲；就不会对世事他人牢骚满腹，攀比嫉妒。淡泊的心态使人始终处于平和的状态，保持一颗平常心，一切有损身心健康的因素，都将被击退。

以上8条所述的健康生活方式是经过亿万人的长期实践所验证的，是经过大量科学研究证明的行之有效的，是科学的适合我国国情的，也是经过努力人人完全可以做到的。人们如果都能恪守这些好的健康生活方式，就可以使我国的高血压病减少55%，脑卒中、冠心病减少75%，糖尿病减少50%，肿瘤可减少三分之一，平均生命可延长10年以上，这将是非常辉煌的伟大成就，将为千秋万代开创一种科学的健康模式，为中华民族的伟大复兴奠定一个坚实的健康基础。这八个并不复杂的生活规则，为我们提供了健康长寿之路，预防各种慢性病之盾，富国强民之宝。让我们大力呼吁，都来认识这种生活方式，重视这种生活方式对健康的重大而深远的意义，全力推行这一新时代的健康生活方式，就一定可以达到健康快乐100岁，健康就掌握在自己手中，最好的医生是自己，让我们从现在开始。从自己开始行动吧。

二、六大行为不可取 如此下去伤身体

"在生死临界点的时候，你会发现，任何加班，压力，买房买车的需求都是浮云，如果有时间，好好陪陪孩子，把买车的钱给父母亲买双鞋子，不要拼命去换什么大房子，和相爱的人在一起，蜗居也温暖。"——这是32岁乳腺癌晚期女教师于娟的临终感悟。

（一）睡眠胜过大补药 无论如何别缺觉——经常晚睡缺休息

"长期熬夜等于慢性自杀"的说法并不夸张。英国研究了世界各地1000余名30~50岁的癌症患者，发现其中99.3%的人常年熬夜，凌晨之后才会休息。长期熬夜会影响神经中枢，干扰内分泌，影响免疫机制，让人更易患上癌症。熬夜最好不要超过12点。如果加班到凌晨，最好找一间窗帘有遮光布的房间睡觉，漆黑的环境有助于体内褪黑素的生成。

（二）荤素搭配保健康 减少疾病把路挡——嗜荤如命不可取

无肉不欢的人，很容易出现肥胖、冠心病、肿瘤等问题，而足量的蔬果纤维，能减少结直肠癌、乳腺癌等数种癌症的发生率。要保证身体需要，每天应吃400克以上的蔬菜，吃肉不要超过75克，体积相当于一副扑克牌大小。西红柿可降低前列腺癌危险，西兰花、卷心菜和豆芽能降低患消化系统癌症的概率，草莓、洋葱、大蒜中都含抑制肿瘤生长的成分。

（三）吃的过饱反应差 胃肠负担加砝码——暴饮暴食伤身体

1. **疲劳** 吃得过饱，会引起大脑反应迟钝，加速大脑的衰老。人们在吃饱后，身上的血液都跑到肠胃系统去"工作"了，容易让人长期处于疲劳状态，昏昏欲睡。

2. **胃病** 吃得过饱所带来的直接危害就是胃肠道负担加重，消化不良。此外，人体胃黏膜上皮细胞寿命较短，每2~3天就应修复一次。如果上顿还未消化，下顿又填满胃部，胃始终处于饱胀状态，胃黏膜就不易得到修复的机会，胃大量分泌胃液，会破坏胃黏膜，极易发生胃穿孔、胃糜烂、胃溃疡等疾病。

（四）劳累过度休息少 量变质变都糟糕——过度工作与学习

淋巴瘤、肝癌、肺癌被列入累出来的癌症前三名。过度劳累虽不直接导致癌变，但会导致肝病、肺病反复发作、不断加重，并最终诱发癌症。所以，不要过度劳累，加班不要太晚，工作时间不要过度紧张，每天保证8小时睡眠，周六日保证一定的休闲时间、健身活动，以调适心情。平时也可多

做一些净化心灵的活动，如静坐、冥想、聆听心灵音乐等。

（五）豪华气派表面光　无可挑剔有释放——装修隐藏毒气体

豪华装修的刺鼻气味比室外灰蒙蒙的天空要可怕得多。建议装修期间一定要开窗通风；少用人造板材；小房间少放新家具，甲醛、苯等总是喜欢隐匿在新家具中，即便你闻不到刺鼻的味道，也不代表它不存在；少用大理石和花岗岩，氡已经成为肺癌第二大诱因，它主要藏身于花岗岩、大理石等中；少用油性漆，水性漆则环保得多；装修结束后至少要晾两三个月才能入住。

（六）心平气和没不是　牛角尖里有天敌——争强好胜有敌意

雅典的一项研究报告调查了 448 名接受乳腺普查的女性，发现有敌意、侵略性强的人被诊断出乳腺癌的概率最高。如果你觉得生活中让你生气的事像道坎一样，怎么也迈不过去了，思想钻了牛角尖，而且抑郁的心态持续时间特别长，达到一两年以上，就要小心了。豁达的心胸、愉悦的心情是癌细胞的"天敌"，应对事情的后果不做无谓联想，多交朋友，种花养鸟，读好书，常晒太阳。

三、黄金时间把握好　健康之路最有效

1. **睡眠的最佳时间**　午睡最好从 13 点开始，这时人体感觉已下降，很容易入睡。晚上则以 22 点至 23 点上床为佳，因为人的深睡时间在 24 点至次日凌晨 3 点，而人在睡后一个半小时即进入深睡状态。

2. **锻炼的最佳时间**　傍晚锻炼最为有益。原因是：人类的体力发挥或身体的适应能力，均以下午或接近黄昏时分为最佳。此时，人的味觉、视觉、听觉等感觉最敏感，全身协调能力最强，尤其是心律与血压都较平稳，最适宜锻炼。

3. **饮茶的最佳时间**　饮茶的最佳时间是用餐 1 小时后。不少人喜欢饭后马上饮热茶，这是很不科学的。因为茶叶中的鞣酸可与食物中的铁结合成不溶性的铁盐，干扰人体对铁的吸收，时间一长可诱发贫血。

4. **喝牛奶的最佳时间**　因牛奶含有丰富的钙，在睡觉前饮用，可补偿夜间血钙的低落状态而保护骨骼。同时，牛奶有催眠作用。

5. **吃水果的最佳时间**　吃水果的最佳时间是饭前 1 小时。因为水果属生食，吃生食后再吃熟食，体内白细胞就不会增多，有利于保护人体免疫系统。

6. **晒太阳的最佳时间**　8 点至 10 点和 16 点至 19 点，是晒太阳养生的最佳时间。此时日光以有益的紫外线 A 光束为主，可使人体产生维生素 D，从而增

强人体免疫系统的抗痨和防止骨质疏松的能力，并减少动脉硬化的发病率。

7. **护肤的最佳时间**　皮肤的新陈代谢在 24 点至次日凌晨 6 点最为旺盛，因此晚上睡前使用化妆品进行护肤效果最佳，能起到促进新陈代谢和保护皮肤健康的功效。

8. **散步的最佳时间**　饭后 45～60 分钟，以每小时 4.8 公里的速度散步 20 分钟，热量消耗最大，最有利于减肥。如果在饭后两小时后再散步，效果会更好。

9. **洗澡的最佳时间**　每天晚上睡觉前来一个温水浴（35～45℃），能使全身的肌肉、关节松弛，血液循环加快，帮助你安然入睡。

10. **刷牙的最佳时间**　饭后 3 分钟是漱口、刷牙的最佳时间。因为这时，口腔的细菌开始分解食物残渣，其产生的酸性物质易腐蚀、溶解牙釉质，使牙齿受到损害。

第二章

规避不良习惯　遵循自然规律

——健康生活方式规划

第一节　远离不良的生活习惯

一、这些习惯早丢掉　癌症候选找不着

很多人一听到"癌症"这个词，立马谈"病"色变。美国华盛顿大学医学院病理和免疫学教授罗伯特·史莱伯发现，如果一些不良生活习惯维持10年，那你就会成为"癌症候选人"，因为在这10年中，癌细胞不仅产生，而且会发展壮大，最终攻城掠地，侵犯身体其他器官。

成为"癌症候选人"，是我们长期"不爱自己"造成的结果。人的身体有60兆~100兆个细胞，我们作为这个"细胞共和国"的国王，学会关爱它们，渴了给它们水喝，饿了给它们适当的营养，累了让它们休息，才能减少它们转变成癌细胞的概率。如果减少以下十六种不良生活习惯，就能将我们从"癌症候选人"的名单里删除。

（一）老喝滚烫水

滚烫的水会烫伤食道黏膜，引发口腔黏膜炎、食管炎等，时间久了，可能发生癌变。调查表明，新疆哈萨克族人常喝滚烫的奶茶、潮汕人喜欢工夫茶、太行山区的人爱喝大碗烫粥，目前这些地区都成为食管癌、贲门癌、口腔癌的高发区。专家建议，食物或饮料如果觉得烫，千万别性急往下咽。带馅儿的食物可能外面不烫里面烫，吃的时候尤其要当心。喝热饮千万不要用吸管。

（二）蔬果吃得少

大鱼大肉吃不够，蔬菜水果吃得少，已经成了现代人的通病。老不吃蔬

菜水果，会增加患结肠癌的风险。另外导致维生素缺乏。研究显示，不吃胡萝卜的人比大量食用胡萝卜的人，因为缺少 β－胡萝卜素，肺癌发病率要高7倍；缺乏维素 A，患肺癌、胃癌的可能性很大；叶酸与维生素 B$_2$ 缺乏，是食管癌高发的重要原因。专家指出，要保证身体需要，每天应吃 400 克以上的蔬菜，吃肉不要超过 75 克。粗茶淡饭才是远离癌症的最好办法。

（三）老是憋大便

粪便里含硫化氢、粪臭素、胆固醇代谢产物等多种致癌物，在肠道里积存久了，就会被重复吸收，刺激肠黏膜。天津市肿瘤医院一项调查显示，没时间排便已成为不少年轻人患上大肠癌的主要原因。

（四）夜晚不睡觉

英国科学癌症研究中心研究发现，在 30～50 岁的癌症患者，99.3% 的人常年熬夜。专家指出，熬夜一方面会造成生物钟紊乱，另一方面夜间灯光会破坏人体褪黑素形成，而这是保护人体免疫功能的重要一环，缺少它容易让白血病、乳腺癌、前列腺癌等找上门来。熬夜最好不要超过 24 时，如果加班到凌晨，最好找一间窗帘有遮光布的房间睡觉，漆黑的环境有助于身体中褪黑素的生成。

（五）坐下不想动

德国专家指出，人体免疫细胞的数量随活动量的增加而增加，久坐的人体内免疫细胞减少，大大增加患癌概率。日本医学家发现，胃癌患者大多平时吃得太饱和久坐不动。美国研究表明，久坐的人比常动的人患结肠癌的可能性高 40%～50%，男性还易罹患前列腺癌。专家指出，工作每 2 小时，必须起来活动 15 分钟以上。

（六）爱钻牛角尖

临床发现，生活中爱较真、生气又不擅表达的人，植物神经、内分泌与免疫系统长期处于高度亢奋和紧张状态，是导致乳腺癌和卵巢癌的重要原因。工作中爱较真、过于追求完美的人，患胃癌与胰腺癌的较多。专家指出，豁达的心胸、愉悦的心情是癌细胞的天敌，平时要多培养兴趣爱好，遇到不愉快时做做深呼吸。

（七）不用安全套

研究证实，人乳头瘤病毒（HPV）是宫颈癌的元凶，而这种病毒的传播往往通过性行为。因此，使用安全套，是保护女性减少宫颈癌风险的一个重要方法。

（八）常吸二手烟

除了众所周知的肺癌，吸烟还会导致鼻咽癌、口腔癌、食道癌，甚至膀胱癌、肾癌、胰腺癌和胃癌等，可谓"一支烟在手，全身都遭殃"。另外，研究表明，二手烟对身体的危害比一手烟有过之而无不及。因此，最好赶紧掐灭手中的烟卷，离烟雾越远越好。

（九）装修太豪华

除吸烟外，装修的刺鼻气味也是导致肺癌的罪魁祸首。很多建材里都含有致癌化学成分，装修越豪华，让身体受伤害的概率越大。对儿童来说，装修污染更有可能让他们患上白血病。专家建议，装修买家具、建材，千万别图便宜，一般来说，质量越次的产品味道越刺鼻；装修期间一定要开窗通风；装修结束后至少要晾两三个月才能入住。

（十）家人有癌症

如果上一代患有乳腺癌、肺癌、食道癌、结肠癌等，后代患上癌症的风险比一般人高很多。有癌症家族史的人最好定期做个癌症检查，比别人更好地保持健康的生活习惯。

（十一）吃东西狼吞虎咽

吃东西狼吞虎咽仿佛成为这个时代上班族的一个通病，工作和生活的压力让上班族处于一个高度紧张的状态中，吃饭好像只是为了简单的身体需要，所以，吃饭速度非常快。实际上这样对身体健康非常不利。

吃饭快，食物的咀嚼不细，易损伤消化道黏膜，产生慢性炎症；另外，吃饭快，食物团块的体积大，易对食道和贲门等消化道产生较强的机械刺激，久之会引起消化道损伤甚至癌变。

（十二）吃得过饱

我们的先辈在很早以前就认识到吃得过饱会对身体造成危害，《黄帝内经》里面说了句非常经典的话："饮食自倍，肠胃乃伤。"说明一次吃很多东西，首先损伤的是我们自己的肠胃。

中医古书《济生方》也指出："过餐五味，鱼腥乳酪，强食生冷果菜停蓄胃脘……久则积结为症瘕。"从古人的经验看，饮食过量就会使肠胃功能失调，时间久了，生病得癌也无法避免。

（十三）经常在外面吃饭

当今是经济快速发展的时代，生活水平的迅猛提高，也改变了人们居家饮食的良好习惯。许多人由于工作的原因，不得不经常在外应酬，其实，这样的饮食方式对身体健康是非常不利的。

一方面，由于经常在外吃饭，造成了饮食无定时，时间一久必然使自身的脾胃功能受到损害，进入一种"癌状态"中。另一方面，外面售卖的食物，为了追求色香味，通常会使用高温油炸的方法，或者加入大量调味剂，比起家庭烹饪的食物，它们含有更多的致癌物质。

（十四）经常饮酒过量

从保健方面讲，适量饮酒能兴奋神经，让人产生愉悦的感觉，有提神醒脑、舒筋活血的生理功能，可以松弛血管，改善血液循环，提高人体免疫力，增进食欲，有利于睡眠。最近，国外的研究分析显示，每日饮酒少于20克，可使冠心病风险降低20％，在糖尿病、高血压、陈旧性心肌梗死患者中，也得到同样结果。

适量饮酒对人体有益处，与酒精能升高高密度脂蛋白（可防治动脉粥样硬化发生、发展）、抗血小板血栓形成和提高人体对胰岛素的敏感性有关，对防治冠心病、糖尿病有一定效果。

但是，任何事情都要适可而止，过量饮酒则对健康有害无益。酒的主要成分乙醇，是一种对人体各种组织细胞都有损害的有毒物质，能损害全身各个系统。

值得提出的是，要避免空腹饮酒。空腹饮酒时，由于胃中没有食物，酒精经胃黏膜快速吸收，直接导致血液中酒精浓度急剧升高，对人体的危害较大，因此在饮酒前应先吃些食物，尤以碳水化合物为佳，因其分解时产生的能量可供肝脏"燃烧"酒精之用。

此外，还可以选择一些适当的下酒菜，如新鲜蔬菜、鲜鱼、瘦肉、豆类、蛋类等，以补充肝脏代谢酒精所需的酶与维生素。

（十五）吃饭不规律

吃饭经常不准时仿佛成为现代人的一个通病，其实，这样对身体非常不利。研究表明，不规律的饮食习惯会导致肥胖与胃癌。

问及癌症患者时，很多人都有这样的问题，或者是不吃早饭，或者是中午吃得很晚，或者是深更半夜吃零食。

只有按时吃饭才有利于脾胃功能的正常运行，才能保证人体气血的补充和协调，避免五脏功能的失调，预防癌症的发生。从另一方面讲，饮食有利于唾液分泌，而唾液定时分泌对于致癌物质有消解的作用。

（十六）就餐环境不愉快

现代研究认为，不良的情绪变化是癌症的"活化剂"。有学者收集近50年的资料，发现忧郁、焦虑、失望和悲伤等不良情绪常常是癌症发生的前奏，这种情绪潜伏通常只要1～2年，就可能引起疾病。美国专家调查的500例癌症患者，都有明显的精神创伤史。

二、该放松就放松　否则就会"憋"出病

人们在日常生活中由于受环境、条件的限制，时有经受"憋"的可能。如果是经常性的，就容易导致疾病，应尽量避免"憋"出来的疾病。所以该放松就放松。

（一）经常憋尿

憋尿时间过长，膀胱内尿量不断增加，会使内压逐渐升高，时间一长就会产生膀胱颈梗阻。临床上常见的老年人尿失禁、排尿困难、小便淋沥不尽或漏尿等，均与憋尿有关。男子青春期睡觉憋尿，会促进性器官充血、勃起，诱发性冲动以至手淫；女青年尿道短，憋尿易患尿道感染。医生忠告，经常憋尿易引起尿潴留、并发感染及结石，严重的还可影响到肾功能。特别是中老年人，憋尿过久可引起蓄积性中毒。

（二）经常憋粪

多见于老年人，老年人由于肠道蠕动缓慢，直肠肌肉强力减退，加上腹部肌肉萎缩，排便无力，容易发生便秘。因为粪便中存有一定量的有害物质，这些物质在体内蓄积时间过久，所产生毒素被吸收入体内，久而久之，会引起其他疾病。医生忠告，养成按时排便习惯，一旦便秘，要去医院诊治，服用导泻药或开塞露通便。大便通畅，排去体内毒素，人体自然健康。

（三）经常憋精

因夫妻分居等各种原因，而使精液蓄积在精囊中不能正常排出者，经常会处于血管扩张、神经兴奋状态，时间长了势必产生精囊炎和前列腺炎。若睾丸长时间受到"高压"而不排出精子，反射性的抑制促使睾丸萎缩，减退生精能力，逐渐丧失性功能，日久可引起生殖器废用性萎缩。所以，性学专家指出，正常的夫妻性生活可避免男性由于憋精而导致的精囊炎和前列腺炎。

（四）经常憋屁

胃肠功能不良者，如食入产气的物质太多，再受环境限制而憋屁，则易导致嗳气、呃逆、胸闷、腹胀等症状。因此要注意少吃易产气的食物，如豆类、乳类、含淀粉多的食物等。

三、看似很卫生　细菌在滋生

生活中有一些习惯，貌似卫生，实际上并不卫生，不仅不能保证身体健康，反而对身体有害。下面这些习惯看起来卫生实际上有害：

（一）白纸用于包食品为了白纸的"白"

许多厂家在生产过程中往往使用漂白剂，而漂白剂在与食品接触后，会引起一系列化学反应，产生一些有害物质，极易对食品造成污染。

（二）卫生纸擦拭餐具、水果

国家质检部门抽查结果表明，许多种类的卫生纸都未经消毒或消毒不彻底，上面含有大量细菌，很容易黏附在擦拭的物体上。只有经过严格消毒处理的高级餐巾纸才符合卫生标准。

（三）饭桌上铺塑料布

饭桌上铺了塑料布，虽然好看，但容易积累灰尘、细菌等，而且有的塑料布是由有毒的氯乙烯树脂制成的，餐具和食物长期与塑料布接触，会沾染有害物质。

（四）用纱罩罩食物

用纱罩防蝇罩在食物上，苍蝇虽然不会直接落到食物上，但会停留在纱罩上面，仍会留下带有病菌的虫卵，这些虫卵极易从纱孔中落下而污染食物。

（五）用毛巾擦干锅、碗、盆、杯等餐具及水果

我国城市所用自来水都是经过严格消毒处理的，用自来水冲洗过的餐具及水果基本上是洁净的，不用再擦。而毛巾上存活着许多病菌，用毛巾再擦干反而会二次污染。

（六）用酒消毒碗筷

一些人常用白酒来擦拭碗筷，以为这样可以达到消毒的目的。殊不知，医学上用于消毒的酒精度数为 75%，而一般白酒的酒精含量在 56% 以下。所以，用白酒擦拭碗筷根本达不到消毒的目的。

（七）将变质食物加热加压后再吃

一些家庭主妇将一些变质的食物高温高压煮过再吃，以为这样就可以彻底消灭细菌。医学证明，细菌在进入人体之前分泌的毒素非常耐高温，不易被破坏分解。

（八）用抹布擦桌子

使用一周后的抹布，滋生细菌的数量之多会让你大吃一惊。因此，用抹布擦桌子，应当先将抹布洗透再用，抹布每隔三四天应该用水煮沸消毒一下。

（九）把水果烂的部分剜掉再吃

有些人吃水果时，碰到水果烂了一部分，就把烂掉的部分剜掉再吃，以为这样就卫生了。实际上，即使把水果烂掉的部分削去，剩余的部分也已通过果汁传入了细菌的代谢物，甚至还有微生物开始繁殖，其中的霉菌可导致人体细胞突变而致癌。因此，尽管水果只烂了一部分，也还是扔掉为好。

（十）起床就叠被子

每天都要排出大量的汗液，睡觉时也不例外。起床后就把被子叠起来，汗液留在被子里，时间一长，不仅有汗臭味，影响睡眠的舒适度，也给病原体创造了生存环境，对身体不利。正确的方法是，起床以后先把被子翻过来，摊晾10分钟再叠起来，最好每周晾晒一次。

（十一）长期使用同一种药物牙膏

药物牙膏对某些细菌有一定的抑制作用。但是，如果长期使用同一种药物牙膏，会使口腔中的细菌慢慢地适应，产生耐药性。因此，牙膏也应定期更换。

四、不良习惯损健康　及时改变无影响

现代社会，由于竞争激烈、压力增大，人们普遍感到疲累而缺乏生气。为了保持年轻而充满创造力的头脑和充沛的精力，现代人必须避免一些不良的生活习惯，并注意周围的环境因素：

（一）不吃早餐

虽然很多人不吃早餐，但这种做法很有害。在一天的开始吃一顿健康的早餐，不仅让你精力充沛，也会帮你对一整天的饮食作出健康的选择。吃早餐可以帮助你在一天的剩余时间里摄入更少的热量。如果早餐吃得足够好，

在吃中餐时作出坏选择的可能性就小了。早餐时可以喝一碗麦片和一杯低脂肪酸奶酪，或者吃个荷包蛋和面包，当然也要吃点新鲜蔬菜和水果。

（二）睡前吃东西

如果你想做个好梦，就不要在睡前吃东西。虽然到目前为止并没有决定性研究证明睡前吃东西导致肥胖，但在睡前3小时内吃太多食物或吃一些辛辣食物、高脂肪食物、含咖啡因的食品却能影响睡眠质量，使人们在第二天感到乏力，甚至在一整天都无精打采。如果你在睡前感到有点饿，切忌吃上面提到的各类食物，可以吃少量新鲜水果。另外，不要边看电视边吃东西。

（三）暴饮暴食

如果人们暴饮暴食的是芹菜和莴苣，营养学家就不会认为这种形式的餐饮方式是个问题了。不幸的是，暴饮暴食时，吃下的恰恰是一些高脂肪食物，例如油煎土豆片或饼干等，会导致身体变得肥胖。专家认为，每天进食5~6次，每次的分量要少，这样的方法强于一日三餐。这样不仅能控制一个人每天的食欲，还能减少吃多的概率，可以使身体一整天都在消耗热量，新陈代谢保持在高水平。

（四）饿着不吃饭减肥

你以为饿着可以减肥，其实与你想的正好相反，你饿了却不吃饭，身体的第一反应就是储存脂肪，结果导致体重增加。一个人长时间不吃饭，处在饥饿状态，身体就会非常难受。当你终于再次进食时，你的身体会认为它需要储存热量，因为它不知道你下次进食会拖到什么时候。这样，你体内的脂肪就会越积越多。假设你挨饿是想保持身材苗条，那么你需要重新考虑一下食谱，制订一个饮食计划，根据自己的锻炼强度确定食谱。你应该确定所吃的食物中有大量水果、蔬菜、粗粮，也包括肉和鱼。最好的减掉脂肪的方法是规律饮食和有规律的锻炼，绝对不能通过剥夺你体内的热量和营养来减肥。

（五）边吃东西边做事

人们边做其他的事情边吃饭，经常是不知不觉就吃过量了，久而久之，身体就容易发胖。假如一个人一边看电视，或者正同别人通过电话聊天，抑或玩电脑游戏，一边吃饭，这些分心的事情都分散身体对饥饿感和过饱预兆的注意力。一次只将注意力集中在一件事情上。吃饭就专心吃饭，毕竟吃饭不是比赛。

（六）吃得太快会摄入多余热量

当今时代的生活节奏越来越快，可能包括你吃饭的速度，自己的进食速度要降下来，因为吃得太快对身体没有任何好处。吃得太快不但看上去不文明，也容易使体重增加。正常情况下，一个人从开始吃饭到饱了的信号传给大脑，大约需要20分钟，如果仅用5~6分钟就吃完一餐，那么大脑根本就没有机会告诉你的身体：它已经饱了。结果你吃得过多，身体里储存了过多的食物和热量。吃饭的时候应该细嚼慢咽，享受美食的味道，这样大脑就有足够的时间意识到你正在吃饭，也可以给你的身体发出你是否吃饱了的信号。如果你早餐或午餐的时间有限，只给自己准备一小份饭菜，这样，即使你很快就吃完了，身体也不会摄入多余的热量。

（七）饮水太少

包括人类的所有生命体中，水是维持生命形式所必需的。这不再是什么秘密。如果一个人一天内不喝足够的水，新陈代谢就会慢下来，可能导致体重增加，因为水是所有新陈代谢功能所必需的，连消耗热量都需要水。一个人应该在一天内喝大量的水。每人一天应该喝下8~10杯水，如果你经常锻炼，可能需要喝更多的水。

（八）吃水果和蔬菜太少

在平常的饮食习惯中，如果身体摄入水果和蔬菜的数量太少，也会影响身体健康。水果和蔬菜的价值对于人体健康是无法估量的，这就意味着糖、麦片、玉米固然对于人体的营养补充有非常重要的意义，但人体每天还需要5到10份水果和蔬菜。当身体需要大量维生素和矿物质的时候，只有一种方法可以满足身体的需求，那就是食用大量的水果和蔬菜。如果你老是记不住每天吃个胡萝卜、苹果，那就注意多吃点蔬菜、喝些果汁。

（九）饿着肚子购物

从本质上说，饿着肚子到商场购物也没有什么不好的，问题是这样可以导致你挑选一些不健康的食物。当你饥饿的时候，你会觉得任何东西都可能是美味，所以，很难想象你饿着肚子走进商店，采购的货品里面有各种小食品。吃完饭再去购物。饿着肚子走进食品站，只会让你冲动地采购大块的巧克力、苏打饼，但所有这些东西都不是令人满意的早餐、午餐或晚饭食品。所以，在去购物时，吃个苹果和面包，这样在采购时就不会老想着商店里那些零食了。

（十）长期饱食

现代营养学研究发现，进食过饱后，大脑中被称为"纤维芽细胞生长因子"的物质会明显增多。这些纤维芽细胞生长因子能使毛细血管内皮细胞和脂肪增多，促使动脉粥样硬化，出现大脑早衰和智力减退等现象。

（十一）甜食过量

甜食过量的儿童往往智商较低。这是因为儿童脑部的发育离不开食物中充足的蛋白质和维生素，而甜食会损害胃口，降低食欲，减少对高蛋白和多种维生素的摄入，导致机能营养不良，从而影响大脑发育。

（十二）睡眠不足

大脑消除疲劳的主要方式是睡眠。长期睡眠不足或质量太差只会加速脑细胞的衰退，聪明人也会变得糊涂起来。成年人一般每天需要有 7 小时以上的睡眠时间，并要保证睡眠的较高质量。如果睡眠的时间不足或质量不高，那对大脑是一个不良刺激，这会使大脑的疲劳难以恢复，易发生衰老。故睡眠不足或睡眠质量差者，应适当增加睡眠的时间，并设法改善睡眠状况。

（十三）长期吸烟

德国医学家的研究表明，长年吸烟使脑组织呈现不同程度萎缩，易患老年痴呆。因为长期吸烟可引起脑动脉硬化，日久导致大脑供血不足，神经细胞变性，继而发生脑萎缩。

（十四）少言寡语懒用脑

大脑中有专司语言的叶区，经常说话也会促进大脑的发育，并能起到锻炼大脑的功能。平常应该多说一些内容丰富、有较强哲理性或逻辑性的话。整日沉默寡言、不苟言笑的人不一定聪明。有道是"脑子越用越灵敏"，科学合理地多用大脑，能延缓神经系统的衰老，并通过神经系统对机体功能产生调节与控制作用，从而达到健脑益寿之目的。假如懒懒散散不常用脑，则对大脑和身体的健康都是不利的。

（十五）蒙头睡觉

人在蒙头睡觉时，随着被子里二氧化碳浓度升高，氧气浓度不断下降，长期吸进潮湿污浊的空气，对大脑危害极大。

（十六）胡思乱想

"脑子越用机灵"是建立在科学用脑的基础上的，倘若过分紧张焦虑，或是不切合实际地殚思竭虑，则对大脑和身体也有不利影响。在身体欠佳或患病时，勉强坚持学习或工作，不仅效率降低，而且容易造成大脑的损害，还不利于身体的康复。另外，大脑是全身耗氧量最大的器官，平均每分钟消耗氧气 500～600 升，只有充足的氧气供应才能提高大脑的工作效率。因此，在工作学习的时候，一定要讲究周围环境的空气卫生。

第二节　日常生活"小"习惯
易致猝死"十"根源

一、看似没惊没险的小习惯，却可能是扣动心脏病、高血压发作的"扳机"

第一根源：闹市紧张去骑车

无论开车、骑车或步行上班，只要经过车辆密集的路段，都会增加心脏病发作危险，主要原因是空气污染。其中骑车上班者危险最大，因为这些人吸入的尾气最多、"受污染"最严重，他们同时还要耗费一定体力踩踏自行车，容易引发供血不足。这两方面都是诱发心脏病发作的重要原因。除此之外，拥堵的交通很容易让人紧张、焦虑，引发血压升高。因此，不建议心血管高危人群在交通拥挤的高峰期骑车上下班。虽然骑车是一项很好的运动，但穿行在污染严重的马路上，弊大于利。特别是患有慢性支气管炎的老人，最好能避开交通高峰出行。

第二根源：用力来把大便解

解干大便、搬桶装水这些突发动作，让人从静态中突然发力，瞬间内血压迅速升高，心脏承受的压力也会随之剧增。此外，血压不稳时，血管斑块的活动性就会增加，容易脱落。老年人、习惯久坐者、高血压患者以及有心脏病史的人，都应该避免突然发力。如果必须进行，要提前做热身运动。平时多吃蔬菜，避免大便干结，必要时用点开塞露等辅助药物。

第三根源：酒与咖啡过量喝

国内外很多研究证实，适量的酒精和咖啡能产生抗氧化物质，保护心脏，但过量饮用弊大于利。因为酒精和咖啡能让心率加快、血压升高，是扣动心脏病发作的扳机。如果是长期酗酒的人，会破坏心肌，久而久之导致心脏衰竭。因此不论是喝咖啡还是饮酒，都要有节有度。正常成年男性每天喝啤酒不宜超过750毫升，换算成葡萄酒、低度白酒、高度白酒分别为250毫升、75毫升和50毫升；成年女性每天喝啤酒不宜超过450毫升，换算成葡萄酒、低度白酒分别为150毫升、50毫升。心脏不好的人尽量少饮酒和咖啡，以不引起心脏不舒服为宜。此外，酗酒者如果能戒掉酒瘾，其心脏功能通常有显著改善。

第四根源：抑郁心情错中过

坏情绪是心脏大敌，而抑郁首当其冲。因为抑郁通常和焦虑相伴，晚上的睡眠质量会很差，而心脏得不到休息，使得血压、心率都会升高，对心脏健康非常不好。建议有了困难多和家人朋友沟通，避免发怒、大悲大喜，控制好情绪，别错上加错。

第五根源：暴饮暴食三餐错

人在过量进餐后，胃肠道需要大量的血液消化食物，而流入心脑血管的血液大大减少，对于血管本来就有供血不足的人，一顿饱餐很容易就诱发了心肌梗死、脑梗死。因此，不要轻易放纵自己的食欲，因为一顿饱餐就可能会夺走一条生命。长期饱食的人容易肥胖，如果运动不够，脂肪会越积越多，血管里容易形成脂质斑块，如果发生在心脑血管上，就会引起冠心病、脑卒中。养成良好的三餐进食习惯非常重要，平时吃饭最好每餐吃七八成饱或是少食多餐，并且营养要均衡，另外暴饮暴食也为其他疾病埋下隐患。

第六根源：纵欲过度性生活

适度、愉悦的性生活会让人心情舒畅，但放纵的性欲会让心脏衰竭。过度兴奋时，心脏血管会突然痉挛，造成心肌缺血，引发心脏病。对于已经患有心脏病的人而言，在急性期、急性恢复期之后也可以有性生活，但要避免过度兴奋。

第七根源：吸食毒品恶果多

吸食可卡因的人，患心脏病的风险是正常人的23倍。

第八根源：一手二手吸烟祸

虽然很少有人因为吸一根烟突然心脏猝死，但吸烟对于心脏的损害是长期且顽固的。吸烟的人发生心肌梗死的风险是正常人的 3 倍。从现在就开始戒烟，8 小时内，血液中的一氧化碳就会减少到正常水平；24 小时内，心脏病发作概率减少；戒烟 1 年后，患心脏疾病（例如心肌梗死）的风险将会减少一半；戒烟 15 年后，各种风险和不抽烟的人一样。

第九根源：太甜太咸不把握

吃盐多不仅可以升高血压，同时还能使血浆胆固醇升高，促进动脉粥样硬化。美国的一项研究显示，饮食中含大量甜饮料或爱吃甜食的孩子，成年后心脏病危险会大大增加。因此要控制饮食中的甜与咸，减少危害的发生。

第十根源：久坐不动像个佛

越来越多的"宅男宅女"和办公室"久坐族"，在享受"坐"得舒坦的同时，还要防止"坐"以待病、甚至"坐"以待毙。因为久坐会导致人体内新陈代谢的改变，影响脂肪代谢，减弱酶的活性，使得血液中的脂肪及甘油三酯含量上升，血黏度升高，血流缓慢，容易形成血栓，增加患心脏病风险。

二、五大法宝防猝死

第一法宝：魔鬼时间慎锻炼

上午 6～12 时被医学家喻为是心脑血管病的"魔鬼时间"，70%～80% 的心脑血管病猝发都在此时。因此，锻炼要避开这段时间。

第二法宝：多彩饮食清淡添

红指葡萄酒，每日 50～100 毫升；黄指西红柿、胡萝卜，每日 1 小碟；绿指青菜，每日适量；白指燕麦粉等，每日 50 克；黑指黑木耳、黑芝麻，每日 5～10 克。此外，每天喝牛奶 250 克，吃鸡蛋每周不超过 4 个。

第三法宝：身边常备救心丸

有基础病的中老年人则应减少出行，尽量避免在拥挤的环境中活动。要特别注意的是，老人单独外出时，身边要带些必备药物，如硝酸甘油、速效救心丸，以及能迅速联系到家人的电话号码。

第四法宝：减去压力除恼烦

输了健康，赢了世界财富又如何，对中年人来说，尤其不要给自己过大的工作压力。工作以外的时间，要强迫自己完全放松下来，抽空可以和家人去旅游。

第五法宝：把握急救金不换

当家人出现呼吸或心跳中止症状时，应在10分钟内进行如下抢救：

①拨打"120"或"999"紧急呼救。

②让患者头部后仰，下颌上抬，头部偏向一侧，使呕吐物尽量流出，保持呼吸道通畅。如果患者带假牙，需要摘掉，避免抽搐时造成危险。

③做有效的心脏按压，具体方法是，两手手掌重叠，手指抬起，放在患者的心前区（胸骨下1/3部位偏左侧），垂直往下按压。按压幅度为3～5厘米，频率为每分钟100次；同步采用人工呼吸，每30次心脏按压辅以两次人工呼吸。

第三节　爱生病是因"懒" 想健康应该"勤"

长时间的坐着、憋尿憋便、饮水过少、坐姿不对、整日对着电脑……这是大多数上班族的现状，很大一部分是人为因素导致的。这些不经意的坏习惯会拖垮身体，你有几个呢？

一、憋尿憋便

现状：许多人在外出、开会或忙碌的时候，总习惯憋尿憋便。以为"等一会儿"没什么大不了，但长期憋尿会导致尿毒症、膀胱癌等疾病。

对策：再忙也不能不上厕所，你的肾脏会抗议！建议在每次外出前，最好先解决一下小便的问题。无论是工作、学习还是开会期间，都应该有一个"中场休息"的时间，让自己"方便"一下。

在憋了一段时间的尿之后，除了尽快将膀胱排空外，最好的方法就是再补充大量的水分，强迫自己多几次小便，这对膀胱来说有冲洗的作用，可以避免膀胱内细菌的增生。

二、饮水过少，渴了才喝

现状：繁忙的工作常常让我们整整一个上午都没来得及喝上一口水，这不仅影响身体正常的新陈代谢，尤其会损害我们的肾脏。

对策：水杯放在触手可及的地方，保证杯子有足够多的水。用便签纸提醒自己多喝水。

三、久坐不动

现状：长时间坐在电脑前面一动不动的埋头苦干，殊不知这样对我们的身体造成了多大的伤害。血流不畅、肌肉僵硬、腰酸背痛，更对我们的颈椎造成极大的伤害。

对策：每隔一小时起来走动一下，经常转动颈部与腰部，对我们的健康有好处。

四、长时间对着电脑

现状：电脑辐射对我们的皮肤和身体都有着很大的伤害，而长期看着电脑屏幕还会让我们的视力急剧下降。

对策：在桌上放一盆绿萝或其他绿色植物，常喝绿茶和菊花茶，能缓解辐射侵害。

五、跷二郎腿

现状：这个姿势好像让我们感觉很舒服，但实际上会造成腿部血流不畅，更有甚者会引起脊椎变形。

对策：双腿平放，腰背挺直坐正。眼睛离电脑60厘米为佳。时刻提醒自己，养成好习惯。

六、长时间吹空调

现状：长时间待在密闭的开着空调的办公场所里，空气不流通，难得吸到一丝新鲜的空气，这样很容易患上"空调病"。

对策：开窗通风透气。在空调室内备件外衣，防止着凉。

七、被细菌困扰

现状：想想你电脑桌上的电话、电脑键盘、鼠标有多久没有清理消毒过了，而这些你每天都要用到的小东西恰恰藏匿了很多细菌，给我们的身体健康带来很大的隐患。

对策：每天用消毒湿巾擦拭电脑键盘、鼠标、电话等办公用品，定期用消毒水杀毒。接触脏东西后洗手，如厕前后都要洗手。

第四节　培养正确的生活方式
更远一步让癌症远离

随着生活的进步，据统计，每年因癌症死亡的人数也越来越多，癌症多因一些不健康的生活方式与饮食引起，预防癌症还需从生活的点滴做起，从现在做起。

一、尽量少用手机

手机已经成了现代人必不可少的一件生活用品，大家都知道手机具有非常大的辐射，近年国际癌症研究机构将手机使用的无线电频率电磁场归类为"可能致癌物"。建议尽量避免常时间打电话。

二、尽量少做 CT 扫描

随着高科技的发展，身体有什么异常首先就是先照 CT 扫描等，专家建议尽量避免一些不必要的 CT 扫描。CT 扫描具有非常大的辐射，辐射长期累积将给健康带来更大危害。

三、多喝柠檬茶

柠檬茶可预防皮肤癌，据了解如果在泡茶时加上柑橘类水果的果皮，饮用者患上皮肤鳞状细胞皮肤癌的机会将减少约 70%。柠檬中所含的柠檬酸具有防止和消除皮肤色素沉着的作用，因此常被用于美白。

四、多吃大蒜

大蒜可帮助杀菌预防癌症，有专家发现，大蒜吃得越多，人体内潜在的致癌物质含量就越少。这是因为大蒜中含有一种最重要的抗癌物质——蒜氨酸，但不宜高温煮。

五、多做家务

多做家务可预防乳癌，每天花 6 小时干家务活、快走或种花种菜，可以使女性患乳腺癌的危险降低 13%。因此建议女性朋友们多活动，多做些家务有益身体健康。

六、少喝酒

少喝酒可预防食管癌，研究发现 45 岁以上的男性如果少喝酒甚至不喝酒，就可减少五成得食管癌的风险。少喝酒还能减少得脂肪肝的概率，帮助维护健康。

七、少食用加工肉食品

经常食用一些加工肉食品，容易导致患肠癌。如腊肉、香肠等，将大大增加患肠癌风险，建议如果想吃烤肉，可以用柠檬汁腌制 1 小时后再烤。

八、少吃糖，少喝饮料

少吃糖与少喝饮料也能帮助有效预防癌症，据称癌细胞最喜欢的"食物"就是糖，当血液流过肿瘤时，其中约 57% 的血糖会被癌细胞消耗掉，成为滋养它的营养成分，建议少食甜食。

第五节　每日十件事　健康一辈子

一、吃 1 顿营养的早餐

早餐是激活一天脑力的燃料，不能不吃。许多研究都指出，吃一顿优质的早餐可以让人在早晨思考敏锐，反应灵活，并提高学习和工作效率。研究也发现，有吃早餐习惯的人比较不容易发胖，记忆力也比较好。

二、每日 5 蔬果

这是 1991 年，由美国国家癌症研究院和健康促进基金会，共同推动的全民营养运动。根据调查，多吃蔬菜水果的人，可以减轻癌症与心脏病的风险。建议你，把蔬果放在最容易看到、随手就可以拿到的地方，提醒自己多吃蔬果，也可以把蔬果切丁，当作点心，代替那些会令你发胖的饼干、零食。

三、每日运动 30 分钟

许多研究都指出，每天运动 30 分钟就可以得到运动的好处，包括：预防心脏病、糖尿病、骨质疏松、肥胖、忧郁症等，甚至有研究指出，运动可以让人感到快乐，增强自信心。如果你很久没有运动，建议你循序渐进，慢慢增加长度与强度，可以从最简单的行走运动开始，每天快走 20～30 分钟，持续走下去，一定能感受到许多好处。

四、用牙线剔牙

用牙线剔牙，不只可以降低蛀牙的概率，还可以保护你的心脏。根据美国牙周病学会指出，罹患牙周病的人比一般人容易罹患冠状动脉疾病。

五、把大自然带进屋内

静听雨打落叶的声音，或望着鱼儿在水中优游的模样，都能给人安详宁静的心境。专家指出，与大自然结合的感觉可以减轻压力。在家中或办公室中种植盆栽，或养一缸鱼都是不错的建议。

六、戒烟

吸一根烟会产生超过 4000 种化学物质，其中四十多种会致癌，吸烟者死于肺癌的人数是不吸烟者的 16 倍。戒除吸烟的习惯，不仅对自己的健康有利，也是对家人爱的表现，因为二手烟比一手烟还毒，已被世界卫生组织（WHO）列为头号致癌物质，而孩子往往是二手烟最大的受害者。超过四分之一的婴儿猝死是因为父母吸烟，导致婴儿吸入二手烟引起的。二手烟也会增加儿童气喘的次数，且加重病情。

七、吃饭时把电视关掉

研究儿童肥胖和收视习惯的学者发现，儿童在吃饭的时候看电视，通常会容易导致肥胖，且会延长收看电视的时间高达 70 分钟。所以不管大人或小孩，吃饭时，最好关掉电视，专心的吃饭，好好享受桌上的食物。

八、要工作也要娱乐

只知埋头工作，容易热情缺缺，不妨放轻松一点。准备一本剪贴簿，收集漫画、笑话等幽默的材料，每天不时拿出来翻翻，让自己开怀大笑几声。也可以在工作以外培养一些兴趣，缺乏娱乐，是很难为自己打气的。

九、再忙也要和家人聊聊天

美国心脏病权威，曾任前美国总统克林顿医疗顾问的欧宁胥（DeanOrnish），历经数十年研究发现，拥有亲密关系可以预防与减缓心脏病，甚至可以提供生命坚强的抵抗力。不管外在生活多么多姿多彩，每个人都需要拥有可以打开心扉，分享心事的亲密关系。所以不管再忙，每天也要和家人聊聊天，滋养彼此的亲密关系。

十、让自己有好睡眠

好的睡眠品质比睡眠时间的长短更重要。几个步骤可以让你睡得更甜美：

1. 先整理床铺，把棉被、枕头打理到最舒适的状态。

2. 以自己最自然、最舒适的姿势躺好。

3. 躺平后，做几个深呼吸，让自己放松下来。然后用感觉从头到脚扫描一遍，看哪个部位紧绷，再试着放松下来。

4. 如果心里还想着工作，可用数息法，想象自己呼吸时，把负面的情绪吐出去，然后把正面的能量吸进来，来回呼吸几次，直到心情平静。

5. 全心放松，渐渐入睡。

第六节　远离"方"寸之地
别再"屏"定天下
——智能手机与健康危害

一、数字时代生活便捷　莫让屏幕伤害"视界"

数字时代，几乎人手一部手机，除用于联络外，手机的功能也越来越多，简直就是一台"微型电脑"。年轻人尤其喜欢手机不离手，用手机玩儿游戏、上网"织围脖"或读电子书，累了就干脆躺在床上接着摆弄手机。这看起来舒服又方便，但眼科医生提醒，长时间侧躺或仰躺着玩儿手机，会对眼睛造成多重伤害。以下几点特别提示：

（一）躺着玩手机　眼睛负担重

而手持型的电子屏幕，距离眼睛非常近，手抖动屏幕自然跟着手抖动，与眼睛之间的距离也在不断变化，眼睛更要随时根据距离的远近来自我调节，眼睛的负担可想而知。亮度一旦过高，睫状肌就会保持高度紧张，晶状体也屈曲过度，增加屈光度，长时间后就可导致睫状肌痉挛，形成调节性近视。

（二）距离不适当　诱发近视眼

人躺在床上时，很难保证手机与眼睛之间的距离适当，尤其专注于手机游戏时，由于手机上的字和图片都较小，眼睛会不知不觉地离手机屏幕越来越近，长此以往，很容易诱发近视眼，特别是18岁以下处于生长发育期的青少年。眼睛的晶状体相当于照相机的凸透镜，当看近物时（比如阅读），睫状肌收缩，牵引睫状体前移，晶状体曲度就会增大变凸。如果长时间注视近物不休息，导致睫状肌疲劳，就会造成睫状肌的痉挛，时间长了即会造成眼球长度、大小的改变，使睫状肌调节功能变差，晶状体曲度增大，改变屈光度，从而形成或加剧近视眼症状。另外，近距离使用手机，屏幕产生的热效应也会对眼睛的健康造成威胁，长时间与屏幕近距离接触，还可能会诱发眼睛晶状体代谢异常，使晶状体浑浊，形成白内障。

（三）时间没控制　诱发干眼症

因为躺着比较舒服，所以，临睡前用手机上网、读书，不知不觉就能耗到后半夜。连续几小时眼睛一眨不眨地盯着小小的手机屏幕，眼睛会变得很干燥，别以为这是因为自己困了，其实这是眼部肌肉功能发生了障碍，如不及时改掉躺着玩儿手机的习惯，就会患上干眼症。

温馨提醒，长时间用眼本身就容易造成视疲劳，聚精会神地盯着手机屏幕时，屏幕上不断变换的光影又会对眼睛造成持续的刺激，当眼睛不停地捕捉这些光影时，就会对黑眼球表面的泪膜层造成损害，从而加剧眼睛的疲劳和干涩、刺痒等感觉，甚至使眼睛有刺痛、流泪、畏光等不适症状出现，这就是我们常说的干眼症。

（四）黑夜关灯玩手机更伤眼

电子产品本就伤眼，黑夜关灯玩手机对眼睛的危害更大。由于一般手机

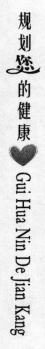
屏幕上的字体比较小，屏幕光源又强于自然光，长期盯着看，势必会增加视疲劳。无论是手机、平板电脑、笔记本电脑、电子书，都属于电子产品，有屏幕，能发光，平时在自然光线下，这种光还不会特别突出，但如果在黑暗中，电子屏幕的背景灯光就会显得刺眼，而人眼对于屏幕光和黑暗环境，又会形成一个巨大的反差，长期可导致近视眼、干眼症等，甚至慢性结膜炎等。

手机夜间模式不能保护眼睛，所谓的夜间模式一般都是根据周围环境的明暗，来适度调节屏幕的亮度程度。比如灯光昏暗，电子屏幕就会适度地把光亮调暗，以达到不刺激眼睛的效果。其实只要屏幕光线强于环境光线，瞳孔就会自动收缩，睫状肌调解瞳孔大小，眼睛就会有酸痛感。所以，就算是用夜间模式，也不能把灯关掉。无论电子产品多么智能，夜间的阅读环境都不能太暗，如果不开灯就尽量不要看书、微博、电视等，而且能坐着就不要躺着。

提醒大家，如果一定要看电子屏幕的话，不仅不能在黑暗中阅读，还不能超时阅读，眼睛要与手机保持 30 ~ 50 厘米的距离。一般来说看了一小时后，就应该让眼睛休息了。

二、信息化时代的新宠——"智能手机"对健康的伤害

据中国工信部统计，截至 2013 年 3 月底全国共有 11.46 亿移动通信服务用户。其中智能手机用户已经超过 5 亿以上，并且随着科技的创新，数量还在迅猛的逐年递增。如果以为自己不能成为全国 5 亿多手机用户中的特例，认为手机伤害健康是别人的事，不会发生在我的身上，抱有侥幸和不屑心理，那就大错特错了。这是经各国学者、各领域专家研究的结果，希望能给大家带来一些警觉。

（一）手机放枕头边——导致中枢神经障碍

手机辐射对人的头部危害较大，它会对人的中枢神经系统造成机能性障碍，引起头痛、头晕、失眠、多梦和脱发等症状，有的人面部还会有刺激感。

（二）手机挂在胸前——导致心脏病和内分泌紊乱

手机挂在胸前，会对心脏和内分泌系统产生一定影响。电磁波辐射会影响正常的细胞代谢，造成体内钾、钙、钠等金属离子紊乱，导致女性月经失调。

（三）手机放在裤袋——杀精，影响生育机能，甚至产生 DNA 病变

手机若常挂在人体的腰部或腹部旁，其收发信号时产生的电磁波将辐射到人体内的精子或卵子，这可能会影响使用者的生育机能。人类的精、卵子长时间受到手机微波辐射，有可能产生 DNA 病变。

（四）手机上网、阅读——导致眼癌

德国一项研究首次发现，常用手提电话的人患上眼癌的机会比其他人多出 3 倍，使用手机上网、读书的人群，患病率会更高。由德国埃森大学施汤授领导进行的研究却有惊人发现，他们在调查一种"葡萄膜黑素癌"的眼癌时，便发现该癌症与辐射有密切的关系。

三、指尖上的毒瘾

（一）放下手机一小时　减少伤害六十分

手机依赖症：顾名思义，就是指一旦离开手机就无法正常生活的一种状况。"手机依赖症"是一种心理疾病，多见于比较孤僻、自卑、相对缺乏自信的人。随着生活节奏的加快，这种心理不适应状况出现增多趋势，特别易发于白领人群。这些人在日常生活中频繁使用手机，无意识中手机成为其生活的一部分，在来电数量突然减少或手机丢失情况下，通常会出现以下症状：

1. 总把手机放在身上，没带就感到心烦意乱，无法做其他事情。

2. 当一段时间手机铃声不响，会感到不适应并下意识地看一下是否有未接电话。

3. 会总有"手机响了"的幻觉，甚至常把别人手机铃声当作自己的。

4. 接听电话时，常觉得耳旁有手机的辐射波环绕。

5. 经常下意识地找手机，不时拿出手机看看。

6. 经常害怕手机自动关机。

7. 睡觉也开着手机。

8. 当手机经常连不上线、收不到信号，会感到焦虑和无力，脾气也暴躁起来。

9. 经常有手脚发麻、心悸、头晕、冒汗、肠胃功能失调等症状出现。

如果以上状况一半和你相符，说明你已经患上了手机依赖症。

如何摆脱对"手机依赖症"的束缚：

1. 改变认知。要明白手机和网络只是社交的一个手段而已。条条大路通罗马，还有跟朋友见面聊天、与朋友相约运动等其他的社交方法，可以增进彼此的情谊，改变自己的生活圈。

2. 回归现实。"QQ24 小时在线"，是不是生活很无聊。如果真的无聊，也要转移注意力，回到现实生活中来，多参加一些群体活动，例如爬山、健身、郊游等，尽量把自己拉回现实生活中。

3. 学会释放压力。现代的白领，生活和工作压力大。因此，在生活中，应学会增加生活情趣和多样化的娱乐活动，来释放压力。生活丰富多彩了，自然就不会依赖手机和网络了。

4. 学会规划。学会为自己做短期和长期的规划，并朝着规划的目标去努力，活出自己的人生。

（二）二人世界变冷漠 手机成了第三者

无处不在的手机时时刻刻改变着我们的生活，也在不知不觉间霸占了太多美好时光，甚至连美妙的性爱也被它抢走。据著名市场调研机构的一项调查结果显示：23% 的中国内地人宁要手机不要性爱，也不愿意放弃使用手机。

其他国家的民众调查显示也同样如此，尤其日本和美国，竟有高达47% 和 33% 的受访者宁愿放弃性爱，也不能没有手机。在中国香港，42%的受访者"要手机不要性爱"，仅次于日本。同属亚洲地区的韩国、印尼和印度，这个比例分别为 38%、33% 和 31%；而南美国家阿根廷和拉丁美洲国家巴西只有 9% 和 8% 的人做出了同样的选择。

人们一方面害怕寂寞、渴望交流，另一方面厌倦与人交往，因此既想脱离组织和社会的约束、享受孤独，又想随时随地与人交流。手机恰好能够满足这两种需求，同时又带来生活的便利。

但是，你是否意识到，手机很可能成为你和爱人之间的"第三者"。当你躺在温暖的被窝里，拿着手机浏览新闻或玩游戏时，是否感觉到身边的他（她）备受冷落、兴致全无了呢？或者当夫妻二人情意绵绵时，仍忍不住时不时地看下手机，这样的举动很容易打消对方的积极性，甚至引发争吵。据美国著名男性健康网站"问他"报道，性爱过程中突然响起电话铃，还会损害夫妻双方的性感受，甚至导致男性勃起功能障碍（ED）。

所以，不要再让这个冷冰冰的电子产品破坏你们的温暖时光了，扔掉手机、挽救性爱势在必行。共享二人甜蜜世界，重新沐浴爱河。

以下是为大家提供三点规划建议：

第一，把手机请出卧室。努力克制对手机产生的依赖，尽量不玩手机，争取每晚和爱人同时上床，并把手机留在卧室外面，关成静音，享受只属于你们的私密时间。

第二，把手机变简单。果断卸载掉手机中五花八门的软件，让"第三者"不再具有吸引力。或者换一部功能简单，只能打电话和发短信的手机。

第三，情侣也应在内涵、外表上不断完善自己，提升自己的魅力来吸引对方，为性爱注入新的活力。

四、智能时代变化大　过度使用太可怕

手机已经成了我们日常生活中必不可少的通信工具，但是现代人很多都对手机形成了依赖性。当智能手机普及的今日，手机正在悄然改变我们的生活方式。的确，智能手机时代的来临，使得我们沟通更加密切，交友方式更加广泛，收集信息更加方便。然而过度使用手机的时候，"手机病"也随之悄然的向你伸出魔爪。据调查显示，在使用手机一族中有 34% 的人会选择 24 小时开机，77% 的人开机在 12 小时以上，甚至有 60% 的人表示关机无法安然入睡。这并不是一个小众群体的范围，而是关系到我们每个人。现在需要做的是放下手机出去活动活动，以防止患上"手机病"：

手机病一：手机强迫症

随着社会压力的增加，我们对"强迫症"这个词已经不会感到陌生，也许你对手机强迫症的概念还不够明确，医学上认定强迫症的表现分为三个等级：轻度手机强迫症表现为听到和自己手机相似的铃声就会情不自禁地检查手机；中度手机强迫症表现为，不停的重复着掏手机、放手机，听到一点声音比如闹钟、微波炉、洗衣机的铃声都会怀疑是自己的手机在响，为每一次未接电话而痛心疾首；而重度表现为往往伴随电话来临的幻听、幻想。

手机强迫症的出现已经严重的影响了我们日常生活，源于都市人生活的压力，预防手机强迫症首先需要我们放松心情、多主动与人沟通，并听一些舒缓的音乐。另外，经常更换手机铃声，减少对它的敏感程度也是有效方法之一。如果病情严重，则需及时就医。

手机病二：手机恐惧症

手机恐惧症源自捷克，是近些年来新发现的一种症状。很多人对它的出现还并没有认识，手机恐惧症与强迫症有着截然相反的表现形式。每天担心

手机信号中断和手机在关键时刻没电，怕在晚上睡觉时漏掉电话，或是因为忘带手机而感到烦躁和焦虑不安，这都是手机恐惧症的表现。手机恐惧症的出现往往是因心理因素而导致，为了预防手机恐惧症，就要从心理上克服对手机的依赖。在不必要接触手机时，强迫自己远离它，并分散自己的注意力，与人多进行沟通。一旦出现严重手机恐惧症表现，一定要及时就医诊治。

手机病三：手机短信脖

由于我们对手机的依赖越来越大，手机已经不仅影响着我们心理健康，同时还影响着身体健康。"短信脖"可以算是一个由科技发展而出现的一种疾病，由于长期低头玩手机是患上此病的"元凶"。"短信脖"是由于过度采用不当的姿势使用手机，使颈椎因长期扭曲而失去应有的生理曲度，增生的骨刺会刺激或压迫邻近的椎动脉及颈部交感神经，从而引起的各种颈部疾病。相比起心理疾病，预防"短信脖"变得简单了许多。平时在使用手机间隙多活动颈部，避免长时间保持同一姿势。另外保持正确的手机使用姿势，尽量避免窝着或躺着玩手机，可勤做颈部"米字操"，缓解颈部压力。

手机病四：谨防"手机手"

由于过度不当使用手机而引发的另一身体疾病被称之为手机手，这个词产生于 2007 年 8 月，也就是手机开始普及生活的时候。那么手机手是怎么形成的，是由于长期用拇指使用手机，形成"手机手"，医学上称之为"拇指腱鞘炎"，是指肌腱与外围的腱鞘出现发炎的现象，症状为掌指关节疼痛。在使用手机过程中，不断频繁的运动拇指，从而引发掌指关节疼痛造成拇指腱鞘炎，手指会不由自主的弹动。

预防"手机手"的方法也同样需要我们的自觉性。我们应避免长时间使用手机，每当使用手机超过 20 分钟变放下手中的手机，活动手掌及手指，左右手互相按摩达到的效果最佳。

手机病五：智能手机脸

"技术控"的脸蛋儿有下垂风险，长时间低头使用智能手机和笔记本电脑会导致面部皮肤和肌肉失去弹性，因为不当的使用姿势容易引起面颊松弛、双下巴及嘴角纹（从嘴角延伸到下巴的皱纹）的出现。医生确认的这种被称作"智能手机脸"的现象：如果一个人连续好几小时坐在那里，脑袋轻微往前探，紧盯着手机屏或笔记本电脑屏，他的颈部肌肉就会缩短，因此对双颊的拉动力增强，结果导致下巴下垂。

总之，随着越来越多电子产品的出现，人们对其的依赖也与日俱增。从而，电子产品在给生活带来极大方便的同时，也带来了一系列的疾病。手机病的出现同时给我们敲响警钟，不过度的使用手机对我们的生活、身体都是百利无一害。否则，相信在不久的将来会出现越来越多的手机病、数码病等会更进一步走进每个人的生活。

五、合理使用辐射小　改变方式痛苦少

手机现已成为很多人沟通的工具，不管是联系客户，问候家人都离不开手机，逐渐的人们开始依赖于手机，也正因如此，手机辐射也在无时无刻的伤害着我们的身体，破坏我们的保健工作。为了减少辐射和不良习惯对我们的伤害，请通过以下来改变：

改变一：尽量减少通话时间

使用手机者应尽量长话短说，尽量减少每次的通话时间。如一次通话时间确需较长，那么中间不妨停一停，分成两次或三次交谈。当你持手机的一侧头部或面部感到发热、出汗时，应立即停止通话。

改变二：手机尽量不要放在口袋、腰间和床头

不要把手机放在口袋，有研究人员曾对老鼠做过实验，当每平方厘米体表用 1700 兆赫、10 毫瓦电波照射 100 分钟后，老鼠的睾丸结构开始出现异常，输精管表面的上皮细胞发生变化，成熟精母细胞急速减少。有些人特别喜欢把手机放在床头充电，其实手机电源本身就是一个电磁场，对人体当然产生辐射。另外，不充电的时候也应把手机放置离人体 1～2 米远地方，经常把手机放在床头、枕头边等都有可能接收到手机电磁辐射。对人的头部危害较大，它会对人的中枢神经系统造成机能性障碍，引起头痛、头晕、失眠、多梦和脱发等症状，有的人面部还会有刺激感。

改变三：接通手机最初 5 秒避免贴近耳朵

在拨打手机的初起 5 秒内其微波的辐射剂量最大。在发射状态下瞬间微波辐射强度均超过我国微波辐射卫生标准规定的日接触剂量。有些机型最大辐射量可高达每平方厘米 13 兆瓦，是国家卫生标准限值范围的 200 多倍。

天线贴近耳部时，身体对微波的辐射有一定的吸收，所以拨打手机时最好在电话接通 4~5 秒后才贴近耳朵。

改变四：使用耳机减少手机辐射

手机辐射是由天线发出来的，必须使用手机，可用免提耳机来接听电话，这样可以避免接受移动电话释放的 90% 以上的电磁辐射。

改变五：青少年儿童少用手机

时下，不少家长都给孩子配备手机，但专家认为，儿童的大脑正处于发育状态，他们的脑组织吸收电磁波的能力要比成人强，还是少用手机为宜。国外《手机发射的微波对大鼠大脑神经元损伤》的研究发现，对 12~26 周大小的大鼠（它们在年龄上和十几岁的青少年相近）接受手机照射 2 小时后，解剖发现其神经元受到损伤。

改变六：手机信号弱时少听电话

对不同信号强度下手机的辐射进行过研究，结果显示，在弱信号环境下拨打手机，辐射明显增大，人体对天线辐射的吸收也可能增加，所以，在手机信号不好的时候也要尽量避免打手机。

改变七：怀孕早期最好少用手机

妇女怀孕的头 3 个月，称为妊娠早期，是胚胎组织分化、发育的重要时期，也是最容易受内外环境影响的时期。因此，为了避免胎儿的畸形，母亲在妊娠早期应远离、少使用手机。怀孕初期的妇女，更不应将手机挂在胸前，以减低辐射对胎儿的影响。据英国《每日邮报》报道，人们平均每 6.5 分钟就会看一眼手机，如果按普通人每天清醒时间为 16 个小时计算，那么人们一天要看 150 次手机。

改变八：减少手机上网、阅读时间

德国一项研究首次发现，常用手提电话的人患上眼癌的机会比其他人多出 3 倍，使用手机上网、读书的人群，患病率会更高。

改变九：不要"一只耳"煲"手机粥"

研究表明，长时间的连续辐射可能会使脑部受到影响。建议，不宜用手机长时间通话，可考虑改用固定电话或者使用耳机，如果不得不长时间用手机直接通话，也应每隔一两分钟轮换左右耳接听。

改变十：不要东晃西走，频繁移动

一些人喜欢在打手机时不自觉地踱方步、频繁走动，却不知频繁移动位置会造成接收信号的强弱起伏，从而引发不必要的短时间高功率发射。此外，在行驶的车上打手机，手机有可能会为了避免过于频繁的区域切换，而指定覆盖范围更广的大功率基站提供服务，其发射功率则会因传输距离的增加而提高。

改变十一：切忌长期歪脖打电话

有研究表明，长时间过度倾侧或伸展颈部可导致缺血性中风，且夹电话的一侧面部容易生痤。

改变十二：私密电话不要"躲到墙角悄悄说"

对于涉及私密内容的电话，不少人喜欢躲到建筑物的角落接听。而一般情况下，建筑物角落的信号覆盖比较差，因此会在一定程度上使手机的辐射功率增大。基于同样的道理，身处电梯等小而封闭的环境时，也应慎打手机。

由此可见，手机辐射的危害时刻伴随着我们，而我们又没有重视一些使用电话的注意事项，形成了很多的不良习惯，更是造成手机辐射危害增大的原因，因此要把以上对号入座的坏习惯摒弃掉，更要引以为戒，在生活中避免更多对人体的伤害。

六、防止眼睛太疲劳　使用环境很重要

要缓解眼疲劳，控制使用视频产品（包括手机、电脑、游戏机）的时间最重要，这是防范眼睛疲劳的基本方法，无法控制使用时间，其他一切干预手段都将打折扣。使用手机、平板电脑，部分人是工作需要，部分人是追赶时尚，只要条件允许，大家能用电脑就别选择用手机，毕竟电脑屏幕大，字体大，对眼睛的伤害更小，且端坐于电脑前的姿势比低头手捧着手机的姿势对关节伤害更小。缓解眼睛疲劳，使用手机护眼妙招：

妙招一：调调背景色

手机屏幕、手机网页色调太亮会在无形中增加眼睛工作的强度，因此可以试试调一下手机屏幕的亮度与对比度、改变背景颜色，让屏幕亮度柔和点，有一定对比度，但不太刺眼。网页的背景颜色最好调整为茶色、橙色这类的柔和色调。此外，手机字体最好调整为大点的字体，看起来更不费劲，无须特别专注地盯着屏幕看。

此外，用手机玩画面跳跃的游戏，或者在坐车颠簸、行走时使用手机，对眼睛的伤害特别大，此种环境中要杜绝使用。

妙招二：别"摸黑作业"

改善环境也有助于缓解眼疲劳。相信大家都会有这种感觉。当关灯在黑暗的环境看电视时，眼睛不久就会疲劳不堪。这是因为显示器与背景的光线明暗反差过大增加了眼疲劳。因此在光线暗尤其在晚上，虽然手机有亮度，但必须开照明灯，别"摸黑作业"。此外，要注意使用手机的"最佳位置"，选择一个照明灯或自然光不会通过手机屏幕反射入眼睛的位置。

妙招三：常眨眼，多做眼保健操

除眺望远方外，使用手机一小时左右做做眼保健操，长期坚持下去也是护眼的好方法。让忙碌的成年人连做四节眼保健操不太现实，大家可以单做"按太阳穴，轮刮眼眶"这个动作，通经活络、改善眼部血液循环，对眼睛新陈代谢大有益处。且这个动作手指不会触碰到眼球，减少眼球被细菌感染的机会。在正常情况下，人的眨眼活动频率约每分钟 15 次，而在操作手机，尤其是玩游戏时，注意力高度集中于屏幕，不自觉间，大家眨眼频率会显著减少，使泪液蒸发过多过快，造成眼干、眼涩等问题，因此手机"控"们也要有意识地让自己多眨眼。

妙招四：手机健康新五条

大家似乎都在为自己睡前玩手机成"瘾"烦恼不已，大家都纷纷表示不要再做"深夜手机党"，却又苦无对策，为了健康，手机请你这么用：

1. 为手机设置一个关机时间
2. 看书看报，重拾传统阅读
3. 看手机时身旁点一盏夜灯

4. 看手机能坐着就不要躺着

5. 真实交流，多与家人聊天

如果通过以上妙招，眼部疲劳仍得不到缓解，也可以滴几滴抗疲劳的眼药水，症状仍不减轻就必须停止用眼，让眼睛彻底休息一下。

第七节　培养正确的饮水习惯

水是人类生命的源泉，是人类赖以生存并且无可替代的营养物质。随着社会的进步及科学的发展，人们对于人体中水的重要性的认识越来越深入。

人的生命是由水组成的，人体的 70% 都是水，其中人体组织内的水含量分布为：血液 83%、肌肉 76%、肺 86%、心脏 75%、脑 75%、肝 86%、肾 83%，人的体内的水只要丢失 1%～2% 便会感到口喝及浑身乏力，丢失 5% 则陷入半昏迷状态，丢失 12% 将会导致死亡。世界卫生组织发出警示："21 世纪水危机将列为首位"。

根据最近世界卫生组织公布的数据表明，当今世上 80% 以上的疾病都与水质不良有关，因为水污染：

全世界每天有 5 万人死亡；

全世界每年有 5000 万儿童死亡；

全世界每年有 3500 万人患心血管病；

全世界每年有 3000 万人死于肝癌、胃癌；

全世界每年有 9000 万人患肝炎；

全世界每年有 7000 万人患胆结石、肾结石。

中国人的生活用水，主要是地表水，即江、河、湖泊和水库的水，水银的含量比国家的标准已超出 10～18 倍。水中的有机化学污染物共有 2221 种。水中的有毒藻共有 1441 种。自来水消毒剂的氯（Cl）——跟一些有机化学物组成了各种致癌物。

一滴看起来很透明干净的水——却含有 2000 种以上的化学污染及重金属元素，5000 种以上的有机化合物。大中型城市的癌症发病平均年龄已经提前了十年，所以不要拿自己的身体当过滤器。

一、身体需要补充水分——健康饮水

经过了一夜的代谢，早晨醒来后，身体需要补充水分：

（一）白开水——最佳饮料

"早晨起床后喝杯水"这一健康观念大家已不再陌生。早晨起床后喝一杯水非常必要，晚上睡觉时，人体会通过尿液、皮肤、呼吸会消耗大量水分，早晨起床后喝水，身体会处于缺水状态。起床后喝水可及时补充身体代谢失去的水分。

白开水是生活中最为常见和方便饮用的，白开水没有蛋白质、碳水化合物、脂肪以及任何热量，可谓最没有"负担"的水，不用消化就能被人体吸收，使血液迅速得到稀释，促进血液循环。清晨喝一杯白开水是最佳选择，既能补充人体代谢所需水分，也能降低血液黏稠度，利于尿液的排出。

（二）隔夜水可以喝

喝水不必太教条，"隔夜水不能喝"没有科学道理。人们都知道隔夜茶不能喝，主要与微生物污染有关。隔夜茶是微生物繁殖的培养基，茶叶放置一宿后其中的亚硝酸盐含量会大量增加，但自来水烧开后即便搁置一两天受污染的概率微乎其微，可放心饮用。

（三）主动喝水为健康

莫等饿了再吃、渴了再喝、困了再睡、老了才锻炼……这是流传在网上的"健康箴言"。众所周知，水是生命必不可少的营养素，人体的各种代谢都要在水的参与下进行。但并非每个人都有正确的饮水习惯：渴了再喝、忙起来渴了也顾不上喝水的现象在生活中比比皆是。

"人体每天所需水分为1500～2000毫升，如果等到渴了再想起喝水，身体可能已经处于缺水状态。"身体缺水后不仅会引起供血量减少，还会增加肝、肾等器官的代谢负担。短期缺水，机体尚可"应付"，长此以往则会引发疾病。所以，建议大家应养成主动饮水的习惯，即便不渴也要及时喝水，把每天所需的1500～2000毫升的水分安排在一天内喝完。

二、10个时刻最该喝水

1. **早上起床后** 人体水分每晚约流失450毫升，早晨起床后会处于一种生理性缺水的状态。在尚未进食之前，空腹喝下一杯晾温的白开水是最好不过的了，这样能使血液得到迅速稀释，改善夜间脱水。如果条件允许，可以加一片新鲜柠檬，能起到帮助清除残留便、排除毒素的功效。

2. **晚上睡前** 睡前不能喝太多水，否则频繁起夜会影响睡眠，但也不能不喝水，应该抿两口再睡觉。因为当人熟睡时，体内水分丢失，造成血液中的水分减少，血液黏稠度变高。临睡前适当喝点水，可以缓解该现象，从而降低发生脑血栓的风险。此外，老年人睡前最好在床边常备一杯水，感觉口渴需马上喝几口。

3. 下班离开办公室前　上班族常常会因忙碌的八小时工作而忽略了饮水，建议这些人养成下班前喝几口水的习惯。因为，长期饮水不足，膀胱和肾都会受到损害，容易引起腰酸背痛，影响工作效率。此时不需要喝太多，一纸杯的量就足够了，否则容易在下班路上"尿急"。

4. 吃咸了后　吃太咸会导致高血压、唾液分泌减少、口腔黏膜水肿等。如果吃咸了，首先要做的就是多喝水，最好是凉白开或柠檬水，尽量不要喝含糖的饮料或者酸奶，糖分反而会加重口渴感。淡豆浆90%以上都是水分，并且含有丰富的钾，可促进钠排出，也是一种很好的选择。

5. 饭后半小时　饭后不要立刻喝水，否则会冲淡、稀释唾液和胃液，使蛋白酶的活性减弱，影响消化吸收。建议一般人饭后半小时饮水，200毫升左右。喝时要小口小口地喝，否则频繁、大量饮水容易烧心。容易烧心的人宜在饭后2~3小时，每间隔20~30分钟喝3~4小口。

6. 开空调半小时后　空调房内空气干燥，容易造成人体水分流失，鼻腔等处黏膜过干，甚至引发支气管炎。因此，在空调房逗留超过半小时以后，就要及时补充水分，白开水、矿泉水、柠檬水等即可，水温以40℃左右为宜。

7. 洗澡后　洗完澡，很多人常常觉得渴，端起一杯水一饮而尽。殊不知，洗热水澡后，身体受热血管扩张，血流量增加，心脏跳动会比平时快些，喝太快会对健康不利，尤其是老人，应该小口慢速喝下一杯温水。

8. 便秘时　缺乏水分是便秘的原因之一。便秘的人可以适当多喝点水，一定要大口大口地喝，吞咽动作快一些，这样水就能尽快到达肠道，刺激肠蠕动，促进排便。在补充水分的同时，还可以吃些韭菜、芹菜、苹果等富含膳食纤维的果蔬，缓解便秘的效果更佳。

9. 发烧时　人在发高烧时，会以出汗的形式散热，以致消耗大量水分，严重的会引起脱水。因此，发烧期间及时补水十分重要。可以少量多次地喝温开水或温葡萄糖水，大概每半小时喝一次。喝点小米粥、绿豆汤也是不错的选择。

10. 心情烦躁时　肾上腺素通常被称为"痛苦激素"，当一个人痛苦烦躁时，肾上腺素就会飙升，它如同其他身体毒素一样，可以随着水分排出体外。因此，在心情烦躁时，不妨倒一杯温开水，坐在座位上慢条斯理地把它喝完，心情会因此放松许多。

　　每天至少喝四次水，别等口渴再喝水，大多数人都是只有口渴的时候才想到要喝水，千万不要等口渴时才想到猛喝一大杯，最好养成定时饮水的习惯，建议每天至少喝四次水：早晨起床后喝一杯水，可冲淡变稠的血液，有利排出体内毒素，润滑肠道，有利于排便；上午 10 点和下午 4 点左右各喝一次水，以补充上午和下午活动消耗的水分；晚上就寝前 1 小时内喝一次水，以补充夜间睡眠消耗的水分。所以，为了您和家人的身体健康请从喝好水开始。

第三章

"病" 非空穴来风　"因" 未接收信息

——身体预警系统规划

第一节　探究人体奥秘　了解你我不知

一、五脏六腑本和谐　不要熬夜去折磨

身体器官工作一览表：

任何试图更改生物钟的行为，都将给身体留下莫名其妙的疾病，20 年、30 年之后再后悔，已经来不及了。

1. 晚上 9~11 点为免疫系统（淋巴）排毒时间，此段时间应安静或听音乐。

2. 晚间 11~凌晨 1 点，肝的排毒，需在熟睡中进行。

3. 凌晨 1~3 点，胆的排毒，需在熟睡中进行。

4. 凌晨 3~5 点，肺的排毒。此即为何咳嗽的人在这段时间咳得最剧烈，因排毒动作已走到肺；不应用止咳药，以免抑制废积物的排除。

5. 凌晨 5~7 点，大肠的排毒，应上厕所排便。

6. 凌晨 7~9 点，小肠大量吸收营养的时段，应吃早餐。疗病者最好早吃，在 6 点半前，养生者在 7 点半前，不吃早餐者应改变习惯，即使拖到 9 点、10 点吃都比不吃好。

7. 半夜至凌晨 4 点为脊椎造血时段，必须熟睡，不宜熬夜。

二、数说人体——有趣的人体奥秘

1. 如果不想泄露身份，请别伸出舌头。就像指纹一样，每个人也有自己独特的舌纹；

2. 血在人体内完全循环一次需 46 秒；

3: 成人骨骼数量比婴儿少。人出生时有 350 块骨头，随着年龄增长，有些骨头拧合成一体，最后只剩 206 块；

4. 男人人体部分所有的重量都比女人重，但唯独一个例外即女人的脂肪；

5. 人的鼻子不如狗的鼻子灵敏，但仍能记住 5 万种气味；

6. 成人的小肠长度约是身高的 4 倍。如果不经过迂回重叠，我们的腹腔根本盛放不下；

7. 人体每平方厘米的皮肤上附着 496 万个细菌，不过幸好大部分是无害菌；

8. 臭脚、臭腋窝的罪魁祸首都是汗液。人的两只脚有 50 万个汗腺，每天至少流出 0.57 升汗；

9. 人打喷嚏的速度超过每小时 160 千米。所以感到有打喷嚏的欲望时，赶紧捂住鼻子；

10. 人的血管连成一线可长到 120000 千米，缠绕地球 3 圈；

11. 人的一生平均会吐 2.8 万升唾液，足够灌满两个泳池；

12. 60 岁之前，60% 的男性和 40% 的女性都会打鼾。打鼾的平均响度是 60 分贝，和演讲差不多；

13. 头发颜色决定头发密度，每个毛囊细胞能长出 20 根头发。金发人平均有 14.6 万个毛囊细胞；黑发人约为 11 万个；棕发人约为 10 万个；红发人约为 8.6 万个；

14. 指甲每月生长 0.25 厘米。手指甲比脚趾甲长得快。经常使用的那只手，指甲长得最快；

15. 婴儿的大脑重量占体重的 1/4，所以他们抬头困难。成人的脑重只有体重的 1/8；

16. 几天不吃饭，你还可以保住命，但是人不睡觉最多能忍受 11 天，过了 11 天，你就永远"睡着"了；

17. 人眨眼一次所需时间是 1/40 秒；

18. 人舌头无痰绝不能感觉味道，鼻子无涕也感觉不到嗅觉；

19. 就人体部位重量而言左侧比右侧重；

20. 人的寿命若 70 岁的话，其间发生过的生理事件为：哭：3000 次；笑：540000 次；做梦：127500 次；饮食：50 吨；饮水：49200 升；排尿：38300 升；眨眼：333000000 次；长头发：563 千米；排卵量：400 个；生产精子：4 千亿个；长手指甲：3.7 米；心脏跳动：27 亿次；心脏造血：331000000 升。

21. 所有人的鼻子里都有极少量的铁（Fe），以便无光时识别方向；

22. 人脸部肌肉一天大约动 100000 次，但腿这样动的话就要走约 80 千米；

23. 人两个鼻孔每 3～4 小时交换起作用；

24. 人一天摄取的 1/4 热量由大脑消耗；

25. 人体最强硬的骨头是大腿骨头，它的耐压力如钢铁；

26. 小孩长到 2 岁时的身高是出生时的 2 倍，这也是长大后身高的预测基准，即 2 岁男孩的身高是长大后的 49.5%，女孩是 52.8%；

27. 手、脚指甲从根长到手、脚指头边的时间是 6 个月；

28. 女人怀孕后血液的量增加 25%；

29. 大脑重量虽占 2%，但所用的氧气量是 20%，消耗的饮食量是 20%，消耗的血量是 15%；

30. 因大脑有 1000 亿个神经细泡黏合处，所以处于无限相互连接状态；

31. 成人所拥有的肌肉数为 650 个，关节 100 个以上；

32. 人的骨头比花岗岩还硬，火柴盒大小的骨头也能顶住 10 吨重压力，这是强于水泥的 4 倍；

33. 根据德国学者的研究，在一周内，星期一时心脏病发作的几率最高。

34. 肺中有肺泡的气囊，而且约有 3000000 个，它的表面积宽到 93 平方米；

35. 一般体重 70 千克的人的血液量是约 5.2 升；

36. 我们的身高早晨比晚上高 0.8 厘米，因为白天站着或坐着的原因使脊椎受挤压所致，但夜间可重新恢复；

37. 我们的脚是晚上最大，因为一天奔波走动不知不觉中脚肿所致，所以买鞋是晚上为好；

38. 消化可称为强的酸性物和碱性物之间的动平衡作用，胃酸强到可熔化铅，使它在胃脏阻止分泌的碱性分泌物熔化胃壁，但这样也胃壁的 500000 个细胞大部分都死去后产生新细胞，而且每 3 天全部胃壁更新一次，同时，这个胃酸按一定的循环（早、中、晚）分泌，若此时不进食就感饿，这就是伤胃壁的信号；

39. 心脏每天要输送 7.6 万升血液；

40. 造汽车需 13000 个零件、造 747 客用飞机需 3000000 个零件、造宇宙飞船需 5000000 个零件，但我们的人体更像是一个精密仪器，有 100 兆个细胞组织、25 兆个造血细胞和 250 亿个白血细胞，同时心脏每分钟输出 4.7 升血液，舌头里有 9000 个以上微感细胞；

41. 人的大脑不感觉疼痛，偶尔头疼来自于大脑周围的肌肉；

42. 人类可切除胃和脾脏的 50%、肝的 70%、内脏的 80% 和一个肺；

43. 人的眼睛在异常情况下可辨别 100000 种色彩，但通常是辨别 50 种色彩；

44. 因每个男人的 60%、女人的 54% 的人体由水组成，所以大概女人更比男人早点儿醉酒；

45. 人念一个单词需动 650 个肌肉中的 72 个；

46. 世上手指纹相同的可能性比率为 64000000 比 1，所以这个世上人们指纹都不一样；

47. 蚂蚁能搬动重 50 倍于自己的东西，蜜蜂能运输大 300 倍于自己的东西，所以人应该拉动 10 吨重的拖车才是；

48. 普通成人的脉搏为每分钟 70～80 次，但小小的麻雀心脏则每分钟跳动 1000 次以上；

49. 普通人体中含有的铁足够生产 3 英寸（7.62 厘米）的铁钉；含有的硫足够杀死一只普通狗身上的所有跳蚤；含有的碳足够生产 900 支铅笔；含有的钾足够发射一门玩具炮；含有的脂肪足够生产 7 条肥皂；含有的磷足够制造 2200 个火柴头；

50. 当男人渴望食物时，他们倾向于脂肪和盐。女人渴望食物时，更爱吃巧克力；

51. 男人在睡觉时，平均 1～1.5 小时勃起一次；

52. 普通人每天上 6 次厕所；

53. 胡须是身体上生长最快的毛发。如果一个普通男人从不刮胡须，那么到离开人世时，他的胡须将长到 30 英尺（9.14 米）长；

54. 到 60 岁时，大多数人已失去了一半的味蕾；

55. 到 70 岁时，你的心脏已经跳动 25 亿次；

56. 微笑需要调动 17 块肌肉，而皱眉需要调动 43 块肌肉；

57. 咀嚼时会产生 200 磅（90.72 公斤）的力量；

58. 人类性交的平均延续时间为 2 分钟；

59. 人的左肺小于右肺，这是为了给心脏腾出空间；

60. 人体中最大的细胞是女性卵子；最小的是男性精子；

61. 人体内每分钟有 3 亿个细胞死亡；

62. 女人消耗脂肪的速度比男人慢，每天约为 50 热量；

63. 女人的心脏比男人的心脏跳得快。

三、9 个身体更新时间表

1. **胃黏膜：5 天** 特殊细胞产生的酸和毒素会导致你的胃黏膜呈酸性。同时，这些细胞还会分泌具有保护性的黏液，以防止酸性侵蚀。通常，这些细胞完成一次周期性分泌大约需将近一周。

2. **味蕾：10 天** 身体里有 1 万种微小味蕾，这些味蕾上包含的微绒毛有传递食物味道的作用。味蕾的更新速度通常很快，但随着年龄增长，这个过程会变慢，因此，老人会比年轻人味觉差些。

3. **皮肤：2 周** 皮肤的最外层被称为角质层。角质层是剩余皮肤层和外界环境的保护膜。通常 2 周完成一次更新。

4. **眼睫毛：2 个月** 眼睫毛可以使你的眼睛免受大颗粒侵入，同时保护眼睛不干涩。上眼睑大概有 150～200 根毛发，下眼睑大概有 75～100 根。

5. **红细胞：4 个月** 根据富兰克林研究会的报告，一滴血中包含着成千上万的造血细胞，这些细胞相互传递氧气和移除废物，起到维持生命基本功能的作用。

7. **肝细胞：大约 1 年（300～500 天）** 肝是解毒器官，能够清洁血液中的有害物质。由于肝的个头很大，大概有 1.36 千克，所以更新时间会比较长，一次需要 1 年甚至以上的时间。

8. **骨头：10 年** 骨头的组成细胞在不断的代谢和再生，每 10 年形成一个完全崭新的骨骼。

9. **小脑：**比实际年龄小 3 岁。

第二节　体液也要察"颜"观"色"

人体内的正常液体，可以保持身体机能的正常运作，而观察这些基于水分调节所发出的讯号，对于检查自身健康状况有很大帮助，因此体液可说是身体健康与否的"测算器"。身体哪一类水分调节有异常现象，就可能是相关脏器出了状况。这种检查体液的做法，能在罹患严重疾病之前就先发现身体异常，并检查出全身相当多的疾病；更重要的是，任何人都可以进行简单的检查，了解全身状态，借此寻找真正的"治本"方法。

体液一：唾液

1. 有口中发黏、舌苔呈现黄色、轻微的下痢情形、身体经常感到疲倦、想睡觉等症状，中医称为"寒湿困脾"，表示脾脏被湿气侵犯；西医则认为这是属于慢性肝炎、慢性肠胃炎会有的症状。

2. 以西医立场来看，口渴是糖尿病、高血压等为主的症状，因此若有不正常的口渴现象，应先针对血压、血糖方面进行检查。

3. 如果口干伴随舌头刺痛、灼痛或麻痛，则有可能是贫血。

体液二：痰

1. 西医认为血痰是肺结核、肺气肿、慢性支气管炎会有的症状，若出现严重的血痰则有可能罹患肺癌，因此一有此症状最好立即接受检查。

2. 西医不太重视痰的颜色，只有在有痰或太浓时，才会怀疑患者可能罹患肺炎、支气管炎，甚至肺癌。

3. 有咳嗽现象时补充水分非常重要，如果水分不够，痰咳不出来，服用再好的咳嗽药水也没效。

4. 中医认为白痰是肺脾两虚，这表示肺和脾的基础物质不足而未能平衡，由于养分无法顺利运输，所以水分会滞留于体内形成白痰。

体液三：鼻涕

1. 鼻腔内产生的黏液会形成一层薄膜，倒流入咽喉，吸附空气中的微小颗粒以净化吸入的空气。一般来说，每天鼻和副鼻窦都会排出一杯多的黏液，但有刺激物时黏液就会增加以排除刺激物。当我们感冒时，黏液稠度增加，所以会流出浓浓的黄色鼻涕，这时就要多喝水或用吸入蒸气的方式来使黏液变稀。

2. 鼻腔及喉咙内的黏膜组织在潮湿时，可以充分吸附病毒及细菌，避免呼吸道受到感染；反之，如果黏膜组织呈脱水状态，病毒就有机会穿越一道道"防护墙"，使人罹患感冒等传染疾病。现代上班族多半长时间处于干燥的冷气房中，导致黏膜防护力很差，因此最好能在桌上放一杯开水随时补充水分；此外，冒着水蒸气的温热开水，也有助于鼻黏膜的舒张与湿润。

3. 现代西医认为鼻塞不但与感冒有关，还很可能源于过敏，或是鼻中隔弯曲、使用滴鼻剂过量等鼻部病变所致。

体液四：汗

1. 喝咖啡或有甲状腺机能亢进时，很容易流汗。尤其是后者，由于体内新陈代谢速度加快，体温也升高，加上容易激动紧张，因此会有明显多汗现象。

2. 西医多把流汗与精神状态相结合，例如手掌或脚底冒冷汗，被认为是人体承受过大精神压力所致；又如冷汗流个不停，往往被考虑是否有躁郁症。

3. 许多人常深受手汗症之苦，这是因为手掌和脚掌的皮肤汗腺本来就比平常人多（1平方厘米约400条，远多于其他人的80～200条）。关于多汗症，西医认为与遗传有很大关系，且常随年龄渐大而减少；基本上它不算是什么疾病，只要多补充流失的水分即可。要注意的是，用止汗剂会妨碍体内毒素排出，不是聪明作法；如果深受手汗症之苦，动手术去除部分汗腺是最后一途。

体液五：精液

1. 前列腺会提供精液中的部分液体，尤其是前列腺液，能提供精子在阴道酸性环境中的存活能力。随着男性年龄增长，前列腺会逐渐增大，从而压迫尿道导致排尿困难。

2. 在睪丸鞘膜内堆积着水性液体，作为润滑睪丸之用。如果身体分泌过多液体或无法吸收足够的液体，导致液体量过多，就会形成阴囊积水，一旦阴囊过度肿大，便需要外科手术治疗。

3. 有遗精、早泄倾向，会口渴，身体消瘦、虚弱，且容易罹患感冒。称为肾阴虚或肾气虚，这表示肾的基础物质不足、津液减退，一般认为这是大量失血或过度性交所造成的结果。

4. 除了早泄之外，脸色不佳、精神萎靡、全身发冷，腰部、膝盖没有力量，还莫名其妙的下痢。称为肾阳虚，这表示肾的能源不足。除了性行为过多导致外，天生体质虚弱、老化现象迅速蔓延，及患有慢性病的人，也容易出现这类症状。

体液六：粪便

1. 出现便秘倾向，尤其是与下痢情形交替出现时，最好检查看看有无罹患大肠癌（尤其是下痢情况持续难愈）；倘若是女性，还必须检查卵巢与子宫有无异常现象。

2. 如果有时便秘，有时下痢，舌苔又黄又厚，会吐酸水，没有食欲，腹部胀满。中医称为"食滞"，这表示胃的消化机能减弱了。

3. 有轻微的下痢便、肚子胀满、没有食欲、口中发黏等症状，中医称为"寒湿困脾"，表示脾脏被湿气侵犯；西医则认为是慢性肝炎、慢性肠胃炎才有的症状。

4. 有便秘倾向，口渴又有口臭，尿液呈现黄色。中医称为"胃热"，这表示胃部与胃经有热邪感染或余热未尽的现象。

体液七：全身浮肿

1. 浮肿是心脏、肝脏、肾脏等疾病的讯号，主要问题在于细胞组织间积存了过多的水分；此外，血液蛋白、荷尔蒙出现异常，以及体内缺乏维生素时，也会造成浮肿。

2. 会形成浮肿的肾脏疾病，以"急性肾小球肾炎"和"肾病症候群"为代表。前者浮肿现象是从眼睑开始，接着是下肢的足胫，最后才扩及全身；后者则不像前者一般突然浮肿，而是渐渐的浮肿，且越来越严重，从胸部、肺部到外阴部都有积水现象。

3. 孕妇要特别注意浮肿现象。一般来说，怀孕后期血液中水分会增多，倘若肾脏机能衰弱，就无法将水分排泄出去，而贮积在皮下组织，形成脸部及四肢浮肿，增加罹患妊娠毒血症的概率。

4. 长时间站立或傍晚时脚会有点浮肿，这不是疾病不必紧张，只要稍微放松即可缓解。另外，睡前饮用过多的水，也会在次日使身体看起来略微浮肿。

体液八：尿液

1. 尿液的颜色透明清澈但排尿时间偏长：

（1）全身发冷（特别是手脚冰冷）、容易下痢，脸色苍白、精神萎靡，膝盖和腰部没有力量且容易跌倒，有晕眩、耳鸣现象，男性又有早泄、阳萎的倾向，中医称为"肾阳虚"，表示肾的能源不足；西医则认为是慢性肾炎、慢性肠炎、副肾机能衰退、糖尿病等才有的症状。

（2）经常排尿（频尿），尤其晚上次数特别多；脸色苍白、听力减退，腰、背部没有力量，男性还有梦遗或早泄的现象，中医称为"肾气不纳"，可说是轻度的肾阳虚；西医则认为罹患精神官能症、别尿症、糖尿病、尿崩症患者才有这类症状。尤其是后两者，由于荷尔蒙异常，尿量增加非常多，因此口渴现象会更加严重。

2．尿液颜色变化：

（1）尿液污浊：大部分的尿液混浊，是因尿液的酸碱值改变所造成。当尿液呈现碱性时，就会造成磷酸质沉淀，使尿液变得混浊。膀胱炎也会使尿液变得混浊，不过它会伴随尿液有臭味等其他症状，很容易区分。

（2）尿液颜色变深或变成褐色：若非大量流汗导致尿量减少，就应提防是肝病作祟。

3．血尿：

（1）尿液中混杂着红血球，表示肾脏及泌尿系统某处有问题。例如肾、输尿管、膀胱和尿道遭受损伤，均会有血尿出现；另外，肾结石、多囊性肾脏病（有成串囊肿）等肾脏疾病，以及发生于泌尿器官的膀胱炎、膀胱结石，也都会产生血尿症状。

（2）急性、慢性肾小球肾炎均会出现血尿，同时伴随蛋白尿和高血压。

（3）肾脏与泌尿系统发生血管疾病，也会出现血尿，例如急性肾动脉闭塞，除了血尿外还会伴随突发性腰痛或腹痛。

（4）肾及输尿管癌、膀胱癌都会产生血尿，因此要特别注意伴随症状。肾及输尿管癌患者会同时出现腰痛、疲劳、体重减轻、间歇性发烧等症状，膀胱癌则会伴随下腹疼痛、排尿困难现象。不过，有些现象在癌症初期不见得容易发现，因此最好是一有血尿出现就前往医院检查。

（5）某些全身性疾病，例如白血病、血友病、再生不良性贫血、血小板减少性紫斑症，以及免疫性疾病如红斑狼疮等，也会引起血尿。

（6）有时患者除了血尿之外，并未出现其他症状，经详细检查也没有找到疾病，此时只好归为"良性血尿"。良性血尿不会有什么危害，且多数会自然消失；不过，如果儿童血尿中钙浓度偏高，也很容易罹患肾结石。

4．频尿：

（1）西医认为频尿是泌尿器官受到细菌感染所引起的症状，例如膀胱炎、尿道结石、前列腺炎均会引起频尿；而前列腺炎还会出现排尿时间偏长现象。至于女性不正常的频尿，也常被当作是子宫与卵巢出现异常的讯号。

（2）尿急、排尿疼痛、尿液混浊有臭味，有时有血尿，伴随下腹疼痛有压迫感，是膀胱炎的主要症状，一般来说女性较为常见，且多数是性交后发生感染。

（3）伴随脓尿、排尿疼痛现象，是尿道炎的主要特征，男性尿道口还会有分泌物分布。

（4）排尿时还会有灼痛现象，并有腰痛、高烧、发冷、呕吐症状，可能是急性肾盂肾炎，这是细菌沿着输尿管上行到肾脏所形成的感染。

体液九：月经

1. 月经过多：西医比较注意月经过多的现象，其定义为"月经期持续超过七天、血量明显增多"。一般来说，月经过多是很常见的现象，它往往是荷尔蒙周期紊乱的特征；不过，它也可能是由于子宫肌瘤、子宫内膜息肉、骨盆腔感染所引起，少数子宫内膜异位症也会导致月经过多。装置子宫内避孕器的妇女，也可能会月经过多，这时最好请医生将避孕器取出。有些情况必须及早就医，例如月经延期伴发一次性经血量过多，就有可能是流产；反复发生月经过多情况时，也应提防失血所导致的缺铁性贫血及潜在疾病。

2. 闭经（无月经）：

（1）发生于年满十六岁却无初经的少女者，称为"原发性闭经"。这可能是源于少女发育过慢，不必过分紧张。例如热爱运动或身体过瘦的少女，初经通常会姗姗来迟，只有少数是因为内分泌失调所致，如果伴有其他性征，如乳房、阴毛未发育，就要找医生检查。

（2）发生于未怀孕却已停经六个月以上的成年妇女者，称为"继发性闭经"。这种情况大多出在运动量大或压力过大的女性身上，因为这两者都容易使神经系统剧烈波动，进而影响荷尔蒙分泌。体内的脂肪细胞与其他细胞的比例变化，和荷尔蒙分泌亦相关，因此过度肥胖或快速减肥，都会使荷尔蒙失去周期性变化，进而无法引发月经。此外，药物也会影响月经，如某些药物具有抑制月经的副作用（例如镇静剂），停用口服避孕药后也可能会有好几个月没月经。

3. 异常出血：除了阴道出血可能是由阴道炎引起外，子宫颈、卵巢产生病变时也会出现异常出血，因此西医相当重视。

（1）偶有白色或带少许血的阴道分泌物，性交时或性交后出血，有可能是子宫颈糜烂。

（2）性交后、月经间期（经期与经期之间），或停经后阴道出血，阴道有大量的水性或血性分泌物，有可能是子宫颈息肉，此时常伴随月经过多。如果阴道分泌物伴有臭味，也有可能是子宫颈癌。

（3）月经间期出血以及月经过多，是子宫内膜增生两大症状，患者子宫内膜会长得过厚，必须及早就医检查，以排除癌前病变的可能。

（4）不正常的子宫出血，可能是某些卵巢癌分泌大量动情激素所素所引起。

生活越来越便利，科技越来越发达，各种疾病也与日俱增。我们一路辛苦走到今天，只要一场大病，便几乎整个摧毁了去。但是，倘若不是晚期，癌症也有可能治愈。所以，若你及时地发现了那病魔的萌芽，那么连根拔除它的机会就很大。

第三节　身体预警信号　提前都打报告
——关注身体打来的电话

心脏有问题时，左边手臂会酸、麻、痛；肝脏有问题时，小腿晚上睡觉时容易抽筋；肾脏出现问题时，声音就会出不来，就会沙哑；脾胃出现问题时，偏头痛……因此不要忽略身体的细微变化，趁着有信号的时候赶紧接听，否则因信号中断就难以接听，甚至出现大的麻烦，所以要防患于未然，未雨绸缪。

一、心脏出现问题时

（一）心脏有问题时的表现

1. 呼吸会不顺畅，胸口会闷也会刺痛，刺痛的时间是短暂的，一发作几秒就过了，最多一分钟。

2. 严重了会从前胸痛到后背膏肓肩胛的地方，十天半个月会来一次，三五个月发作一次，时间越短越严重。

3. 心脏不好会牵扯到左边手臂酸、麻、痛，因为我们心脏的神经与左手臂的神经是同一条，所以左边的心脏有问题会牵扯到左手臂。

4. 心脏也会牵扯到颈部僵硬、转动不灵活，早上起床脖子经常扭到；因为心脏有问题，颈动脉会狭窄，血液供应不顺畅，旁边的筋失血自然僵硬。

5. 心脏有问题，火毒（心火）就会上升，火毒慢慢上升到了额头停留在这里，不可能从额头跑出来，停留时间久了，这里就会长烂疮，很多人会头晕，到达这里会经过两个面颊，经过眼睛，所以心脏有问题，两个面颊会泛红。

6. 另外，火毒到了顶就会往下降，从额头顺着两个眉陵骨绕着太阳穴穿过我们的后脑，延着颈部进入咽喉，进入肠子，从肛门出去；所以火毒降下来，两个眉陵骨就会酸痛；有的朋友机能亢进，慢慢眼睛压力会大，眼睛会往前暴出来，即所谓的"凸眼症"。

7. 火毒降下来，顺着两个太阳穴，太阳穴在两侧就叫"偏头"，血管就会扩张，一扩张就刺激到旁边的神经，痛的受不了。

8. 慢慢的火毒会从后脑下来，这就开始发胀，感觉怪怪的，接着穿到颈部，颈部停留过久，淋巴就会肿大；慢慢进入咽喉，咽喉就容易发炎，经常会感觉有东西哽在里面，吞又吞不下去，吐又吐不出来。再来火毒会进入肠子，肠子会燥进，越来越热，温度太高水分会来缓和，水分来的多来的快，肠子里的粪便就会烂掉，我们就会拉肚子；水分来的不足，粪便就会干燥，排不出来。

9. 心脏有问题会造成我们的脾胃受伤，脾胃一受伤，消化吸收的能力就降低，吃进来的食物不能消化，最后会胃胀，那些东西会反冲回头，叫作"胃酸"。

10. 心脏有问题，养分不能输送，总觉得体力不够，想吃多点来补充，过多的食物会带来大量的糖分，排除糖分都靠肝脏、肾脏，过多的糖分会导致肝、肾衰竭，很容易得"糖尿病"。

11. 心脏有问题，人的神经就会衰退，一点事情就会紧张，就会受到惊吓，晚上睡觉不易入睡，睡着以后就做恶梦，恶梦会延续，所谓的"恶梦连连"。

（二）心脏有了毒素的表现

1. 舌头溃疡。中医认为舌和心脏的关系最为密切，所以溃疡长在舌头上，通常认为是心脏有内火，或是火毒。

2. 额头长痘。额头是心脏管辖的一个属地，心火旺盛成为火毒时，这个属地也会沸腾，于是此起彼伏地出现很多痘痘。

3. 失眠，心悸。心脏处于不停的工作中，当火毒停留于心而无法排除时，睡眠不会安稳。

4. 胸闷或刺痛。心脏内出现瘀血也是一种毒素，就像是在公路上堵车，轻一些的是胸闷，重一些的则会出现刺痛。

（三）心脏怎么排毒更顺畅

1. 吃苦排毒。首推莲子芯，它味苦，可以发散心火，虽然有寒性，但不会损伤人体的阳气，所以一向被认为是最好的化解心脏热毒的食物。可以用莲子芯泡茶，不妨再加些竹叶或生甘草，能增强莲子芯的排毒作用。

2. 按压心脏排毒要穴。这是指少府穴，位置在手掌心，第4、5掌骨之间，握拳时小指与无名指指端之间。按压这个穴位不妨用些力，左右手交替。

3. 绿豆利尿排毒。绿豆可以通过利尿、清热的办法，来化解并排出心脏的毒素，但吃绿豆时要用液体的形式，例如绿豆浆或绿豆汤，绿豆糕的效果会差一些。

心脏最佳排毒时间：11 点～13 点是心脏最强的时间，可以吃些保心、助排毒的食物，例如茯苓、坚果、黄豆、黑芝麻、小枣、莲子等。

二、肝脏出现问题时

（一）肝脏有问题时的表现：

1. 肝脏像拳头一样，有正面，有背面，正面如果硬化、肿大，会挤到我们的肋间神经，肋间神经就会胀痛；如果在背面，会造成右腰酸痛。

2. 肝脏不好，晚上睡眠质量会不好，翻来覆去不容易睡着；起床后口干、口苦、口臭，刷牙时牙龈会流血。平常对食物没有兴趣，不吃不饿，吃一点点就有饱感；走路走个两步小腿就会很酸，会感觉全身越来越疲劳，手脚也是越来越没有力。

3. 肝脏不好的人，脚会经常扭到，扭到了又好不了；不小心割伤了，伤口也不容易愈合。

4. 喜欢喝酒的朋友，忽然酒量减少了。或是有久治不愈的皮肤病，周而复始好不了，都要注意肝。

（二）肝脏有了毒素的表现：

1. 指甲表面有凸起的棱线，或是向下凹陷。中医认为"肝主筋"，指甲是"筋"的一部分，所以毒素在肝脏蓄积时，指甲上会有明显的信号。

2. 乳腺出现增生，经前乳腺的胀痛明显增加。乳腺属于肝经循行路线上的要塞，一旦肝经中有"毒"存在，乳腺增生随即产生，尤其在经血即将排出时，会因气血的充盛而变得胀痛明显。

3. 情绪容易抑郁。肝脏是体内调控情绪的脏器，一旦肝内的毒不能及时排出，阻塞气的运行，就会产生明显的不良情绪。

4. 偏头痛，脸部的两侧长痘痘，还会出现痛经。脸部两侧以及小腹，是肝经和它的搭档胆经的"一亩三分地"，一旦肝的排毒不畅快，自己的后院就会先着火。

（三）肝脏怎么排毒更顺畅

1. 吃青色的食物。按中医五行理论，青色的食物可以通达肝气，起到很好的疏肝、解郁、缓解情绪作用，属于帮助肝脏排毒的食物。中医专家推荐青色的橘子或柠檬，连皮做成青橘果汁或青柠檬水，直接饮用就好。

2. 枸杞提升肝脏的耐受性。除了排毒之外，还应该提升肝脏抵抗毒素的能力。这种食物首推枸杞，它具有很好的保护肝脏的作用，可以提升肝脏对毒素的耐受性。食用时以咀嚼着吃最好，每天吃一小把。

3. 按压肝脏排毒要穴。这是指太冲穴，位置在足背第一、二跖骨结合部之前的凹陷中。用拇指按揉 3~5 分钟，感觉轻微酸胀即可。不要用太大的力气，两只脚交替按压。

4. 眼泪排毒法。相较于从不哭泣的男人，女人寿命更长，这不能不说和眼泪有关系。中医早已有了这个认识，而且也被西方医学所证实。作为排泄液的泪液，同汗液和尿液一样，里面确实有一些对身体有害的生化毒素。所以，难受时、委屈时、压抑时就干脆哭出来。

肝脏排毒时间是晚上 11 点~凌晨 1 点。肝的排毒，需在熟睡中进行，所以在这个时间段你应该熟睡，不要熬夜，此时不睡觉的话，你的肝脏就会因此很累，久而久之肯定会受损，所以你一定要注意要保证夜间充足的睡眠。

三、脾胃出现问题时

（一）脾胃有问题时的表现：

1. 肩膀疼痛可能的症状：右肩经常痛时"肝脏"有问题。左肩酸痛时"心脏"与"胃"有问题。两肩同时感觉不舒服，脖子经常觉得僵硬时，肯定是"消化器官"出了问题。

2. 偏头痛：你常感觉太阳穴的两边有疼痛的现象，虽然长期求诊。吃药还是无效，你可能同时还伴有便秘。排便困难或腹泻及胃肠胀气等现象。这只要治好消化器官的毛病，自然可治好困扰多时的偏头痛。

3. 一般人都以为"便秘"及"腹泻"是两件分开的事，可是有些人会有便秘及拉肚子同时交替出现的现象，平时常觉得食欲减退、腹部胀气、胸部有压迫感或心悸、呼吸困难及失眠等现象，而且感觉自己的体力一天天减弱、肌肉消瘦，又查不出原因，有以上现象，你可能已罹患"慢性肠炎"，不赶快处理可能会造成致命的腹膜炎。

4. 小肠与淋巴系统：不明原因的疼痛经常困扰我们，若你的咽喉没有发炎，但经常不舒服或疼痛，脖子两侧也经常胀痛，肩膀与手臂外侧也会有不舒服与胀痛，但查不出原因，经过推拿。按摩也只能暂时纾解，此现象请多注意"小肠"与"淋巴系统"已亮起红灯。

5. 大肠：当你经常觉得口干、口苦，想要多喝水，而且容易鼻塞、流鼻涕；平时没有蛀牙，但牙齿会痛、脖子两侧会胀大些、不舒服、无法提重的东西，以上在告诉我们"大肠"已亮起红灯。

（二）脾脏有了毒素的表现：

1. 面部长色斑。长斑的女性通常消化系统能力弱一些。

2. 白带过多。脾主管体内排湿，如果湿气过多，超出了脾的能力，就会出现体内湿气过盛，白带增多是其中的一个体现。

3. 脂肪堆积。脂肪在中医里另有一个名字——痰湿，是由于脾的消化功能不佳，不能及时把垃圾毒素排出体外而产生的。有效的减肥必须围绕恢复脾胃正常代谢痰湿的主题来做，否则就会反弹。

4. 口气明显，唇周长痘或溃疡。口唇周围都属于脾，当脾中的毒素无法排出体外，蓄积的毒素就要找机会从这些地方爆发出来。

（三）脾脏怎么排毒更顺畅

1. 吃酸助脾脏排毒。例如乌梅、醋，这是用来化解食物中毒素的最佳食品，可以增强肠胃的消化功能，使食物中的毒素在最短的时间内排出体外。同时酸味食物还具有健脾的功效，可以很好地起到"抗毒食品"的功效。

2. 按压脾脏排毒要穴。这是指商丘穴，位置在内踝前下方的凹陷中，用手指按揉该穴位，保持酸重感即可，每次3分钟左右，两脚交替做。

3. 饭后走一走。运动可以帮助脾胃消化，加快毒素排出的速度，不过需要长期坚持，效果才会更好。

脾脏最佳排毒时间：餐后是最容易产生毒素的时刻，食物如果不能及时的消化或是吸收，毒素就会积累很多。除了饭后走一走，还可以在吃完饭1

小时吃 1 个水果，帮助健脾、排毒，因为甘味健脾。

四、肺脏出现问题时

（一）肺脏有了毒素的表现

1. 皮肤呈锈色，晦暗。中医认为肺管理全身的皮肤，皮肤是否润泽、白皙，都要依靠肺的功能良好。当肺中毒素比较多时，毒素会随着肺的作用沉积到皮肤上，使肤色看起来没有光泽。

2. 便秘。中医认为，肺脏和大肠是一套系统，当上面肺脏有毒素时，下面肠道内也会有不正常淤积，就出现了便秘。

3. 多愁善感，容易悲伤。毒素在肺，会干扰肺内的气血运行，使得肺脏不能正常舒畅胸中的闷气，被压抑得多愁善感起来。

（二）肺脏怎么排毒更顺畅

1. 萝卜是肺脏的排毒食品。在中医中，大肠和肺的关系最密切，肺排出毒素程度取决于大肠是否通畅，萝卜能帮助大肠排泄残留便，生吃或拌成凉菜都可以。

2. 百合提高肺脏抗毒能力。肺脏向来不喜欢燥气，在燥的情况下，容易导致积累毒素。蘑菇、百合有很好的养肺滋阴的功效，可以帮肺脏抗击毒素，食用时加工时间不要过长，否则百合中的汁液会减少，防毒效果要大打折扣。

3. 按压肺脏排毒要穴。有利肺脏的穴位是合谷穴，位置在手背上，第1、2 掌骨间，第 2 掌骨桡侧的中点处，可以用拇指和食指捏住这个部位，用力按压。

4. 排汗解毒。肺管理皮肤，所以痛痛快快地出一身汗，让汗液带走体内的毒素，会让我们的肺清爽起来。除了运动以外，出汗的方法还可以是热水浴，浴前水中加一些生姜和薄荷精油，使汗液分泌得更畅快，排出身体深处的毒素。

5. 深呼吸。每次呼吸时，肺内都有残余的废气无法排出，这些废气相对于那些新鲜、富含氧气的空气来讲，也是一种毒素。只需几个深呼吸，就能减少体内废气的残留。

肺脏最佳排毒时间：肺脏最强的时间是早 7 点~9 点，此时最好能够通过运动排毒。在肺最有力的时候进行慢跑等有氧运动，能强健肺排出毒素的功能。

五、肾脏出现问题时

肾脏有两条通路，从脚底的涌泉上来，走到脚后根内侧，再顺着腿的内侧往上走。

第一条从后方上来走到腰与膀胱结合，再顺着脊椎两侧往上走当我们肾脏不好，气会不足，血就上不来；因此腰会酸，背会痛，再往上到颈部，颈部会觉得僵硬；到了后脑勺会感觉昏胀不舒服，到了头顶会觉闷胀，过了头顶往下到两个眉心之间的"精明穴"，气不到会觉两眼干涩。

第二条从前面上来，经过大腿跟我们的生殖器及肝脏结合，最后沿着身体两侧到胸前与肺脏结合。大腿两侧会酸、软、无力，经常发痒。

（一）肾脏有问题时的表现

1. 无法把气送到胸口与肺脏结合，我们的呼吸就慢慢不顺畅，时间久了以后里面的气管就会自然闭锁，一闭锁空气就不易进来，人就会感觉到窒息，必须"干咳"来减缓它。

2. 气不足不能与膀胱结合，造成膀胱中括约肌的细胞就容易代谢死亡而造成松弛，排尿状况不好，频尿，时间久了以后细胞慢慢坏死，最后就尿失禁。

3. 看东西的瞳孔部分叫作"视觉"，就是由肾脏直接控制，肾有问题，不能将肾水送达到眼睛，眼会觉得干、酸、涩，慢慢视觉就会模糊，严重会出现黑影，叫作"飞蚊症"，时间久了以后压力会越来越大，造成"青光眼"。

4. 早上起床，脚后跟会不舒服，因为人在休息时，血液是在肝，肾脏会暂时缺血，起床需把血液送至全身，由于肾脏不好，气太弱，血液来的太慢，关节失血自然就会僵硬，活动一下，血液循环到了关节才会轻松。

5. 人活着就会讲话，讲话耗元气，本身肾脏不好气太弱，再把气耗掉就会不想说话，说话时，声音出不来，就会沙哑。

6. 想要深呼吸总是觉得气不够，自然呼吸就会快，呼吸一短促，鼻腔就会缺血，鼻腔的黏膜因为缺血，抵抗力就会减低，空气中的尘螨就会破坏它，破坏了当然就会敏感，天气潮湿、变化，承受不了就会发作，称为"过敏性鼻炎。"

7. 男性朋友的前列腺，妇女的卵巢、子宫，都间接、直接跟肾脏有关，因此，肾脏有了问题，到了一定的年龄，前列腺就会肥大；妇女因肾脏不好，卵巢、子宫就会虚弱、寒冷，虚寒就没有力量将每个月应该排出的经血排掉，排不干净都还滞留在子宫里，每个月经血都要出来，不能完全排掉都停留在子宫里，久了难免造成血块堆积，形成肿瘤，称为"子宫肌瘤"。

8. 每个月经血出不来，在里面来回撞击，子宫的内膜会受不了这些经血在里面的推挤，就会变形、异位，称为"子宫内膜异位"；慢慢的内分泌就会混乱，过多的分泌物，赤白带就会形成。

9. 时间久了，肾脏越来越不好，气越来越弱，手脚就会开始冰凉，尤其到了冬天特别冰冷。慢慢久了，坐也不是，站也不是，走也不是，肯定会造成神经受伤，晚上睡觉很难入睡，好不容易睡着了，一点点声音就会被吵醒，纵使睡着了，整夜都在做梦，有睡跟没睡一样，天天都很累。

（二）肾脏有了毒素的表现

1. 月经量少，或经期短，颜色暗。月经的产生和消失，都是肾功能是否旺盛的表现，如果肾脏中有很多毒素，经血就会减少。

2. 水肿。肾脏管理体内的液体运行，肾脏堆积毒素后，排出多余液体的能力降低，就出现了水肿。

3. 下颌长痘。脸部下颌部位由肾管辖，肾的排毒不足，多余的毒素会表现在下颌部位。

4. 容易疲倦。身体内的毒素消耗了肾的能量，肾脏提供的能量减少，于是出现体倦，神疲思睡，四肢无力。

（三）肾脏怎么排毒更顺畅

1. 肾脏排毒食品：冬瓜。冬瓜富含汁液，进入人体后，会刺激肾脏增加尿液，排出体内的毒素。食用时可用冬瓜煲汤或清炒，味道尽量淡一些。

2. 肾脏抗毒食品：山药。山药虽然可以同时滋补很多脏器，但最终还是以补肾为主，经常吃山药可以增强肾脏的排毒功能。拔丝山药是很好的一种食用方法，用焦糖"炮制"过的山药，抗毒的功效会相应增强。

3. 按压肝脏排毒要穴：涌泉穴。这是人体最低的穴位，如果人体是一幢大楼，这个穴位就是排污下水管道的出口，经常按揉它，排毒效果明显。涌泉穴位置在足底的前 1/3 处（计算时不包括足趾），这个穴位比较敏感，不要用太大的力度，稍有感觉即可，以边按边揉为佳，持续 5 分钟左右即可。

肾脏最佳排毒时间：肾脏最适合排毒的时间是早晨 5 点 ~7 点，身体经过一夜的修复，到了早晨毒素都聚集在肾脏，所以早晨起来最好喝一杯白水，冲刷一下肾脏。

六、糖尿病

1. 糖尿病不只是胰岛素不足而已，主要是肾脏、肝脏、心脏都不是很健康的情形下所形成的，因此不易医治。而且易造成其他病变，如：肾脏衰竭、中风、失明、截肢……

2. 糖尿发展到一定阶段会明显出现三多（吃多、喝多、尿多）一少（体重减少）的症状。

糖尿病患者可能发生下列几项症状：

1. 视力异常：因糖尿会引起眼睛末梢微血管阻碍，造成眼睛易疲劳、视力模糊、细小字看不清，严重者会导致失明。

2. 易疲劳：因体内血糖无法进入细胞，导致全身无力。

3. 皮肤抵抗力差：体质通常呈现酸化，末梢血管易堵塞，伤口不易愈合、易化脓、也易引起牙周病、香港脚。

4. 神经障碍：肌肉和神经组织得不到滋养，因此阻塞循环不良，指尖出现麻痛，重者甚至失去感觉。

5. 伤口不易愈合：糖尿病末期，因末梢血管坏死，伤口发黑、溃烂不易愈合，有时甚至需截肢以延续生命。

七、头痛

头痛不是病，痛起来要人命，根据调查显示，我国台湾地区至少60万人有头痛情形，头痛药越吃越多，但却越吃越无效，头痛情形更加恶化，还有部分民众每月至少头痛15天以上，3成以上因而滥服头痛药，结果头痛依旧，却养成吃药成瘾的恶习。其实头痛和内脏有一定关系。依位置来说：前额反射心脏，两侧太阳穴附近肠胃，头顶心和后脑杓则是肾功能异常，耳后两侧反射肝脏，头晕为肾气不足，但是头会晕眩则要多注意肝脏，尤其是男性。

八、便秘

现代人生活忙碌，常食用低纤维质的速食，不常喝水，不常运动，往往有便秘，却无法正常排便，加上情绪不稳，服用药物或不当使用营养补充品，也会造成便秘。

长期便秘的人，因为粪便累积在大肠的时间太长，常有脾气不好或内分泌失调等后遗症。其实，造成便秘的真正原因，跟心火是有很大的关系，火毒往下传动至肠胃，会造成肠子蠕动过慢，水分被吸收，粪便来不及排出，形成便秘。而若蠕动太快，水分来不及被吸收，则会变成腹泻。甚至心火往下到直肠肛门而形成痔疮。便秘时间太长，则有可能是肠燥症、结肠癌、糖尿病的警讯。

九、肩膀或颈部酸痛

通则不痛，痛则不通。主要因素是内脏气血运行不顺与脏腑机制不健全。一般而言，肩膀或颈部酸痛是很有学问的，并非所谓运动伤害、五十肩、韧带发炎等单纯原因而已。所以，为什么民众花了时间和金钱，长期复健，痛点注射类固醇，或服用止痛药，达不到效果之外，其实精神的煎熬更为痛苦，酸痛的位置可反射出内脏问题，像是长期左边颈部和肩膀酸痛，主要因为心脏位于人体左侧，长期心火上升，或心脏功能出了问题自然会出现气血阻塞，就会有左边颈部或肩膀僵硬、酸痛、转动不灵活或常常习惯落枕……延伸至左肩胛骨酸痛。

同样的，肝脏位于人体右方，当肝阳上亢，肝火上升时，刚才所提及之酸痛现象就会出现在右侧身体。有时酸痛位置会跑，会由单侧变为两侧，因为长期心肝火气都未消除，火往下传动后，会造成肠胃蠕动障碍，而肩膀两侧即是反射肠胃。

如果每天能利用一点方法，把身体里面的火气和毒素向体外排掉，保持气血通畅，酸痛毛病自然消除！

我们体内有很多毒素，凡是不能及时排出体外、对我们的身体和精神会产生不良作用的物质都可以称为"毒"，例如瘀血、痰湿、寒气、食积、气郁、上火。这些毒素堆积在五脏之内，就会加速五脏的衰老，然后由五脏供养的皮肤、筋骨、肌肉、神经也就跟着一起衰老了。虽然毒素深藏，但它们在身体表面还是留下了蛛丝马迹，不同的样貌代表毒素藏在哪里，现在，我们要找出毒素的藏身处，尽快把它赶出身体。

十、细微变化莫忽视

（一）睡觉流口水，不仅仅是可爱

你会为你睡觉时流口水而不好意思吗？这可不是可爱或不卫生那么简单。它可能是由于你的神经调节障碍而引起的。唾液分泌的调节，完全是神经反射性的。常说的"望梅止渴"，就是日常生活中，条件反射性唾液分泌的一个例子。除此之外，口腔内的卫生没有打扫好，也会出现流口水的现象。口腔里的温度和湿度最适合细菌的繁殖，炎症、睡觉流口水，也是在提醒你，小心牙周病，要去看牙医了！

（二）脚有些肿，不可轻视

最近脚有些肿，还伴随着痛痒……这个看似寻常的症状，可不能小瞧。它很有可能是在对你说"你的静脉出了问题"，脚肿了，往往是由于静脉栓塞而引起的，及时看医生的话就没什么事，不然很可能导致下肢浮肿，甚至会引发肺栓塞，影响到你的生命安危。静脉中的一些小血管被堵塞住了，血液就回流不畅，才会出现脚肿的症状。所以你可不能掉以轻心。如果你的脚肿，通过按摩不仅无法退下去，反而越来越严重的话，就要引起高度重视了。

（三）视力减退的幕后黑手

最近的工作忙到想吐，你整夜整夜地在电脑前加班，视力明显下降。你要当心了！眼睛经常发花、眼角干涩、看不清东西，这可是肝脏功能衰弱的先兆。如果按一按肝脏的四周，会有发胀的感觉，就十有八九是肝脏出了问题。这时除了及时就医外，还要注意用眼卫生，不要让眼睛太过疲劳，用眼不当会影响到肝脏。

（四）瘢痕变化，不良的征兆

如果你身上的一些慢性皮肤病，如烧伤或外伤后的瘢痕疙瘩，或慢性皮炎等，最近忽然发生了一些莫名其妙的变化，你可一定要提高警惕了。若经过治疗，这些病变反而增大，或者破溃、变硬、变厚、色素加深、角化过度甚至出血，这时，应该警惕有皮肤癌的可能。并且，如果皮肤上出现了一些硬硬的隆起的小肿块，还老是下不去的话，就必须要到专科医院检查了。

（五）小心你下垂的眼睑

刚到了三十岁，成熟性感的年龄，怎么眼皮却越来越厚重，还忽然有些下垂呢？你可要担心了，不能只想到去美容院，它是许多疾病的早期症状。"重症肌无力"这种病的先兆就是缓慢发生的眼睑下垂。先是一只眼，后是另一只眼，早晨轻，晚上重，一天之内有明显的波动性。比较严重可怕的还有颅内动脉瘤。如果你的眼睑下垂是一侧性、突然的，瞳孔散大，应立即到神经科抢救。听起来实在是有些骇人。

（六）彩圈——失明的先兆

你在看灯光时，发现灯光周围出现彩圈？别觉得新奇，这可不是你的特异功能。它预示着你，可能患上了闭角型青光眼。闭角型青光眼是一种常见的、可以导致失明的眼病，早期症状是出现虹视，就是这种看见彩圈的现象。彩圈近看较小，远看较大，紫色在内，红色在外。

（七）"吃货"的隐患

李先生近一个月来突然胃口大开，但体重却随着进食的增多而减轻了，排尿量也随着喝水次数的增加而明显增多。去医院一检查，发现"食欲大增"的背后竟然隐藏着糖尿病。安女士近日来也是，经常吃了饭没多久就又嚷着"肚子饿"，但人却明显消瘦。医生检查后发现，安女士竟得了"甲状腺功能亢进症"。此外，皮质醇增多症、肥胖性生殖无能症等，也可以让你出现胃口大开、食量猛增的现象。因此，如果你最近食欲好得有些不寻常，还是早早去医院全面检查的好。

（八）是胃痛，还是心脏病

你患过胃病，所以这次，竟把心脏病的先兆当成了胃疼！要知道，这可是一个重要的报警。与一般的胃病不同，心脏病引起的胃痛很少会出现绞痛和剧痛，压痛也不常有，只是有一种憋闷、胀满的感觉，有时还伴有钝痛、火辣辣的灼热感及恶心欲吐感。

（九）悄悄变化的美人痣

我们的身体在发生变化时，总是会有各种各样的征兆，只要你懂得爱惜自己。在痣发生恶变，成为恶性黑色素瘤时，有这样一些报警：

1. 痣在近时期内迅速增大；

2. 痣表面出现糜烂甚至发生破溃且有瘙痒感；

3. 痣周围原先平坦无异，新近出现小黑点、卫星结节状组织，或附近淋巴结肿大且伴黑色。

（十）别让汗湿了你的手心

手心出汗，可不是在说你身体好，特别是年轻人。女性手心会发热，还很有可能得了慢性肾盂肾炎。前期一般有持续性或间歇性手心发热、出汗，或伴有全身发热。

第四节　五脏内部有病变　脸部特征全体现

五脏疾病在脸上，脸色不好看象征着身体有问题，能够拥有光洁无瑕的脸蛋是很难的，其实每个人的脸上多多少少都会有一些小小的瑕疵，而这些不容易注意到的瑕疵，在都显示着的身体可能有些不理想，或是你的饮食出了问题。

1. 脸色

脸色过于苍白，显示饮食中缺乏叶酸、铁质及维生素 B_{12}。

女性脸色不好主要是由于失血性贫血造成，月经不规律、经量过大是普遍的原因。

2. 前额

前额出现痘斑，是肝脏里含有过多的毒素所致，必须减少食用含糖分过高的食物，更要避免用太多的酒精。

中医以为肝脏排毒可以多吃青色的食物。按中医五行理论，青色的食物可以通晓肝气，起到很好的疏肝、解郁、缓解心情效果，属于协助肝脏排毒的食物。中医专家引荐青色的橘子或柠檬，连皮做成青橘果汁或青柠檬水，直接饮用就好。

3. 太阳穴

太阳穴附近出现小粉刺，显示你的饮食中包含了过多的加工食品，造成胆囊阻塞，需要赶紧行体内大扫除。

4. 眼睛周围

眼睛四周围干涩，或是出现像干燥地表的裂纹，显示你有必要加强维生素 B_2 和维生素 B_6 的摄取。

5. 脸颊

老烟枪的脸颊容易出现浮肿，并出现清晰的微血管纹路，这是皮肤缺氧气的讯号。最好的决方法就是戒烟。

6. 嘴角

嘴角出现细微的皱纹，表示需要补充铁质了。

7. 嘴唇

冬天特别干冷，嘴唇出现干燥、脱皮、剥裂现象的身体，告诉你缺乏 B 族维生素，需要加以补充。正常人的嘴唇红润，干湿适度，润滑有光，如果身体有问题，嘴唇会及时给你信号。

8. 下颚

每个月在月经来潮前后下颚长出一颗颗痘子，这区域的皮肤变化与卵巢有直接关系，可以进身体按摩或淋巴引流改善。

9. 眼睛下方

眼睛下方与肾脏有直接关系，当出现黑眼圈、眼袋及浮肿现象时，表示你喝了太多的咖啡和茶，有必要节制这类饮料，同时多喝开水。

早上起来，如果发现自己眼圈发黑，脸色晦暗，表明肾脏负担太重了。

10. 鼻子两侧

鼻子两侧出现黑头粉刺，轻微干燥脱皮现象，表示血液循环不良可以适度地进行按摩，加强这部分皮肤的血液循环。或是适量补充锌、维生素 B_2 和维生素 B_6，对于改善此部分皮肤的血液循环与油腻有大的帮助。

鼻尖代表了心脏的情况。鼻尖呈红色或紫色可能是血压偏高，或盐和酒精摄取过多。

11. 脸颊两侧

这部分皮肤出现粉刺，表示饮食必须加以节制，不要暴饮暴食，多食用帮助身体去毒的食物，如苹果即对于身体肠胃自净有很大的功效。

第五节　身体暗示别忽视
拥有健康早警惕

——警惕亚健康带来危害

名词解释：亚健康

亚健康是一种临界状态，处于亚健康状态的人，虽然没有明确的疾病，但却出现精神活力和适应能力的下降，如果这种状态不能得到及时的纠正，非常容易引起心身疾病。亚健康即指非病非健康状态，这是一类次等健康状态，是界乎健康与疾病之间的状态，故又有"次健康"、"第三状态"、"中间状态"、"游移状态"、"灰色状态"等的称谓。世界卫生组织将机体无器质性病变，但是有一些功能改变的状态称为"第三状态"，我国称为"亚健康状态"。

一、细说亚健康

（一）亚健康的九个暗示

亚健康状态也是很多疾病的前期症兆，如肝炎、心脑血管疾病、代谢性疾病等。亚健康人群普遍存在六高一低，即高负荷（心理和体力）、高血压、高血脂、高血糖、高体重、免疫功能低。身体处于亚健康状态的时候总是会想方设法向主人报警。这些暗示你是否注意：

1. **腰疼**　除了扭伤或腰肌损伤，腰疼也可能是膀胱炎或附件炎的症状，一旦出现腰疼，应及时去医院验血、验尿，需要的话，还应去医院做膀胱镜检查。腰疼期间要注意多喝水，忌辛辣、含香料的食物，最好进行消炎和理疗治疗。另外，用南瓜油或者檀香油泡澡对改善腰疼也有好处。

2. **易怒**　是否最近总是因为一点琐事就哭泣，如果你平时并不是个爱哭的人，这时就需要检查甲状腺，中枢神经系统对甲状腺激素失调最敏感。初期症状为容易激动、脾气暴躁、爱哭、失眠、胃口虽好却日渐消瘦，女性还会引起月经紊乱。

3. **头晕**　出现头晕症状首先应检查血压是否正常。任何年龄段的人都有可能患上低血压，女性在 35～40 岁易患高血压，调整饮食习惯是进行日常保健的首要步骤。此外，还应多进行一些有益的体育运动，例如游泳、跑步等。

4. **眼睛肿、黑眼圈**　眼睛肿、现黑眼圈很可能是长期疲劳的结果。如果经常出现水肿，就该检查一下肾了。据统计，女性患肾结石的概率是男性的 1.5 倍。

5. **多汗**　如果一段时间出汗比往常多，可能是由血管植物神经错位引起的。如果普通的镇静剂不起作用，就要考虑去医院就诊。

6. **腿肿**　经常出现腿肿，有时还会暂时没有知觉，这是慢性静脉衰竭的症状。平时要多吃生的蔬菜，它们含有能加固静脉壁的纤维。每天做几遍腿部保健操，有利于防止腿肿。

7. **手脚抽筋**　经常手脚抽筋，可能是因为身体缺少钙和维生素 D，这两大元素决定了骨骼的硬度和肌肉的收缩。因此，平时应多吃些奶制品、肝脏、海鲜。

8. **经常口渴想上厕所**　经常感到口渴，并且出现体重下降，总是想上厕所，这些症状有点像糖尿病，有必要去做血糖检查。如果检查结果正常，也应注意少吃甚至不吃甜食和油腻食物。

9. **脱发** 女性比男性更容易患分散性脱发。头发大量脱落的原因可能是由于心理压力、未治愈的感染或不正确的饮食而致，也可能是某些疾病或先天性疾病所致，皮脂腺分泌过多或皮脂腺分泌性质改变都可能引起脱发。

（二）亚健康类型

1. **身体成长亚健康** 学生营养过剩和营养失衡同时存在，体质较弱。

2. **心理素质亚健康** 来自家庭、学校的压力，引发了青少年的逆反心理、反复心理、自卑心理、厌学心理等，抗挫折能力较差。

3. **情感亚健康** 本应关心社会，对生活充满热情，但实际上他们对很多事情都很冷漠，使自己的"心理领空"越来越狭小。

4. **思想亚健康** 思想表面化，脆弱、不坚定，容易接受外界刺激并改变自我。

5. **行为亚健康** 表现为行为上的程式化，时间长了容易产生行为上的偏激。

（三）亚健康自测方法

1. 是否经常吃油炸食品、高热量食物、腌制食品？

2. 是否经常吸烟、喝酒、熬夜、作息时间不规律？

3. 是否经常便秘，大便臭味、冲不净，脸上长斑、长痘、皮肤灰暗？

4. 是否有脑供血不足，表现为头痛、头晕、失眠多梦、记忆力下降、反应迟钝、注意力不集中，肢体麻、胀、痛，步态不稳等？

5. 是否有心慌、胸闷、胸口痛，有时是左上肢及背部痛，进一步会出现上楼或劳动出气困难，严重时可能会有绞痛感等。

6. 精神压力大、烦躁、焦虑易激怒、情绪低落、悲观、厌世，不愿与外界接触。

7. 免疫力差，浑身乏力、易疲倦，经常性感冒、口腔溃疡等。

8. 性能力下降。中年人过早地出现腰酸腿痛，性欲减退或男子阳痿、女子过早闭经，都是身体整体衰退的第一信号。

9. "将军肚"早现。25～50岁的人，大腹便便，是成熟的标志，也是高血脂、脂肪肝、高血压、冠心病的伴侣。

10. 脱发、斑秃、早秃，每次洗发都有一大堆头发脱落。

我们可以对照以上"信号"自我检查，具有上述两项或两项以下者，则为"黄灯"警告期，目前尚无须担心，具有上述3～5项者，则为一次"红灯"预报期，说明已经具备"过劳死"的征兆；6项以上者，为二次

"红灯"危险期，可定为"疲劳综合征"——"过劳死"的"预备军"。另有三种人易"过劳死"：一是有钱（有势）的人，特别是只知道消费不知道保养的人；二是有事业心的人，特别是称得上"工作狂"的人；三是有遗传早亡血统又自以为身体健康的人。

（四）心理亚健康

心理亚健康是指在环境影响下由遗传和先天条件所决定的心理特征（如性格、喜好、情感、智力、承受力等）造成的健康问题，是介于心理健康和心理疾病之间的中间状态。主要表现为不明原因的脑力疲劳、情感障碍、思维紊乱、恐慌、焦虑、自卑以及神经质、冷漠、孤独、轻率，甚至产生自杀念头等。

想了解你自己是否在心理健康方面存在问题，那么可以通过以下五个心理亚健康的表现来进行判断，如果处于心理亚健康状态，建议及时的进行心理健康保养，调整好自己的心理状态，有条件的话，可以进行一下心理辅导。心理亚健康状态表现：

1. **记忆力下降，注意力不集中**　是否在日常生活、工作中，老是忘记很多事情，在进行学习工作时，容易走神，无法集中自己的精力？其实这些都是心理亚健康的一种表现，它在提醒你，你的状态已经处于一种亚健康的状态，要注意调整！

2. **思维缓慢、反应迟钝**　如果发现自己想问题时有些困难，与人交流时，脑海中偶尔"短路"大脑的反应变慢，与人交谈时，总会慢上半拍时，那么就说明你是处于一个亚健康的状态了。

3. **长时间的不良情绪**　我们每个人都会出现不良情绪，一般来说都能自我调整，但是如果不良情绪持续的时间比较长，无法自我调整，那么这时就需要注意了，如果不及时的注意心理保健，有可能就会恶化，出现抑郁症、焦虑症等心理疾病！

4. **不自信，安全感不够**　如果你发现最近越来越不自信，总是对未来忧虑，喜欢独处，回避社会，那么你就要小心了！诱发原因：

（1）交通拥挤，住房紧张，办公室桌子靠桌子，使人们生活工作的物理空间过分窄小，独立的空间往往成为奢望。

（2）废气、垃圾、工业、噪音及射线等污染，严重损害人们的生存环境，宁静祥和的环境往往被喧嚣和污浊所代替。

（3）在市场经济条件下，经济收入逼迫人们过分地劳作，出现身心情"透支"现象；金钱往往逼迫人们成为它的奴隶。

（4）竞争的年代、改革的年代，人们面临着被"炒鱿鱼"和下岗的威胁，为了保持岗位，不得不承受越来越重的压力，陷入越来越多的矛盾。

（5）社会发展日新月异，信息变化加速，使得终身学习成为必然的要求，因此，学习新知识，创造新思维，成为人们越来越重的压力和负担。

（6）由于种种利益交织冲突，社会人际关系变得复杂，使得每个人建立和处理人际关系变得更加谨慎和困难。

（7）机械化、形式化的生活和工作、学习，占去了人们的大部分时间，使得人们之间的情感交流变得越来越少，越来越空乏，孤独成为人们生存的显著特征。

（8）社会生活的复杂化、多变性，给人们的恋爱、婚姻、家庭生活的稳定性产生了越来越多的冲击，使得人们之间的情感联系薄弱，情感受挫的机会增多，从而降低了人们对感生活的信心，影响了人们情感生活的质量。

（9）人们自身的某些不足和遗憾，往往成为自我折磨的理由。

（10）躯体生命的偶然性和暂时性，在深层次上淡弱人们奋斗进取的激情，荒诞、无谓，往往成为人们对生命真谛的体验。另外，IT 工作者也是亚健康的主要群体，由于长期操作电脑，易引发很多电脑病。如鼠标手、颈椎病、屏幕脸等，IT 健康人建议，每工作 1 小时就要起身休息，舒展筋骨远离亚健康。平时要加强体育锻炼，不要总是对着电脑，能不用的时候尽量少用。

（五）注意防范

1. **饮食有度** 饮食很重要，对于饮食无规律，营养不规律，暴饮暴食的人群而言，"食"对于调养身体亚健康意义非凡：一些不起眼的五谷杂粮，能够降血脂、刮脂肪、利肠胃等，五谷杂粮，什么都吃点，好处很多。

2. **不要暴饮暴食** 暴饮暴食能引起肥胖、胃病、肠道疾病等，是身体亚健康一个比较重要的起因，拒绝暴饮暴食，规律饮食，肠胃各机能也能正常运转，营养均衡，让我们离亚健康也就远了一步。

3. **工作上合理安排** 工作永远都做不完，合理安排是一种技能。要善于把工作切块，善于把握完成每块需要的时间，然后一块一块地排序，并逐个完成，做到时间安排合理，今日事今日毕。这样不仅能提升效率，减轻由工作太多带来的心理压力，而且能增加成就感。

4. **养成良好的睡眠习惯** 我们都知道，长期的睡眠时间不足，容易导致疲劳积累、情绪暴躁以及思维能力下降；睡眠质量不好，也容易导致颈椎病等疾病。所以，你每天都提醒自己 11 点以前要上床睡觉。

5. **戒烟限酒**　医学证明，吸烟时人体血管容易发生痉挛，局部器官血液供应减少，营养素和氧气供给减少，尤其是呼吸道黏膜得不到氧气和养料供给，抗病能力也就随之下降。少酒有益健康，嗜酒、醉酒、酗酒会削减人体免疫功能，必须严格限制。

6. **心理健康**　善待压力，把压力看作是生活不可分割的一部分，学会适度减压，以保证健康、良好的心境。

7. **全面均衡适量营养**　维生素 A 能促进糖蛋白的合成，细胞膜表面的蛋白主要是糖蛋白，免疫球蛋白也是糖蛋白。维生素 C 缺乏时，白细胞的战斗力减弱，人体易患病。除此之外，微量元素锌、硒、维生素 B_1、维生素 B_2 等多种元素都与人体非特异性免疫功能有关。所以，除了做到一日三餐全面均衡适量外，还可以补充维生素保健品等。

8. **经常锻炼**　现代人热衷于都市生活忙于事业，身体锻炼的时间越来越少。加强自我运动可以提高人体对疾病的抵抗能力。

9. **培养多种兴趣，保持精力旺盛**　广泛的兴趣爱好，会使人受益无穷，不仅可以修身养性，而且能够辅助治疗一些心理疾病。

10. **适度劳逸**　适度劳逸是健康之母，人体生物钟正常运转是健康保证，而生物钟"错点"便是亚健康的开始。

（六）易发人群

现在亚健康存在六大高发人群，包括体育人员、司机、领导层人士、影视明星、中年知识分子和写字楼人群。这些人倘若要真正回归到健康状态，唯一的办法就是降低高强度的作业。因为在亚健康这一领域，最好的医生是自己，最好的运动是散步，最好的药物是时间。具体人群：

1. 精神负担过重的人；
2. 脑力劳动繁重者；
3. 体力劳动负担比较重的人；
4. 人际关系紧张的人；
5. 长期从事简单、机械化工作的人（缺少外界的沟通和刺激）；
6. 压力大的人；
7. 生活无规律的人；
8. 饮食不平衡、吸烟、酗酒的人。

（七）导致亚健康的因素

1. **饮食不合理**　当机体摄入热量过多或营养贫乏时，都可导致机体失调。过量吸烟、酗酒、睡眠不足、缺少运动、情绪低落、心理障碍以及大气污染、长期接触有毒物品，也可出现这种状态。

2. 休息不足，特别是睡眠不足　起居无规律、作息不正常已经成为当今社会常见现象。由于影视、网络、游戏、跳舞、打牌、麻将等娱乐，常打乱生活规律。

3. 过度紧张，压力太大　特别是白领人士，身体运动不足，体力透支。

4. 长久的不良情绪影响。

（八）造成亚健康的生活因素

1. 过度疲劳造成的精力、体力透支　由于竞争的日趋激烈，人们用心、用脑过度，身体的主要器官长期处于入不敷出的负荷状态；

2. 人体的自老化　表现出体力不足、精力不支、社会适应能力降低；

3. 现代疾病（心脑血管疾病、肿瘤等）的前期　在发病前，人体在相当长的时间内不会出现器质性病变，但在功能上已经发生了障碍，如胸癖气短、头晕目眩、失眠健忘等；

4. 人体生物周期中的低潮时期　即使是健康人，也会在一个特定的时期内处于亚健康状态，例如女性在月经来潮前表现出的烦躁、不安、情绪不稳、易激动等。

（九）亚健康导致的疾病后果

亚健康是一种临界状态，处于亚健康状态的人，虽然没有明确的疾病，但却出现精神活力和适应能力的下降，如果这种状态不能得到及时的纠正，非常容易引起心身疾病。包括：心理障碍、胃肠道疾病、高血压、冠心病、癌症、性功能下降，倦怠、注意力不集中、心情烦躁、失眠、消化功能不好、食欲不振、腹胀、心慌、胸闷、便秘、腹泻、感觉很疲惫，甚至有欲死的感觉。然而体格检查并无器官上的问题，所以主要是功能性的问题。处于亚健康状态的人，除了疲劳和不适，不会有生命危险。但如果碰到高度刺激，如熬夜、发脾气等应激状态下，很容易出现猝死，就是"过劳死"。

二、亚健康状态的预防保健和调治方法

1. 营养　保证合理的膳食和均衡的营养。其中，维生素和矿物质是人体所必需的营养素，而人体又不能合成维生素和矿物质，因此每天应适当地补充多种维元素和矿物质。

2. 补充维生素 A　长时间在电脑前工作的人会出现精神不振、视力模糊等电脑综合症，这是因为身体维生素 A 消耗比较多，造成了营养失衡。因此，最好每天服用一粒维生素 A。

3. **多喝茶** 喝茶可以减少电脑辐射。泡茶最好不要选用保温杯，用保温杯把茶叶长时间浸泡在高温的水中，就如同用温水煎煮一样，会使茶叶中的维生素遭到破坏。

4. **吃香蕉** 香蕉促进大脑功能。香蕉能帮助大脑制造一种化学成分——血清素，这种物质能刺激神经系统，对促进大脑的功能大有好处。

5. **减低焦虑** 好的策略可能是时常出城，远离繁忙的交通和密集的人口。

6. **腹式呼吸** 盘腿坐，或者挺直腰端靠在椅子上。

7. **简易健身法** 有些人总抱怨没有专门的时间从事健身活动，对此，这里介绍几节在家中或办公室就可进行的简易健身法。

（1）头颈部

①坐在沙发上，双手叉腰，头做绕环，正反方向交替做。

②双手抱头，用力向胸前压，然后放松，头尽量向上抬起，重复几遍，对颈椎病可起到预防、缓解作用。

（2）上肢

坐或站立。两臂侧举，手指向上，做直臂向前，向后绕环。次数不限，做到两臂酸胀为止。作用：增强上肢力量，活动肩关节。

（3）腰部

站立，双脚分开，手叉腰，做转腰动作，按顺、逆时针交替做，次数不限。作用：使内脏器官得到按摩，对肠胃病有一定辅助疗效。

（4）下肢

坐在大沙发上，双手放体侧，上肢后仰，手支撑住身体，双脚勾脚尖，抬起与地面成 45 度夹角，做蹬自行车的动作。作用：增加下肢力量。

屈膝，然后站立，做 15 次左右。

左右转膝：两腿前屈，双手扶膝，目视前下方，先向左侧做顺时针方向转膝 7 圈，复原。直立休息片刻，再将两腿前屈，双手扶膝，目视下方，再向右侧做逆时针方向转膝 7 圈，复原。

扶膝蹲起：先做上体前屈，两手扶膝，继而做屈膝蹲式，缓慢一起一蹲，连做 7 次。

插腰慢步：直立双手叉腰，拇指在后，左脚向前迈步，左脚尖朝上，左脚跟落地，然后全脚掌着地。左腿立定，右脚向前迈步，右脚尖朝上，右脚跟落地，然后右脚掌着地。在进行上述运动时，叉腰，左右两脚交替向前步行走一百步，停步立定复原。

8. 放松紧张情绪

（1）手心按摩。轻轻地用自己的左手握住自己的右手，并闭上眼睛，然后慢慢地从口中吐出气来。接着，再慢慢地用鼻孔吸气，如此反复进行 5 次。再用右手的大拇指反复轻压左手心 30 次。然后，再换过来用左手的大拇指反复轻压右手心 30 次。如此反复练习 5 次。

（2）小动作。有意识地动动手脚，最好与腹式呼吸并用，并用手指头轻轻敲膝盖等。这些动作均可缓和紧张情绪。用手转笔或拨弄橡皮，或随意玩弄手中的其他小东西，如钥匙等。这些均有助于情绪的放松。

（3）发声。先张大口从腹部发出"啊"的声音。同时一边回想过去所见过的印象最深刻的风景和事件。接着口小点发出"呜"的声音。同时一边在脑海里想象着你最喜欢的人和对你最有好感的人。然后再闭住嘴小声发出"亩"的声音。在此时心里不要想任何事情，慢慢地发出声音就可以。最后，再发出"啊——呜——亩"的声音，你的心情就会平静下来，紧张也消除了。

9. 预防十字方针

（1）"平心"，即平衡心理、平静心态、平稳情绪；

（2）"减压"，即适时缓解过度紧张和压力；

（3）"顺钟"，即顺应好生物钟，调整好休息和睡眠；

（4）"增免"，通过有氧代谢运动等增强自身免疫力；

（5）"改良"，即通过改变不良生活方式和习惯，从源头上堵住亚健康状态发生。

10. 饮食调理 亚健康表现为心病不安，惊悸少眠：多吃含钙、磷的食物。含钙多的饮食如大豆、牛奶（包括酸奶）、鲜橙、牡蛎；含磷多的如菠菜、栗子、葡萄、土豆、禽蛋类。

三、鸡鸭鱼肉饱口福　营养过剩添新堵

名词解释：富贵病

富贵病又称"现代文明病"，是人们进入现代文明社会，生活富裕后，吃得好、吃得精，营养过剩，活动量减少，从而产生的一些非传染性的流行病，比如：便秘、肥胖、肠道癌、高血脂、动脉粥样硬化、冠心病、糖尿病、脑卒中、痛风等。但根据最新调查，这些所谓的"富贵病"其实在贫穷的社会群体中更加严重。

（一）发病形势不容忽视

富贵病已成为危害人们健康的主要病种。据调查，中国中老年人15%～20%便秘，六成是白领；据卫生部调查，中国有22%的人超重，6000多万人因肥胖而就医，高血压2亿多人，糖尿病5000多万人，高血脂1.6亿人。全国每天由于"富贵病"导致死亡人数超过1.5万，占死亡总人数的70%以上，由于"富贵病"治疗的费用占疾病负担的60%以上。包括美国、英国等西方国家医务工作者也多次发表调查报告，对富裕起来的我国富贵病的发展情况感到忧虑，预计2015年富贵病在中国更广泛流行。

中国目前有高血压患者1亿6千万到2亿、脂肪肝患者1亿3千万、糖尿病患者5千万到7千万，最新的流行病发病情况表明，随着生活方式的改变，中国"富贵病"的发病率正日益走高。今天在欧洲最大医药企业赛诺菲·安万特于此间举办的相关研讨会上，中国疾病预防控制中心的专家说，高血压是中风和冠心病的罪魁祸首，到2020年，人类疾病死因排序将有重大变化，但冠心病和中风仍排列人类死因第一和第二位。中国是中风高发国家，该病已列中国总人口死亡率第一位，中国死于冠心病的人数也已位居世界第二位。专家认为，上述心血管疾病在一定程度上是生活方式病，吸烟、缺乏体力活动和肥胖等都是高危因素。

（二）富贵病的发病原因

1. "富贵病"的发生和发展同都市人的不良生活习惯有着十分密切的关系，一定程度上是生活方式病，如吸烟、酗酒、膳食结构不合理、肥胖等。

2. 富贵病与不良的环境如环境污染、食品污染、空气污染、水质污染密切相关。

3. 先天遗传。肥胖、肠道癌、高血脂、冠心病和糖尿病等疾病的发病原因都有很大的遗传因素。根据美国糖尿病协会（ADA）的报告，遗传因素在糖尿病发病中占有重要地位，许多学者甚至认为糖尿病就是一种多基因多因子遗传性疾病。而对于肥胖症的发病，遗传因素更是起到了决定性的作用。

4. 导致现代"富贵病"高发的另一个重要因素就是现代人缺乏必要的健身运动。

（三）较为常见的病症

1. **脂肪肝** 近年来，被称为现代"富贵病"的脂肪肝在我国发病率明显上升，其中30～40岁男性占25%。尤其值得关注的是脂肪肝发病有低龄化趋势，不少医院甚至查出了十四五岁的脂肪肝患者。一项调查显示，广州30岁左右人群脂肪肝发病率为20%～30%，上海某高校脂肪肝发生率为8.8%，北京某高校脂肪肝发生率为11%。

肝脏是人体最大的化工厂，承担着消化、解毒、分泌等重要功能。正常人肝组织中含有少量的脂肪，如甘油三酯、磷脂、糖脂和胆固醇等，其重量约为肝重量的4%～5%。如果由于某种原因引起肝内脂肪堆积过多，超过肝重量的10%～15%时，就被称为脂肪肝。

脂肪肝一般可分为急性和慢性两种。急性脂肪肝类似于急性、亚急性病毒性肝炎，比较少见。慢性脂肪肝较为常见，起病缓慢、隐匿，病程漫长。早期没有明显的临床症状，多在做B超时偶然发现，部分患者可出现食欲减退、恶心、乏力、肝区疼痛、腹胀，以及右上腹胀满和压迫感。由于这些症状没有特异性，与一般的慢性胃炎、胆囊炎相似，因而往往容易被误诊误治。

2. **肥胖症** 肥胖症是影响人类健康的重要因素，肥胖症可以引起多种慢性病，例如高血压、心血管疾病、糖尿病等。

近年来，中国肥胖人群的规模急速增长。根据世界卫生组织的数据，1982年，中国人口的7%被认定为超重；到了2006年，这一比例升至15%；如今，每4个成年人中就有一个超重者。研究人员调查了2万名中国人的饮食变化后发现，15年来，每年都会新增1.2%的人成为肥胖者。截至2010年的数据，中国目前肥胖人口达3.25亿人，且这个数字在未来20年还可能增加一倍。

而根据2011年10月的全球第二大市场调研和咨询公司索福瑞集团（Taylor Nelson Sofres，TNS）进行的一项调查显示，中国家庭可支配资产超过10万美元的家庭数量已经超过了300万户，即便按一户家庭平均五口计算，富裕人口也不到2000万，甚至不足肥胖人口数的1/15。在中国，中低收入群体同样是肥胖人口中的大多数。

3. **高血压** 不仅可引起心脑血管疾病，而且由于动脉硬化症，使下半身血流减少，从而影响阴茎的勃起功能，会导致或加重勃起功能障碍；不少降血压的药物本身就有影响勃起功能的副作用，因此在选用降血压药时要注意到。冠心病与勃起功能障碍的关系较为密切，患病后患者的顾忌和畏惧心理可导致大脑皮层功能紊乱，进而影响性功能。高脂血症可引起动脉血管内皮脂质沉着，发生粥样硬化，也是导致勃起功能障碍的因素之一。

4. **糖尿病** 引发血管和神经病变，是与勃起功能障碍关系最为密切的疾病之一，成年的男性糖尿病患者，大约有 23% ~ 75% 的人会有不能勃起或勃起不能持久的问题。

2010 年年初，《新英格兰医学杂志》（The New England Journal of Medicine）发表了中华医学会糖尿病学分会"中国糖尿病和代谢综合征研究组"关于我国糖尿病患病率调查的结果，这份调查显示 2010 年与 1994 年比较，在中国，低收入的人群，糖尿病的患病风险也有明显增高，家庭收入已不再是糖尿病发病的危险因素。

5. **高血脂症** 高血脂症是指人体血液中的血脂异常，水平增高的意思。它包括：
（1）高胆固醇血症（TC）TC > 5.7mmol/L
（2）高甘油三脂症（TG）TG > 1.7mmol/L
（3）低密度脂蛋白胆固醇（LDL）LDL > 3.1mmol/L
或高密度脂蛋白胆固醇（HDL）HDL < 0.8mmol/L

6. **血脂异常的危害性：**
（1）血清 TC 水平是冠心病的重要危险因素。
（2）血脂异常的改善可防治或逆转动脉粥样硬化病变的进展。
（3）血脂异常的改善能明显降低冠心病的发病率及死亡率。

7. **痛风** 痛风是一种与生活密切相关的代谢性疾病。现代人生活水平提高，吃吃喝喝是平常事，也不知吃下多少与痛风发病有关的饮食，使得痛风发作的病例日渐增加。因此，它也算是一种富贵病。痛风的发病原因是血液中的尿酸浓度过高，形成尿酸结晶沉积在组织中。如沉积在关节就会引起关节炎，沉积在肾脏就会导致肾结石。痛风多发生于中老年人、肥胖者和脑力劳动者。因此，每年做健康检查时，要注意检测血液的尿酸浓度，以便及时诊断和治疗。

大多数痛风患者最早出现的症状，是急性痛风性关节炎。急性痛风性关节炎大多发生于下肢小关节，特别是第一趾跖关节。而且，常在夜间突然发病，患处关节局部红肿、剧烈疼痛，对温度、触摸、震动极为敏感。

痛风发病急骤，消退也快，可在一周左右自行缓解。由于这种关节炎不是由细菌感染引起，所以一般不伴有发烧，使用抗菌素治疗无效。

痛风易复发，反复发作后，可累及多个关节，并导致关节畸形，还可引起严重的肾功能损害。少数患者以肾结石起病，可有腰痛、血尿等症状。

高尿酸血症是痛风的前奏，喜欢吃肉喝酒的患者，必须多加节制。否则，痛风发作时，拇趾、足背、足跟、踝、指、腕等小关节都有可能红肿剧痛，反复发作，关节畸形，形成"痛风石"。

痛风是一种慢性疾病，耐心长期服药是可以成功治疗的。如果服用降尿酸药物一段时间之后，因痛风不再发作而停药，血中尿酸不久后会再度升高，通常痛风也会不定时再度发作。未曾发作过的高尿酸血症通常不需要用药。无症状的高尿酸血症大多不需要服药，但应找出其基本原因，并可使用饮食疗法降低尿酸以及预防痛风发作。如果曾经发作过就要积极开始治疗。如果有过关节炎发作，就要开始用低嘌呤食物控制，之后若是再有发作，就要开始使用降尿酸药物，这样一来既可使痛风不会再发作，也可避免痛风并发症的产生。即使现在不痛还是要长期服药，因为根据观察没有治疗的痛风患者，几乎都会得到痛风石，虽然痛风石大部分时间不会疼痛，但它对关节的破坏是持续在进行的，发作原因：

（1）无症状性高尿酸血症期：仅有尿酸持续或波动性增高。从尿酸增高到症状出现时间可长达数年至几十年，有些终生不出现症状。但随着年龄的增大，一般最终 5% ~12% 的高尿酸血症发展为痛风。

（2）急性痛风关节炎：典型的首次发作常在夜间突然发病因足痛而惊醒。疼痛高峰在 24 ~48 小时，如刀割或咬噬状。关节周围及软组织出现明显红肿热痛、局部不能忍受被单覆盖或周围震动。初为单关节炎，以拇指、大脚趾多见，其次顺序为足背、跟、膝、腕、指、肘等关节。偶有双侧同时或先后发作。关节红肿热剧痛和活动受限，可有发热、白细胞增高、血沉增快（容易被误诊为蜂窝组织炎或丹毒）。一般在三天或几周后可自然缓解。此时受累关节局部皮肤可出现脱屑和瘙痒为本病特有的症候。开始痛风与炎症发作间歇可达数月或数年，但以后发作越来越频繁，症状越来越重，侵犯的关节也越多。受寒、劳累、饮酒、食物过敏或吃高嘌呤食物，感染、创伤和手术为常见诱因。

（3）临界间痛风：两次痛风发作的间歇期称为临界间痛风。多数患者第二次发作是在 6 个月至 2 年之内。发作次数逐渐增加，常为未治疗的患者，呈多关节性，在多关节发作者中约 80% 累及下肢关节，但同时累及两足者罕见。在次期间通常无症状，关节检查也无异常发现。

（四）饮食原则及预防措施

饮食原则：骄惯自己，富贵也会生病。人们在善待自己的同时稍不留意就会骄惯自己。长期的骄惯自己，会使体质退化。东方人的小肠比西方人的要长，适合消化纤维素多的蔬果类食物，谷物杂粮为主的食物，和适量的肉类。口味与消化是有矛盾的。过多的食用脂肪类等精细食物，废物会长时间停留在小肠内，加长了新陈代谢的时间。人体消化器官本身是一个非常奇妙的营养吸收、消化、化合、排毒系统。哪怕你只吃米饭、蔬菜，这些消化器官也能够给你制造出你身体所需各种营养素。长期食用肉类脂肪类细精食物，消化器官的这些化合功能就会退化。有趣的是人们为了适应口味把大米碾得很精，失掉很多营养如维生素，又再吃药片补充维生素。牙齿和胃也是有矛盾的，牙齿少工作胃就要多工作。夏天有冷气，冬天有暖气，时间长了，人体温度调节就会退化。人体皮肤是人体最大保护屏障，洗澡过密时间过长会使皮肤保护膜受损。讲卫生过了头是有害的。人体通过晒太阳能合成钙质，但有人宁吃钙片不晒太阳。万物生长靠太阳。吸烟喝酒是对人类有害的两个发明，穷人虽戒不了烟，却没条件天天喝酒，富人则不同，但人的肝脏功能是一样的。《增广贤文》上说：药能医假病，酒不解真愁。

食物与药物没有明显的分界线，生姜就是例子。中国人青菜加豆腐的寿命并不比西方人牛奶加牛排短。天然野生菌本质介于动物与植物之间，是个好东西。现在大海没有污染，有条件吃海味是个不错的选择。

预防措施：定期体检，可有效防治富贵病的发生。

预防"富贵病"对人们的侵害，一要告别不良嗜好，杜绝烟、酒；二要养成良好的饮食习惯，多吃低盐、低糖、低脂肪食物，多吃新鲜蔬菜和水果，并且要向"八分饱，活到老"这样做；三要减少都市紧张生活节奏，调整生活、工作方式，做到张弛有度，劳逸结合；四要积极参加体育锻炼（尤其是跑步），以提高身体素质，抵抗疾病侵袭。

还有一点需要说明的是，锻炼时间不宜太短，更不宜太长。总之，锻炼应该定期、定时为好，而且不能过度，要持之以恒，细水长流。"流水不腐，户枢不蠹"，这自古以来的道理，永远都是有用的。

不论是高收入人群还是低收入人群，肥胖、糖尿病和心脑血管疾病都是现代人的梦魇；与高收入人群更加健康的生活习惯和更优越的医疗条件相比，低收入人群的劣势更多，所以不要被"富贵病"的名称迷惑，低收入人群更需要健康的生活习惯。

第四章
想要增强抵抗力　需靠营养来免疫
——营养健康规划

人体必需的七大营养素

健康的继续是营养，营养的继续是生命。不论男女老幼，皆为生而食，为了延续生命现象，必须摄取有益于身体健康的食物。

现代医学研究表明，人体所需的营养素不下百种，其中一些可由自身合成、制造，但无法自身合成、制造必须有外界摄取的约有 40 余种，精细分后，可概括七大营养素：

蛋白质

蛋白质是一切生命的基础，在体内不断的合成与分解，是构成、更新、修补组织和细胞的重要成分，它参与物质代谢及生理功能的调控，保证机体的生长、发育、繁殖、遗传并供给能量。肉、蛋、奶、鱼、豆是提供蛋白质的主要营养素。

脂肪

脂肪是能量的来源之一，它协助脂溶性维生素（A、D、E、K 和胡萝卜素）的吸收，保护和固定内脏，防止热量消失，保持体温。油脂是提供脂肪的主要营养素。

维生素

维生素是维持人体健康所必须的物质，需要量随少，但由于体内不能合成或合成量不足，必须从食物中摄去。维生素水溶性（维生素 B 族、维生素 C）和脂溶性（维生素 A、D、E、K 等）两类。它们对人体正常生长发育和调节生理功能至关重要。蔬菜、水果是提供维生素的主要营养素。

糖类

糖类是人体的主要能源物质，人体所需要的能量的70%以上由糖类供给。它也是组织和细胞的重要组成成分。五谷类是提供糖类的主要营养素。

矿物质

矿物质是骨骼、牙齿和其他组织的重要成分，能活化荷尔蒙及维持主要酵素系统，具有十分重要的生理机能调节作用。蔬菜、水果是提供矿物质的主要营养素。

水

水是人体内体液的主要成分，是维持生命所必须的，约占体重的60%，具有调节体温、运输物质、促进体内化学反应和润滑的作用。水的来源主要由我们每天所引用的水，以维持体内所需。

膳食纤维

膳食纤维是指植物中不能被消化吸收的成分，是维持健康不可缺少的因素，它能软化肠内物质，刺激胃壁蠕动，辅助排便。并降低血液中胆固醇及葡萄糖的吸收。

第一节　造成营养流失的因素

现代生活越来越好，医疗服务条件越来越好，为什么处于亚健康的人越来越多？生病的人越来越多？人们在病毒的突袭面前有时竟十分的无奈和脆弱？因为现代生活中各种因素已经、正在或将要发生巨大的变化，这些因素的变化在给人们带来方便、快捷、欢乐的同时也给人们带来了灾难至少是埋下了灾难的导火索。

一、社会因素的变化

现代人繁忙、高度紧张的生活，使得大脑和其他器官中的过氧化脂质含量增加，易产生自由基。自由基在某些外在因素的刺激下发生突变，使身体发生病变。户外运动总量减少，使身体的抵抗力减低；运动、节食、减肥后不注意营养补充，使抵抗力下降。工作压力大、误餐、营养不良，使免疫力降低，容易感染疾病。

二、医疗条件的变化

现代医学条件及医疗服务的越来越好，使许多疾病在先进的医疗条件下得到迅速的治疗，但我们都知道古语说得好：是药三分毒。凡是药基本上都有毒副作用。药品在治好你的疾病的同时也会给你带来意想不到的伤害。许多患者万万没有想到真正致他于死地的可能就是他盼望着治好他疾病的那种灵丹妙药。抗生素的滥用使得病毒和细菌产生抗药性和变异。许多从前发生在动物身上的疾病现在已经开始在人身上出现。比如依波拉病毒多年前仅寄生在老鼠身上，可是随着各方面的变化，它已经适应了在人体中生存。结核杆菌也发生了较大的变化，过去的结核病毒可以通过许多的手段特别是使用抗菌素来治疗。可是经过变异后的结核病杆菌具有超强的抗抗菌素的能力，下一轮的结核病流行将很难控制。而造成这种变异的直接原因就是抗菌素的滥用。近期出现的非典型性肺炎的病原体也是一种变异的冠状病毒。它也是一种新型的病毒。可喜的是这一点已经引起我们很多的医学界朋友的警觉。

三、环境因素的变化

随着科学、工业和文明的高度发展，环境日益受到污染：

1. 酸雨、空气污染极度影响农作物的生长甚至污染这些作物。给人体带来潜在的危害。

2. 大量的洗洁精、有害及有毒物质污染河流造成灌溉污染，鱼类、水生物及浮游生物发生变异。

3. 汽车排出大量的废气、含铅气体产生自由基；空调、冰箱的氟利昂破坏臭氧层，紫外线辐射增加、皮肤受到损坏。

4. 杀虫剂、农药、除草剂和化肥的滥用使得田土贫瘠，土壤缺乏应有的营养成分，而这些化学物质还严重的污染食品。人类食用或使用这些受污染的作物将贻害无穷。

5. 人工捕杀动物，造成多种动植物灭绝，使得生物链发生断裂。造成许多不可控制的因素。

6. 城市噪声污染、城市的垃圾污染、建筑污染等产生许多致病因素，加之大量的电器使用造成电磁波泛滥，影响人体的健康。

7. 过度的家庭装修使用多种含有有害成分的装饰材料，已有多项病例显示与现代家庭装修有直接的关系，例如癌症、白血病等。

四、耕作方式的变化

几千年来，传统的农业采用的是自然耕作法。农民从土地中收获庄稼，之后将人、畜的粪便以及农作物的秸秆还原到土地中，这种良性循环式的耕作保持了土壤中相当的元素，这些元素被农作物吸收以后就成为了我们的食物中的营养素。但是现代的耕作方式改变了这种循环。首先农民不再使用人粪尿、秸秆和牲畜肥料，取而代之的是化学肥料，化肥中所含的元素极少。使土地本身得不到足够的补充和营养。其次，科学家还设法使这种没有得到滋养土地更多，更快地长出庄稼，大量的使用植物生长素，化肥及农药。用这种方法种出来的农作物，它只有量，很难保证有质。我们实在难以想象，在一片贫瘠的土壤中，如何能产出质量上乘，而且富含各种丰富的营养素的农作物。同时为了保证产量，我们又在时间上下功夫。从前只有单季稻，后来有了双季稻，又有了三季稻。我们就这样无休止的折磨土地。从前养一只鸡，可能要一年的时间，可现在养鸡场的鸡 45 日即可出栏了。从前养一头猪，需要一年的时间，现在也是 5 个月就养成了 100 多斤。现在的蔬菜，从播种到上市，几天或十几天就完成。在这样短的时间里，他应有的营养素够吗？所以，大家都感觉饲料养的家禽、家畜吃起来不香，新鲜的蔬菜也食之无味。

五、膳食因素及饮食习惯的变化

千百年来，我国的饮食都以五谷杂粮为主。不知从何时起中国人的餐桌上已经很难见到五谷杂粮了，取而代之的是现代化条件生产出来的各种中外食品。

随着科学技术及制造业的进步，大量工业化的食品出现在消费者的餐桌上，然而保持食物固有的特性以及食物的营养活性是食品工业化所不能解决的难题。目前大多数的罐或袋装食品是在损坏食物的生物活性的前提下，采用各种食品添加剂、防腐剂来达到保鲜防腐的基本目的，而其中的部分营养成分在加工的过程中早已损失。

快餐在加工过程中所使用的高温易破坏食物的多种营养素，而且，油炸食品在加工过程中产生的过氧化物会使人增加患肿瘤及癌症的机会。在发达国家他们早就认识到洋快餐只是在万不得已的情况下用来填一填肚子，而不是什么好玩意儿，但在我们这个充满饮食文化的国度里，居然把人家偶尔填一下肚子的玩意儿当成宝贝，很多家庭甚至把每周一餐放到洋快餐店，这等于把你一家人的健康交给了有可能害你的现代食品。当然不能说快餐不能吃，只是要合理的进食，另外还要适当的调理，预防某些疾病。

繁忙、饮水减少，难以冲淡体内的毒素。精米白面缺乏多种营养素。肉类中的脂肪太高，易引起多种疾病。吸烟、喝酒、喝茶、喝咖啡损失体内多种营养素。

六、现代生活中还有很多人为的其他因素

据说米粉、馒头、面粉、粉皮、腐竹用吊白快处理后就白了；有些地方还出现了有毒（镉）大米；现在的白糖很少有蚂蚁来爬；有人发现咸鱼连苍蝇都不敢来吃；听说不少的干货用福尔马林来泡；海南每年只产很少量的燕窝，可市面上到处是燕窝补品，这燕窝是哪里来的？环境发生了变化，人参、灵芝都家养了，生长环境变了，它是更滋补了？谁知道？坡鹿长在山中，如果把它放在圈里用人工饲料养，它还能大补吗？

现代生活发生巨大的变化。有些变化使我们很难合理、均衡、全面地从膳食中取得足够和必需的营养素，对人的健康极为不利。即使我们已经合理的摄入了足够的营养素，这些营养素也仅仅够我们在正常的情况下，维持健康活动。

导致人们在现代生活中饮食及营养不均的原因除了上述提到的因素以外，还有以下几点：

1. **普遍缺乏营养知识**　特别是家庭中做饭的人不懂营养知识，从来都没有人告诉或能告诉我们应该吃什么。我们可能在其他行业是专家、工程师、生意场上的行家。你也许是个美食家，但你肯定很难自信地说你是饮食营养方面的专家。很多家庭是由老年人和小保姆在安排一日三餐。他们往往是遵循千百年来的饮食传统来打理一家人的生活；小保姆连自己都没有长大，你就把关乎你一家人的身家健康的重任都交给了她，这实在是对您自己以及家人不负责。

2. **不良的饮食习惯**　不吃早餐和早餐营养不足、偏食、特殊饮食、在外用餐、常吃快餐、零食。早餐是我们一日三餐中最为重要的一餐。它提供我们全天所需的能量。如果早餐不吃好，我们一天都不会有精神。早餐是日常生活中最重要的。现在，我们大多数的家庭都是晚餐最丰盛，这其实是错误的。早餐应该是最好的，中餐次之，晚餐简单一些。

3. **不当的贮存方式**　采购回来的食物应该尽快的用，要尽量减少食品

贮存的时间。新鲜的食品和存放一周的食品进行比较，后者中维生素的含量损失 30% 以上。水果存放一个月后，其维生素至少损失 50%。肉类存放时间过长，其中所含的蛋白质会被氧化，维生素会流失，吃起来索然无味，同时又没有营养价值，最为重要的是，里面的过氧化物对人体有极大的害处。蔬菜、水果、鸡鸭鱼肉最好是现买现吃。

4. 不当的烹调方式 食物的烹调也要讲究科学。洗菜时，很多人习惯把菜切碎后再洗，这样做多数的营养素，特别是水溶性的维生素如 B 族维生素、维生素 C、某些矿物质还有其他的某些生物因子，都会溶解到水里而丢失。蔬菜宜先洗后切。大米不宜太久的淘洗。在大米的表皮含有丰富的 B 族维生素，过久的淘洗，这些对人体有众多好处的营养素绝大部分会丢失。蔬菜、水果的皮，通常含有丰富的营养，应尽量的保留蔬菜、瓜果的皮，这样您就可以获得更多更好的营养素。食物中的营养素，在烹调的过程中很容易丢失。这些营养素包括：B 族维生素、维生素 C 及某些矿物质。食物烹调时间过长，多种营养素都会损失。油炸食品含有大量的自由基，使人增加患癌症的机会。同时由于高温，食物里面的营养素如脂溶性维生素包括维生素 A、维生素 E、及维生素 D 等基本上被破坏。过度油炸的食品中的蛋白质也遭到破坏。所以有相当的食品基本上没有什么营养。

5. 大量食用"垃圾食品" "垃圾食品"指的是那些仅仅可以用来填饱肚子，但里面仅含有少量营养素的食品。长期大量的食用"垃圾食品"对我们的身体没有一点好处。如果天然的食物能够均衡、全面地提供给我们每天所需的营养素，我们便不需要营养补充剂。但这是很难做到的。通常，人们会将营养补充剂当成药物使用，其实，只要有某种营养不足时，无论健康情形如何，都应加以补充。医药学是在研究疾病，而营养学是在研究人类的健康。

6. 营养补充新观念 从健康到疾病，不是一夜之间改变的。健康的状态就好比吸饱水的海绵，营养素就好比海绵中的水，当营养素的补充量总是小于消耗量，渐渐海绵就会变干，通常我们是维持在潮湿状态，也就是亚健康状态，这种潮湿状态能够维持相当长的时间，而一旦海绵干透了，疾病就生成了，要想恢复到饱和状态，则不是简单的大量补充营养所能单一解决的了，当然补充营养还是会有一定作用的，这就是有人有病时拿营养素当药吃也会起到一定作用的道理。

我们每个人都应该了解相当的营养知识，以维护我们的健康。

以前曾经有人认为，我们应该把一天之内所吃的食物列成表，对照食物营养表，计算所摄取到的营养，再与每天营养需求表相对照。如果饮食中的营养不能够平衡，就用营养补充剂来补充。这固然是个好方法，而且能够做到这一点对健康也是有好处的。但这样还是至少有两点考虑得不够周到。

一点是，我们的食物从生产、贮运到加工等环节都出现了很多问题：植物种植中化肥和化学农药的使用，使营养达不到要求数值，同时又有大量有害人体的农药毒素需要消耗体内的蛋白质去抵抗和中和；动物性食物在饲养中激素和圈养都降低了营养素指标，宰杀过程的不科学，使动物不是处于安乐死的安祥状态，而是极度惊恐，造成肾上腺激素短时间大量分泌，产生毒素瞬间通过血液充满所有动物细胞；动、植物在贮运过程中，非活体细胞中的营养素随时间的流逝而迅速递减，再加上反复冻融，都造成营养素的损失；食物加工过程的煎、炒、烹、炸等过度加工，也是营养素损失的重要因素。

另一点是，食物中营养素的消化、吸收、均衡利用，不是所有都以一天为周期进行的，有些是以一顿饭、甚至更短的时间为周期进行的。比如，我们早晨摄取的蛋白质中缺乏某种必需氨基酸（必需氨基酸目前发现有九种，是人体不能自身合成、必需从食物中摄取的氨基酸），那么其他八种必需氨基酸的利用率就会大大降低，不被充分利用，就成为体内的废物负担或转化为糖类或脂肪，不会等到你中午或晚上进餐时补充的那种必需氨基酸来了，再去合成体内的蛋白质。所以以一天的营养进行合计均衡是不够科学的，作用也要大打折扣。

七、营养剂补充要适量

应该视平时的饮食和缺少的营养素而定。我们还以海绵吸水为例。海绵需要吸很多水才能饱和，而保持湿润却只需要少量的水就可以了。营养不良的细胞所需的营养补充剂开始时需要量较多，而后便可由多而少。但应注意的是维生素 A 和维生素 D 的摄取量只要适量就可，过量会造成中毒。至于其他营养素，在生病期间的需求量总是增多，因此，补充量应保持充足，不会有过量的危害。然而，不论营养补充剂的营养价值如何，我们不应低估其功用，虽然它是永远无法取代食物的；但是，在那些污染严重、大量使用农药、激素的食品生产方式下，优质天然无污染的营养补充剂也是食物无法取代的。

第二节 维生素与健康

维生素是我们每个人的健康要素。人体一旦缺乏维生素，相应的代谢反应就会出现问题，从而产生维生素缺乏症。缺乏维生素会让我们的肌体代谢失去平衡，免疫力下降，各种疾病、病毒就会乘虚而入。容易晒黑、胃口变差、双手脱皮，这些看起来与炎热天气有关的症状，实际上与维生素缺乏不无关系。

一、维生素的作用与补充的饮食禁忌

维生素 A：研究表明，维生素 A 能阻止和抑制癌细胞的增生，对预防胃肠道癌和前列腺癌功能尤其显著。它能使正常组织恢复功能，还能帮助化疗的病人降低癌症的复发率。但是，服用维生素 A 时需忌酒。维生素 A 的主要功能是将视黄醇转化为视黄醛，而乙醇在代谢过程中会抑制视黄醛的生成，严重影响视循环和男性精子的生成功能。

维生素 AD：服用维生素 AD 时忌粥。粥又称米汤，含脂肪氧化酶，能溶解和破坏脂溶性维生素，导致维生素 AD 和维生素 D 流失。

B 族维生素：B 族维生素包括维生素 B_1、维生素 B_2、维生素 B_6、维生素 B_{12} 等。它们可以抑制癌细胞生成，还能帮助合成人体内一些重要的酶，调节体内代谢。粮谷、豆类、酵母、干果、动物内脏等食物中含量较多。

维生素 B_1：维生素 B_1 可预防脚气病、增加食欲，营养神经，增进肌肉功能等。老年人一般容易出现胃口不佳，消化不良，或患有周围神经炎症状，服用维生素 B_1 对康复有重要作用。维生素 B_1 广泛存在于谷类、小麦、大豆等粗制食品中。但是，蛤蜊和鱼类中含有一种能破坏维生素 B_1 的硫胺类物质，因此服用维生素 B_1 时应忌食鱼类和蛤蜊。

维生素 B_2：服用维生素 B_2 时应忌食高脂肪食物和高纤维类食物。高纤维类食物可增加肠蠕动，并加快肠内容物通过的速度，从而降低维生素 B_2 的吸收率；高脂肪膳食会提高维生素 B_2 的需要量，从而加重维生素 B_2 的缺乏。

维生素 B_6：服用维生素 B_6 时应忌食含硼食物。食物中的硼元素与人体内的消化液相遇后，若再与维生素 B_6 结合，就会形成络合物，从而影响维

生素 B_6 的吸收和利用。一般含硼丰富的食物有黄瓜、胡萝卜、茄子等。

二、维护生命营养素 被谁偷走得有数

维生素又名维他命，通俗来讲，即维持生命的物质，是维持人体生命活动必需的一类有机物质，也是保持人体健康的重要活性物质。维生素在体内的含量很少，但不可或缺。日常不经意的生活习惯会"偷"走你的维生素：

1. **香烟** 瘾君子注意了，吸一根香烟会损耗 25 毫克维生素 C，因为香烟中的焦油等物质不但是致癌物，还是维生素 C 的大敌，所以有吸烟习惯或经常会吸到二手烟的人，要多补充维生素 C。

2. **电脑** 在电脑前连续待三小时就开损耗你的维生素 A，让你感到眼睛疲累。

3. **酒精** 酗酒者缺乏维生素 B_1 可说是相当普遍的现象，这是因为身体要代谢酒精必须消耗大量的维生素 B_1，另外还有维生素 B_6 和叶酸也会流失，所以最好不要贪恋杯中物，如果不得不喝酒，也要多补充 B 族维生素和叶酸。

4. **药物** 某些药物会影响维生素的吸收，或者是吃掉体内的维生素，例如：利尿剂会导致体内的钙质、钾、水溶性维生素大量流失；避孕药会阻碍维生素 C、维生素 B_6、维生素 B_{12} 和叶酸的吸收；吃太多维生素 C 会让叶酸流失；吃阿司匹林会让人体比平常多排出三倍的维生素 C；止痛剂和感冒药会让人体的维生素 A 减少；长期服用抗生素会流失 B 族维生素和维生素 K；抗癫痫药、降胆固醇药、黄胺类药会妨碍人体吸收叶酸。

5. **压力** 压力太大会加速消耗 B 族维生素，如果缺乏维生素 B_1 会引起精神错乱，缺乏维生素 B_{12} 和叶酸则无法集中注意力，甚至引发忧郁症。

6. **运动** 大量运动会加速细胞新陈代谢，同时也消耗了维生素。虽然运动会使维生素流失，但这是正常的损耗，只要记得补充就好。

7. **温度** 有的维生素怕高温，有的维生素怕低温，所以温度太高或太低都会消耗体内的维生素，而且环境温度一旦升高，人就会流汗，自然会随着汗液排出维生素。

8. **生理变化** 孕乳期对维生素的消耗量比较大，还有某些疾病会影响身体吸收维生素的能力，也会使体内维生素不足。

三、保护蔬菜维生素 防止流失有六步

留住蔬菜中的维生素，成人每天至少要吃 200～500 克蔬菜，才能保证

摄入足够的营养。但是，蔬菜在加工、烹调过程中，由于方法不当往往会造成大量的营养损失，怎样做才能最大限度地保存蔬菜中的维生素呢？

第一步，择菜时要尽量保留老叶。由于生长期长、接受光照时间长，老叶中养分积累得多。此外，蔬菜的叶部比茎部维生素 C 含量高，外层菜叶比内层菜叶含量高。

第二步，菜要先洗后切，浸泡要适当。因为蔬菜中有很多维生素是水溶性的，切后再洗或泡的时间长会使它们溶解于水中，造成营养损失。

第三步，切菜要随切随炒，切忌切好后久置。空气中含氧量高，蔬菜久置其中，特别是在高温、阳光直射状态下，维生素 A、维生素 C 会很快降解。

第四步，烹调蔬菜时适当加点醋，可以减少维生素 C 的损失。这是因为维生素 C 在碱性环境中容易被破坏，而在酸性环境中则比较稳定。此外，勾芡也是保护维生素 C 的好办法，例如：加淀粉，淀粉含谷胱甘肽，可减少维生素流失。

第五步，炒菜一定要快。蔬菜中所含的营养成分大都不耐高温，尤其是芦笋、卷心菜、芹菜、甜菜和大白菜等有叶蔬菜，久炒久煮，损失的营养较多。为使菜梗易熟，可先炒菜梗，再放菜叶一同炒；如要整片长叶下锅炒，可在根部划上刀痕，会熟得较快。熬菜或煮菜时，等水煮沸后再将菜放入，可以减少维生素损失。

第六步，最好连皮一起吃。蔬菜的营养成分大都集中在皮下，削皮会造成一定的损失，所以只要表面无污染，就应连皮一起吃。

四、17 种美味天然又营养健康的食物

1. **地瓜**　地瓜所含的纤维质松软易消化，可促进肠胃蠕动，有助排便。最好的吃法是烤地瓜，而且连皮一起烤、一起吃掉，味道爽口甜美。

2. **绿豆**　绿豆具清热解毒、除湿利尿、消暑解渴的功效，多喝绿豆汤有利于排毒、消肿，不过煮的时间不宜过长，以免有机酸、维生素受到破坏而降低作用。

3. **燕麦**　燕麦能滑肠通便，促使粪便体积变大、水分增加，配合纤维促进肠胃蠕动，发挥通便排毒的作用。将蒸熟的燕麦打成汁当作饮料来喝是不错的选择，搅打时也可加入其他食材，如苹果、葡萄干，既营养又能促进排便！

4. **薏仁**　薏仁可促进体内血液循环、水分代谢，发挥利尿消肿的效果，

有助于改善水肿型肥胖。薏仁水是不错的排毒方法，直接将薏仁用开水煮烂后，适个人口味添加少许的糖，是肌肤美白的天然保养品。

5. **小米**　小米不含麸质，不会刺激肠道壁，是属于比较温和的纤维质，容易被消化，因此适合搭配排毒餐食用。小米粥很适合排毒，有清热利尿的功效，营养丰富，也有助于美白。

6. **糙米**　糙米就是全米，保留米糠，有丰富的纤维，具吸水、吸脂作用及相当的饱足感，能整肠利便，有助于排毒。每天早餐吃一碗糙米粥或来一杯糙米豆浆是不错的排毒方法。

7. **红豆**　红豆可增加肠胃蠕动，减少便秘，促进排尿。可在睡前将红豆用电锅炖煮浸泡一段时间，隔天将无糖的红豆汤水当开水喝，能有效促进排毒。

8. **胡萝卜**　胡萝卜对改善便秘很有帮助，也富含β-胡萝卜素，可中和毒素。新鲜的胡萝卜排毒效果比较好，因为它能清热解毒，润肠通便，打成汁再加上蜂蜜、柠檬汁，既好喝又解渴，也有利排毒。

9. **山药**　山药可整顿消化系统，减少皮下脂肪沉积，避免肥胖，且增加免疫功能。以生食排毒效果最好，可将去皮白山药和菠萝切小块，一起打成汁饮用，有健胃整肠的功能。

10. **牛蒡**　牛蒡可促进血液循环、新陈代谢，并有调整肠道功能的效果，所含的膳食纤维可以保有水分、软化粪便，有助排毒、消除便秘。可作成牛蒡茶随时饮用，长期服用。

11. **芦笋**　芦笋含多种营养素，所含的天门冬素与钾有利尿作用，能排除体内多余的水分，有利排毒。绿芦荀的荀尖富含维生素 A，料理可将尖端微露水面，能保存最多营养素滋味又好。

12. **莲藕**　莲藕的利尿作用，能促进体内废物快速排出借此净化血液。莲藕冷热食用皆宜，将莲藕榨打成汁，可加一点蜂蜜调味直接饮用，也可以小火加温，加一点糖，趁温热时喝。

13. **白萝卜**　白萝卜有很好的利尿效果，所含的纤维素也可促进排便，利于减肥。如果想利用萝卜来排毒，则适合生食，建议可打成汁或以凉拌、腌渍的方式来食用。

14. **山茼蒿**　山茼蒿含丰富维生素 A，可维护肝脏，有助体内毒素排出。将山茼蒿和柳丁、西红柿、胡萝卜、柚子、苹果、综合坚果等蔬果一起打成精力汤饮用是不错的选择。

15. **地瓜叶**　地瓜叶纤维质地柔细、不苦涩，容易有饱足感，又能促进胃肠蠕动、预防便秘。把新鲜地瓜叶洗净后用开水烫熟捞起，与剁碎的大蒜及少许盐、油拌匀，就是一道美味爽口的蒜拌地瓜叶。

16. **苦瓜**　科学家对苦瓜所含成分进行分析后发现，苦瓜中存在一种具有明显抗癌生理活性的蛋白质，这种蛋白质能够激发体内免疫系统防御功能，增加免疫细胞的活性，消除体内的有害物质。苦瓜最简单的方法就是凉拌，放入少许盐，然后根据口味放入准备好的甜、酸、辣等调味品，拌匀后即可食用。

17. **洋葱**　洋葱能促进肠胃蠕动，加强消化能力，且含有丰富的硫，和蛋白质结合的情形最好，对肝脏特别有益，因此有助于排毒。煮一锅以洋葱为主的蔬菜汤，加入绿花椰菜、胡萝卜、芹菜等多种高纤水果蔬菜，能分解体内积累的毒素，有助排便。

五、30 种抗衰老防癌的顶级食物

1. **鱼肉**　鱼肉中含有大量的蛋白质。
2. **西兰花**　西兰花富含抗氧化物维生素 C 及胡萝卜素，开十字花的蔬菜已被科学家们证实是最好的抗衰老和抗癌食物。
3. **冬瓜**　冬瓜富含丰富的维生素 C，对肌肤的胶原蛋白和弹力纤维，都能起到良好的滋润效果。经常食用，可以有效抵抗初期皱纹的生成，令肌肤柔嫩光滑。
4. **洋葱**　洋葱可清血，降低胆固醇，抗衰老。
5. **豆腐**　除了鱼虾类，豆腐也是非常好的蛋白质来源。同时，豆类食品含有一种被称为异黄酮的化学物质，可减少强有力的雌激素活动空间。若你担心自己会患乳腺癌，可经常食用豆类食品。
6. **圆白菜**　圆白菜亦是开十字花的蔬菜，维生素 C 含量很丰富，同时富含纤维，促进肠胃蠕动，能让消化系统保持年轻活力，并且帮助排毒。
7. **苹果**　含有纤维素、维生素 C 和糖，可防止皮肤生疱疹、保持肌肤光泽。
8. **胡萝卜**　富含维生素 A，可使头发保持光泽，皮肤细腻。
9. **牛奶**　含有维生素 D 和钙，使人的骨骼和牙齿强健。
10. **矿泉水**　可使皮肤人柔软、娇美、白皙，有助于消化解毒、促进胆汁的分泌。
11. **贝类**　含有维生素 B_{12} 有助于健康皮肤，保持皮肤弹性和光泽。
12. **西红柿**　防癌、给你好食欲、精力旺盛、美白。

13. **菠菜** 不贫血，体质强、皮肤好、排毒、保护视力、稳定情绪、可远离缺铁性贫血。菠菜中的叶酸对准妈妈非常重要，怀孕期间补充充足的叶酸，不仅可以避免生出有发育缺陷的宝宝，还能减低新生婴儿患白血病、先天性心脏病等疾病的概率。

14. **橙子** 防癌，一个中等大小的橙子可以提供人一天所需的维生素C，提高身体抵挡细菌侵害的能力。橙子能清除体内对健康有害的自由基，抑制肿瘤细胞的生长。

15. **麦芽** 能降低结肠和直肠癌的发病率，因为它易被吸收。麦芽本身是无味的，因此要把它撒在麦片或加在酸奶中。

16. **金枪鱼** 金枪鱼中脂肪酸能降低血压，预防中风，抑制偏头疼，防治湿疹，缓解皮肤干燥。

17. **草莓** 草莓不但汁水充足，味道鲜美，还对人体健康有极大益处。草莓可改善肤质，减轻腹泻，缓解肝脏及尿道疾病。同时，草莓还可以巩固齿龈，清新口气，滋润喉部。

19. **大豆** 大豆是植物中雌激素含量较高食物之一，这对女性的健康是极其重要的。

20. **酸奶** 酸奶不仅有助于消化，还能有效地防止肠道感染，提高人体的免疫功能。与普通牛奶相比，酸奶脂肪含量低，钙质含量高，还富含维生素 B_2，这些都对人体大有裨益。

21. **香菜** 香菜中富含铁、钙、钾、锌、维生素 A 和维生素 C 等，香菜还可利尿，有利于维持血糖含量并能防癌。

22. **巧克力** 拥有快乐——巧克力有镇静的作用，它的味道和口感还能刺激人大脑中的快乐中枢，使人变得快乐。护齿——脱矿化的结果是龋齿的形成，而巧克力可以延缓这一过程的速度。

23. **马铃薯** 护脾胃，多吃些马铃薯可以缓解燥热、便秘，还可以养护脾胃，益气润肠。消除眼袋，把马铃薯片贴在眼睛上，可以减轻眼袋。

24. **蘑菇** 营养丰富、提高免疫力、减肥，蘑菇中有大量无机质、维生素、蛋白质等丰富的营养成分，但热量很低，常吃也不会发胖。且蘑菇所含的植物纤维素，可防止便秘、降低血液中的胆固醇含量。蘑菇中的维生素 C 比一般水果要高很多，可促进人体的新陈代谢。

25. **鸡蛋** 增强记忆力，美容，蛋黄不仅不会消耗维生素 H，还可以帮助人体合成维生素 H。

26. **核桃** 健脑，一斤核桃的营养价值相当于 5 斤鸡蛋或 9 斤牛奶。核桃中的蛋白质有对人体极为重要的赖氨酸，对大脑很有益。

27. **鲫鱼** 鲫鱼含有全面而优质的蛋白质，对肌肤的弹力纤维构成能起到很好的强化作用。尤其对压力、睡眠不足等精神因素导致的早期皱纹，有奇特的缓解功效。

28. **奇异果** 能显著延长果蝇的平均寿命，最高可延长 26%。

29. **龙眼肉** 有一定的抗老作用，因为它能抑制与衰老有密切关系的脑 B 型单胺氧化活性。

30. **咖啡** 食物催情，如果你正为性趣日渐消退而苦恼的话，不妨试一试咖啡的催情效果。当然，咖啡在提高人的注意力、消除紧张情绪、预防早老性痴呆和帕金森症方面，作用也不容忽视。除此之外，它还能提高止痛片 40% 的效力。对咖啡因的反应因人而异，每个人应找出自己喝咖啡的最高限量。一般来说，一天喝 3 杯为宜。

第三节　营养规划方案

一、男人不可忽视的 5 大营养素

男性不可盲目的补充营养，要科学适量的补充营养，注意降低脂肪、胆固醇摄入和增加蛋白质摄入，并非最好的营养之道。男性还需要多补充维生素 E、锌、叶酸等营养素，此外要避免营养过剩。

1. **对铁可放松** 男士中真正缺铁者不足 1%，绝大多数男性不必为食物中的含铁量而担心，大多数男性要是出现缺铁性贫血，体内将可能隐藏着内脏慢性失血或造血障碍的隐患。若不寻找缺铁的原因而盲目补铁，将会延误诊治时机。

2. **增加抗氧化剂的摄入** 抗氧化剂特别是维生素 E，能阻止自由基损伤血管壁，从而预防胆固醇堵塞，有助于对抗冠心病。男士们应多吃粗粮、坚果、植物油、橘黄色水果及蔬菜补充这类抗氧化剂。

3. **补充维生素 B_6 和叶酸** 高半胱氨酸是心脏病脑卒中的危险因素之一，维生素 B_6 和叶酸有助于分解高半胱氨酸使之化险为夷。维生素 B_6 多见于鸡、鱼、粗粮和豆科植物；叶酸大量存在于绿叶蔬菜、橘汁、豆科植物和谷类食物中。

4. **蛋白质摄入应适可而止** 为追求肌肉发达，多吃高蛋白食品是当今男性食谱中的时髦。实际上，除了从事大强度健美运动的男子，多数男士并不需要额外再补充太多的蛋白质。

5. 关注被遗忘的一种元素——锌　锌在机体内是含量不多的微量元素，却是全身酶的活性成分，对调整免疫系统、促进生长十分重要。但男性却往往忽略锌的重要性。据调查，锌达标的男子不到1/3。男士平时应注意摄入海产品、瘦肉、粗粮和豆科植物，满足锌的需求。

二、女人 20～50 岁的营养补充规划

女人到了一定的年龄段都会有所变化，但外表的变化只是表面现象，内在的健康是大家容易忽略的，想要保持健康常在，就应早早做好"健康"规划。

（一）1. 20～30 岁首要大事：补血

营养规划一：补铁补血

这个时期的女性由于生理原因，往往造成缺铁性贫血，大约有64%的女性会出现程度不同的贫血现象，红细胞和血红蛋白降低占50%，血小板减少占21%，所以补血补铁就成为首要大事。铁是人体，尤其是女人健康必需的微量元素，是人体合成血红蛋白的重要原料。缺铁可使血红蛋白含量和生理活性降低，以致血带氧量减少而影响大脑中营养素和氧的供应。

女性如患缺铁性贫血，不仅会头晕眼花、心悸耳鸣、失眠梦多、记忆力减退，而且会红颜失色、面色萎黄、唇甲苍白、肤涩发枯，甚至皮肤过早出现皱纹、脱发、色素沉着等。

食物供给：动物的肝、肾、血，瘦肉，鸡蛋，海产品如鱼、虾、紫菜、海带、海蜇，黄豆制品，红枣，黑木耳等，不仅含铁量高，吸收率更是远胜于植物性食品。此外多食海藻类食物也可有效补铁。还应多吃些含维生素C的水果和蔬菜，以促进铁吸收的作用。此外还应补充一些植物提取的维生素保健产品。

营养规划二：补充蛋白质

除了补血以外，适量补充蛋白质也非常重要。这个阶段的女性正是事业上的黄金时期，加班、熬夜、用脑过度尤如家常便饭，饮食也极不规律，所以不可避免地造成了蛋白质的缺乏。蛋白质是人体细胞和脏器的"灵魂"，身体组织的修补更新需要不断地补充蛋白质，蛋白质长期得不到充分供给，还会导致记忆力下降，精神萎靡，反应迟钝。严重者会出现抵抗力降低，感染性疾病分辨率增高等。此外还应补充一些植物提取的蛋白质粉以增加抵抗力、免疫力。

营养规划三：补充维生素

这个阶段最容易受到伤害的还有我们的"心灵之窗"，被电脑、干燥、污染围攻的明眸，如果得不到足够的营养补充，再好的化妆品也无济于事。所以在饮食结构上，应适当补充维生素，其中维生素 A 可以预防和治疗干眼症，改善眼睛发干发涩，维护皮肤的健康。维生素 C 可以防止眼周皮肤受到紫外线的伤害。维生素 E 则能增强视力，起到明目的作用。

食物供给：各种动物的肝脏、鱼肝油、奶类和蛋类以及各种新鲜蔬菜和水果，还有就是要多吃坚果类食物。同时还应补充一些植物提取的维生素保健产品。

（二）30~40 岁首要大事：补钙

营养规划一：补钙

这个阶段的女性开始受到骨质疏松的威胁，专家证实，女性 28 岁以后，骨钙每年以 0.1%~0.5% 的速度减少，所以补钙就成为头等大事了。这个时期女性每日至少要摄取 1000 毫克钙；若在怀孕、哺乳期，则可加至 1500毫克。

食物供给：乳类制品是最好的钙质来源，每日饮用 1~2 袋的牛奶（250~500 毫升）是补钙的最佳方案。在此基础上，食用一些豆类会使补钙效果锦上添花。此外，海产品、坚果类、肉类、蔬菜类食物中也含有非常丰富的钙元素。不要忘记每日晒晒太阳，在享受那份温馨的同时，为机体打开钙吸收的大门。同时还应补充一些植物提取的保健品以增加钙的补充。

营养规划二：补充膳食纤维

这个时期，女性的体力已大不如前，超负荷的脑力、体力劳动，还有因学业、工作、家庭等方面的压力，使得她们不堪重负，因此经常会有便秘、肥胖等苦恼。而膳食纤维则可以令女性免去后顾之忧，它在通秘、排毒，降血脂、防治肥胖方面的功效早已美名在外。

食物供给：黑米、草莓、梨以及菜花、西兰花、韭菜、芹菜、胡萝卜、苦瓜、大豆、海藻、食用菌中都含有丰富的膳食纤维。此外还应补充一些植物提取的膳食纤维保健品以增加体内的毒素排出。

营养规划三：补充叶酸

怀孕、生育，都会让女性营养缺乏，叶酸则可以缓解营养缺乏症，叶酸是 B 族维生素中的一员，为人体细胞生长和分裂所必需的物质之一，主要参与核酸合成和促进氨基酸合成蛋白质，还参与血红蛋白及肾上腺素、胆碱、肌酸等重要化合物的合成。因 B 族维生素又被称士气维生素，所以多食叶酸类食物还可以补充体力，增强免疫力。

食物供给：豆制品、菠菜、油菜、梨、菠萝、蛋类、鱼、坚果、柑橘以及全麦制品等食物中含量丰富。此外还应补充一些植物提取的叶酸。

（三）40～50 岁首要大事：科学补充雌激素

营养规划一：科学补充雌激素

这个年纪的女性面临着停经、更年期将至等人生的转折点，随着卵巢功能的逐渐衰退，女性体内雌激素和孕激素的分泌也会逐渐减少乃至消失，更会带来一系列的不良反应如情绪激动、烦躁、面色潮红等，体力、精力和社会适应力都会有所降低。

食物供给：补充雌激素必须得到专家的指导和监控。每天可摄入 30～50 毫克从植物中来的异黄酮（如豆腐和豆奶中），以及吃富含硼的食物，如苹果、甜豆荚和葡萄，可以防止雌激素水平降低。黄豆、绿豆、豆芽、大蒜、甜菜、花粉，都含有天然的荷尔蒙，对补充雌激素也非常有利，此外还应补充一些植物提取的综合维生素保健品。

营养规划二：补脑

这个时期的女性因长期用脑过度，记忆力已大不如前，如果出现脑无所养，还会有反应迟钝、神经紧张以及心悸无力等症状。

食物供给：核桃、松子、腰果、黑芝麻、杏仁、栗子、红枣、草莓、小白菜、何首乌、百合、金针菇、鸡肉、鸭肉等，以及含 B 族维生素、维生素 C 和维生素 E 的食物都是很好的补脑食品。此外还应补充一些植物提取的健脑健忆的保健产品。

第五章

民以饮食为天　食以合理为先

——合理膳食规划

第一节　健康饮食面面观　正确培养好习惯

1. **就餐姿势需正确**　进餐时要端正坐姿，做到不压胃，使食物由食道较快进入胃内。

2. **间隔时间要适宜**　一般两次进餐间隔以 4~6 小时为宜。

3. **尽可能不饥饿时进食**　因饥饿时食欲特强，容易一下子吃得多，从而导致肥胖。

4. **不要吃得太多**　如先吃喜爱的食物，情绪上的满足会使你较快地产生饱胀感，从而避免进食过量。

5. **细嚼慢咽**　细嚼慢咽有助于消化。

6. **膳后莫用脑**　进食后，胃部消化需要集中血液。听听轻音乐，休息一会儿最为合适。若吃完就用脑，血液流向头部，胃肠血少，容易影响消化。

7. **晚餐不宜过量**　晚餐应吃一些简便易消化的食物，并应严格控制过量。这对控制体重和减肥很有必要。

8. **就餐时不谈与吃饭无关的事**　若讨论复杂或令人扫兴的问题，就会影响人的食欲。

9. **注意营养平衡**　一日三餐应注意营养搭配，避免重样。

10. **保证吃好早餐**　不吃好早餐，人体最低限度的血糖维持不足，人就不能充满活力地去学习和工作。

11. **早餐宜进热食**　早上是自律神经、副交感神经转往交感神经的时间。热食能提高体温，促进转换，且能增进食欲。

115

12. **饭后宜喝点茶**　茶中主要成分丹宁酸有杀菌消毒的作用，其植物皂素能清洗口中食后残屑。

13. **饭后宜适当运动**　这样可提高细胞活力，减少脂肪聚集，防止发胖。

14. **晚上不宜吃冷饮**　晚上人体水分代谢不活跃，若晚上 7 时以后吃冷饮，会由于水分代谢慢而积存体内，降低体温，从而不易消除疲劳。

15. **晚餐要有所节制**　晚餐有节制，翌日早餐才能有食欲。

16. **睡前不要吃东西**　睡前吃东西，肠胃不能充分休息，易导致胃病和影响睡眠，但睡前喝杯热牛奶是可以的。

17. **吃过油腻的东西之后勿吃甜点**　吃过油腻的东西后再吃甜点，人体脂肪组织吸收多余的葡萄糖。淀粉，会使人体肥胖。

18. **吃过肥腻的东西后宜喝咖啡和茶**　茶和咖啡含咖啡因，能刺激自律神经活动，促进脂肪代谢。

19. **多些创新口味**　这样能增进食欲，有利于补充人体所需要的多种营养。

20. **食盐不宜过多**　盐摄入过多，易导致高血压。

21. **多吃些颜色深的蔬菜**　颜色深的蔬菜比颜色浅的含胡萝卜素、维生素 B_2、镁、铁等营养素更丰富。

22. **小孩食谱不应与大人一样**　孩子食谱应营养全面，特别要注意补充有利于长身体的营养素。

23. **不可挑食、偏食**　挑食、偏食会使营养不平衡。

24. **不可长期进食植物油**　花生油、玉米油中易混杂强致癌物黄曲霉素，菜籽油中的芥酸不利于高血压、心脏病患者的健康。正确的用油应是 1 份植物油配 0.7 份动物油。

25. **不要怕吃菜渣**　纤维素能促进大肠蠕动，排除有害物质，预防肠癌。蔬菜有渣，只要不太韧，就应咽下去。

26. **就餐时可听听优雅的音乐**　优雅的音乐能提高副交感神经作用，促进消化和吸收，但不宜听跳跃、动荡、拍子太快的音乐。

27. **经常改变饮食方式**　每天吃同样的东西，按同样方式饮食，久而久之营养就会失衡，因此要注意多样化。

28. **不宜一边看电视（或看报）一边进食**　看报看电视易使饮食时间过长，不知不觉吃多了。同时也分散精力，不能很好地品尝到食品的滋味。

29. **饮食时要宽怀**　发怒、紧张、哀伤、忧虑，都会减弱消化吸收功能，也影响味觉。

30. **共食比独食好**　一人一份菜易引起营养失衡。多人共食品种多，每种吃一点易达到营养平衡。

31. **钙质最好和醋一起摄取**　醋能把钙质离子化，易于为人体所吸收。吃鱼类、骨类食品最好用醋烹制。

32. **每天一定要吃一次纤维食品**　人体摄取了多余的脂肪和蛋白质，与大肠杆菌作用，会变成有害的腐败物。纤维质可把它们包围并排泄掉。

33. **喝酒前吃点东西**　空腹喝酒，肝脏负担很大。B族维生素及氨基酸不足，则肝脏容易聚集脂肪。喝酒前吃点东西喝些水，还可以防止醉酒。

34. **体虚者可多吃肉**　因肉类含蛋白质多，可增强体质。

35. **尽可能吃较硬的食物**　吃硬的食物能有效地锻炼牙龈及腭肌肉，还能促进消化液分泌。

36. **尽量避开噪声**　强烈的噪声会使人神经兴奋，胃肠功能衰减，长此下去可使食欲减退，发生胃溃疡。

37. **不要站立进食**　站立进食，交感神经作用活跃，可抑制胃肠正常功能发挥，这也常常是胃下垂、胃扩张及慢性胃炎的诱因。

38. **不可吃烫食**　常吃烫食，食道和胃易受损伤。

39. **按自己的速度进餐**　与人一起吃饭不要随着人家速度的快慢，只有我行我素，消化功能才能充分发挥作用。

40. **不要食用太多的调味品**　美国一项调查表明，胡椒、桂皮、丁香、小茴香等天然调味品有一定的诱变性和毒性。多吃可导致人体细胞畸变，并会产生口干、咽喉痛、精神不振、失眠等副作用，还会诱发高血压、胃肠炎等病变。

看起来很多，其实很多地方只要留意了就很容易做到，贵在知道后要坚持，最怕的是把错的当成对的，所以多了解饮食方面的讯息，会让自己的健康规划少走很多弯路。

第二节　科学合理关键　吃好一日三餐

早餐要吃好，午餐要吃饱，晚餐要吃少，也就是说，早餐吃得像皇帝，中餐吃得像大臣，晚餐吃得像乞丐。那么，不吃早餐有哪些危害呢？

人经过一夜睡眠，早晨肠内食物已消化殆尽，急需补充。如果早餐吃不好，午饭必然大增，造成胃肠道负担过重，导致胃溃疡、胃炎、消化不良等疾病。

不吃早餐会降低大脑功能，影响大脑发育，影响智力，饥饿时血糖降低，会使大脑出现障碍，产生头晕、注意力不集中，记忆力减退，易疲劳，甚至影响大脑功能，导致智力下降。

不吃早餐体内胆固醇增高，不吃早饭的人比吃早餐者胆固醇高 33%，而所有胆固醇高的儿童，血管中都有脂肪纹，它是动脉粥样硬化的早期迹象。

长期不吃早餐还容易患胆结石，人在空腹时体内胆汁中胆固醇的浓度特别高。在正常吃早餐的情况下，胆囊收缩，胆固醇随着胆汁排出。如果不吃早餐，胆囊不收缩，长期下去就容易生胆结石。

不吃早餐容易便秘，在三餐定时情况下，人体内会自然产生胃结肠反射现象，有利身体排毒；反之若不吃早餐成习惯，就可能造成胃结肠反射作用失调，产生便秘。身体排毒不畅，毒素在体内积累到一定程度就容易化成痘痘，通过这种激进的方式排毒。

营养学家建议，早餐应摄取约占全天总热能的 30%，午餐约占 40%，晚餐约占 30%。而在早餐能量来源比例中，碳水化合物提供的能量应占总能量的 55%～65%，脂肪应占 20%～30%，蛋白质占 11%～15%，所以每天吃要好三餐。

一、营养合理皇帝餐——早吃好

不管是西式的三明治、面包，或是中式的馒头、稀饭，早餐的内容包罗万象，你所需要的不是一份份制式的早餐食谱，而是掌握一些基本的原则，就可以知道如何正确地吃早餐了。

如何正确吃早餐，首先你必须知道，每天我们应该吃进多少和那些食物才是最健康的。建议结合美国大力倡导的"金字塔型膳食组合"（Food Pyramid），一个正常的成年人，一天大概需要吃三到六碗的五谷根茎类、三碟蔬菜、两个水果、四份蛋豆鱼肉、一到两杯的奶类和二三匙的油脂，提供人体所需的糖类、蛋白质、脂肪、维生素、矿物质和水。

一般而言，早餐、午餐、晚餐的比例大约是 30%、40%、30%，早餐的内容同样应该有五谷根茎类，主要提供糖类，蛋豆鱼肉、奶类提供蛋白质，蔬菜、水果提供维生素，还有就是一杯水。

1. **先喝杯水** 晨起先喝水，一则补充睡眠中自然出汗所减少的水分，并且有利内脏更醒。空腹喝下去的水，马上被小肠吸收，五分钟就能进入血液，让血液流通更顺畅。也有助于通便。

2. **五谷根茎类不能免** 米饭、面包或面条等淀粉类的碳水化合物，很多人不敢吃，以为会导致肥胖。以早餐而言，专家指出，事实上造成肥胖的是添加物，例如西点面包中的奶酥、红豆，涂在土司面包上的果酱、奶油，而不是面包本身。

根据营养调查结果显示，理想的总热量来源应该有60%来自五谷杂粮类，但是目前大多数人所吃的五谷杂粮都明显不足，这就是很多人为什么会越吃越肥、排便不顺的原因。

3. **复合性糖类比单糖好** 淀粉类的碳水化合物中的糖类，可以提供大脑能量，做好每件事，包括思考、记忆、解决问题，以及调节身体的松弛。

糖类分为单糖和复合性糖类两种。砂糖之类的单糖，虽然爆发力很强，能够迅速提振精神，但是没有后续力；以复合性糖类为主的碳水化合物，因为够逐渐释放能量，使生理、心理的能量来源比较稳定，所以早餐摄取复合性糖类比单糖好。

4. **最好选择糙米、全麦**同样是淀粉类的碳水化合物，糙米饭、全麦面包不但营养完整，而且纤维的含量较高，除了有助于排便，也容易产生饱实感，对体重控制有帮助。

5. **摄取奶类、蛋豆鱼肉类** 奶类、蛋豆鱼肉类是蛋白质主要的来源，而蛋白质则是启动大脑的另一个关键。专家指出，因为蛋白质中有两种胺基酸，一种是酪胺酸，大脑以此来合成神经的传递物——正肾上腺素和多巴胺，这两种荷尔蒙都负责思考敏捷、长期记忆，以及察觉外界异常状况的重要物质。另一种是色胺酸，是大脑合成血清张力素的原料，负责缩短激动的时间，产生饱实感，并诱发睡意。

当你想以酪胺酸来提升心智时，应该先吃蛋白质丰富的食物，例如奶类、蛋豆鱼肉类，再吃碳水化合物。不过要小心，蛋白质不宜摄取太多，以免增加肝脏、肾脏负担，或是胆固醇过高。

6. **醒脑小祕方** 如果在考试、演讲、开会和从事任何需要保持头脑清醒的工作之前，最好吃一些低碳水化合物、高蛋白质的食物。茱蒂丝·沃特曼在《利用食物管理你的精神和情绪》一书中建议，早餐应该吃的食物是脱脂牛奶、脱脂优酪乳、水果、白水煮蛋、咖啡、茶、果汁。不应该吃的食物则是火腿炒蛋、马铃薯、抹果酱的烤面包、松饼和薄煎饼。

7. **水果或蔬菜更是不能少** 水果、蔬菜也是早餐很好的选择，但却经常被忽略。以水果而言，早上可以摄取富含维生素 C 和柠檬酸的柳橙、柑橘，因为维生素 C 的任务在"发动身体的引擎"；柠檬酸的功用则是把碳水化合物转成糖原，形成动力，而且防止体内脂肪合成，预防肥胖。

不过，营养专家鼓励大家多吃水果甚于果汁。一杯柳橙汁需要两三个柳橙榨汁，不如直接吃一颗新鲜的柳橙，不但不致弄巧成拙吃到太多的果糖，还可以摄取到丰富的纤维，有助于体内清理杂质，还可让人头脑清醒、精神好。

8. 早餐从回归健康轨道的开始　从养生角度，三餐以质量排比，应该呈头重脚轻之姿："早餐吃得好，午餐吃得饱，晚餐吃得少"。但据有关卫生署的统计却发现，大部分人却"头轻脚重"，超过九成的人每天吃晚餐，也有九成以上的人每天吃午餐，然而除了 65 岁以上的人口还坚持每天吃早餐之外，其他各年龄层都有明显减少的情形。

应随万物生机一起苏醒的早餐，却被很多人草率对待；应随天地渐宁、人体新陈代谢渐缓而休息的夜晚，却被大量的、高热量的食物所填塞，对我们的身体是一种残忍与粗暴。

其实只要心念一转：回归早餐，就是回到健康轨道的开始。

二、承上启下大臣餐——午吃饱

午餐在一日三餐中起着承上启下的作用，既要弥补一个上午所消耗的能量，还要为下午的工作和学习筹备营养，可谓任重道远。可想而知，午餐在三餐中的地位之重要。有许多上班族为了节省时间，胡乱地吃一些泡面来填饱肚子，还有一些女孩子经常用一些凉皮、擀面皮之类来当午餐，我真是不明白了，我们这么辛苦努力地赚钱是为了什么，就是为了更好地享受生活，如果我们连最起码的健康都没有了的话，再多的钱又有什么用呢，所以，从现在开始，放弃从前的"自虐"式饮食，善待自己和家人！

1. 午餐是有荤有素　有许多人错误地认为肉类吃多了，会让人昏昏欲睡，思维不清，担心会影响下午的工作，还有许多爱美的女孩子为了保持自己的"魔鬼身材"，干脆视肉类为大敌。殊不知，午餐时进食的肉类，如猪肉、牛肉、鸡肉、鱼肉等，它们含有丰富的蛋白质、脂肪，还有各种维生素 A、维生素 E 等脂溶性维生素，以及钙、铁、锌等矿物质，对于提高大脑的思维能力有很好的作用。当然，荤菜也不是万能的，有好多水溶性的维生素和膳食纤维等在肉类里的含量是少之又少的，这就需要我们从素菜中摄取了，蔬菜水果中的维生素、矿物质、膳食纤维和植物化学物质可以保持肠道的正常功能，提高免疫力，而且蔬菜水果中的水分多，但能量很低，是肉类食物做不到的。当然，荤菜有荤菜的价值，素菜有素菜的营养，缺少哪一种都是不行的。

2. 主食不能不吃　我们现在的主食一般有米饭和面食，主要提供给我们的是碳水化合物。碳水化合物是人体不可缺少的营养物质，在体内释放能量较快，是红细胞唯一可以利用的能量，也是神经系统、心脏和肌肉活动的主要能源，在我们需求的总能量中有60%是由碳水化合物提供的，占有举足轻重的地位。近年来，有很多人认为富含碳水化合物的米饭、面食等会使人发胖，尤其是有一些女孩子为了追求身材苗条，很少吃甚至是不吃主食。殊不知，无论是碳水化合物还是蛋白质和脂肪，摄入过多，都会变成脂肪在体内储存。

3. 漂亮的饭菜可以增进食欲　大自然赋予我们的食物其实也是蛮漂亮的，白的大米、红的西红柿、黄的香蕉橙子、紫的茄子、黑的木耳，更有五彩斑斓的柿子椒，漂亮的食材可以做出漂亮的饭菜来。颜色不同的食物所含的营养成分也不尽相同，我们每天最好把每种颜色的食物都摄入到，才能得到最好的营养。午餐是一日三餐的重头戏，当然可以浓妆艳抹了，只要我们稍微地用一点心，就可以把饭菜做得很漂亮。当然，我们的漂亮是天然的颜色，那些食用色素，让我们把它推得远远的。

4. 好汤喝出好气色　饭前喝口汤，苗条又健康。吃饭前先喝一点汤，不仅可以刺激胃液分泌，更好地消化食物，还可以防止干硬的食物刺激消化道黏膜，同时，可以减少因过度饥饿而吃得太多，可以有效地控制体重。在家吃饭的话，可以自己熬一些红豆粥、紫菜粥等来滋养一下肠胃，如果是在外面吃饭，我们也可以改变一些点菜的习惯，除了要有荤有素，有豆制品，有菌藻类，有蔬菜水果，我们还可以让服务员把汤先上，改变一下，就会有收获。为了我们能有一个健康的身体，午餐一定要吃好。

三、七八分饱乞丐餐——晚吃少

1. 晚餐早吃防结石　晚餐的时间最好安排在晚上6点左右，尽量不要超过8点。一般来说，超过8点最好就不要再吃任何东西了，可以喝一点水，当然如果偶尔一次你晚餐吃得确实太少，实在饿得受不了，可以吃一小块饼干，喝点牛奶，还有安眠的作用。有关研究表明，晚餐早吃可以大大降低患尿路结石的风险，人的排钙高峰期在进餐后4~5小时，若晚餐吃得过晚，当排钙高峰期到来时，人已上床入睡，尿液便潴留在膀胱、尿道等尿路中，不能及时排出体外，致使尿中钙不断增加，时间久了，容易形成结石。为了我们的健康，我们还是要养成晚餐早吃的习惯。

2. **晚餐吃素可防癌** 晚餐一定要偏素，以富含碳水化合物和维生素的素食为主，那些粥类、青菜等都是不错的选择。好多家庭都是只有晚餐才能聚在一起吃饭，心情愉快，而且时间也比较充裕，不由得就做得多了，当然吃得也就多了，这样饥一顿饱一顿，穷一顿富一顿的，对健康是极为不利的。鸡鸭鱼肉蛋等都是有营养的好东西，但却不适合在晚餐吃，蛋白质、脂肪类吃得太多，而且晚餐后一般活动较少，过多的能量和脂肪堆积在体内，时间久了就会诱发动脉硬化和冠心病。所以，在晚餐，我们要把鸡鸭鱼蛋撤下去，把粗粮蔬菜请上来。

3. **杜绝甜食** 好多女性朋友和小朋友都非常喜欢吃甜食，甜食也确实能带给人愉悦的感觉，对人的情绪调节发挥着重要的作用，但甜食中的糖分，包括好多隐性糖，它在带给我们快感的同时，也把过量的能量带给了我们，过多的糖会变成脂肪在体内贮存起来，加上晚餐后运动量的减少，无疑就增加了我们肥胖的概率，所以你要想保持健康苗条的身材，那么从今天晚上开始，就把甜食从晚餐中删除。

4. **就是晚餐一定不能吃得太饱** 大家都知道，晚餐吃得多了，餐后运动少，会长胖，而且，如果晚餐吃得过饱，还会影响我们的睡眠质量。所谓的"胃不和，卧不宁"就是这个道理，如果晚餐吃得过多，胃肠就需要不停地工作，不仅是胃肠工作，它还会把这种紧张工作的信息传递给我们的总司令部——大脑，就会使我们失眠多梦，睡不安稳，时间久了就容易神经衰弱。而且从医学角度上来讲，长期晚餐过饱，势必会反复刺激胰岛素大量分泌，往往会造成胰岛素 B 细胞提前衰竭，从而埋下了糖尿病的祸根。所以，晚餐的适宜量为七八分饱，就是自我感觉不饿了就要站起来了，千万不可吃得过饱。

晚餐虽然吃得少，但一样也很重要。

第三节　饮食也要"好色"

—— 给健康点儿"颜色"看看

越艳丽、越新鲜、越自然的食物，越能抗氧化，帮助人体对抗自由基，延缓衰老。因此，我们在选择健康饮食时，不妨"好色"一点。

人体之所以会慢慢衰老，其罪魁祸首当属随着年龄的增长，以及外界各种不良环境和不健康的生活方式导致人体内逐渐堆积起来的自由基。为了对抗自由基的氧化作用，我们平时应该尽量多摄取富含维生素 C、维生素 E、类胡萝卜素、多酚类、花青素，以及硒、锌、铜、锰等微量元素的抗氧化食物。

在选择食物时，"以色取物"是一种很简单的判断标准，一般来说，颜色越深、越鲜艳的食物中所含的抗氧化成分越高，不仅是蔬菜水果，主食也是一样的道理。比如同样是花菜，西兰花就比白菜花中富含维生素 C、胡萝卜素及叶酸等，鲜红的西红柿比淡红的富含番茄红素。此外，黑豆胜过黄豆，黑米、红米胜过白米，黑芝麻营养远超白芝麻等，都是因为前者含有更多的花青素、多酚等抗氧化成分。

除了主食和蔬菜水果，平时还应该适当多摄取一些杏仁、核桃、葵花籽等坚果、干果类食物，其中富含的维生素 E、硒、锌、铜、锰等微量元素，都是很好的抗氧化剂。

此外，食物越新鲜、越自然，则越健康。拿食用油来说，葵花籽油富含维生素 E，但存放时间越长，其抗氧化作用越弱，因此，以出厂 3 个月以内的最好，尽量不要超过半年。

而食物也最好选择原生态的，也就是自然生成的最好，多吃时令和本地产的蔬菜水果，少吃反季节和外地蔬果，顺其自然才能获得更好的营养。

各种食品都具有各自天然的色彩，在日常生活中各色食物搭配食用，并不断变换花样，不仅给人视觉美的享受，而且还能做到营养均衡，保证身体健康。

一、红色食品

红色食品色泽鲜艳，人见人爱，但食用时却需要区别对待。

红色果蔬如红辣椒、番茄、红枣、山楂、草莓、苹果等，这些常见的红色食品通常是保护人体健康的好助手。若是身体虚弱，易感冒、易受病毒侵袭的人，红色果蔬对于抗病毒可助一臂之力。因它们具有促进人体巨噬细胞活力的功能，巨噬细胞是感冒病毒等致病微生物的杀手，增强了它们的"战斗力"，感冒病毒就不能再威胁我们的健康了。若无禁忌证，每日可饮红葡萄酒 50 毫升，有助于降血脂及活血化瘀，预防动脉硬化。

"红色"肉食却不宜多吃。所谓"红肉"，是指牛肉、猪肉、羊肉及其肉制品，如香肠、罐头等。多食"红肉"将增加患癌症的风险，尤其在烧烤、烙制、煎炸过程中表面会产生多种杂环胺——世界公认的致癌物。而少食红肉，多吃蔬菜和水果则可大大降低患癌症的危险。世界癌症研究基金会的建议，如果非要食用红肉的话，其所提供的热量应少于每日摄入量的10%，即每日每人摄入的红肉量应少于80克。

二、白色食品

白色果蔬颇受心血管患者的青睐，如冬瓜、甜瓜、竹笋、花菜、莴笋，给人一种质洁味鲜的美感，经常食用可调节视力，安定情绪，对高血压、心脏病患者益处颇多。燕麦粥降胆固醇，降甘油三酯，还对治疗糖尿病及减肥有特别的效果。

白色肉食是指鱼肉、鸡肉、鸭肉等。鱼肉中含有的脂肪酸能减少胰腺癌风险并刺激肌体解毒机制中酶的作用。

三、绿色食品

绿色蔬菜中富含叶酸，而叶酸已被证实能防止胎儿神经管畸形。叶酸是心脏的保护神，能有效清除血液中过多的同型半胱氨酸而起到保护心脏的作用。茶叶当中绿茶最好，绿茶含有多种抗氧自由基的物质，可以减轻人体老化。

绿色蔬菜含有丰富的维生素 C，大量维生素 C 有助于增强身体抵抗力和预防疾病。对于工作紧张、长时间操作电脑和吸烟的人来说，每天都应适量加强维生素 C 的摄入。

四、黄色食品

黄色果蔬主要有胡萝卜、红薯、老玉米、南瓜、黄豆等，其最大的特点和优势是富含维生素 A 和维生素 D，还含有丰富的胡萝卜素，可减少感染、肿瘤发病。

维生素 A 能保护胃肠黏膜，防止胃炎、胃溃疡等疾病发生，维生素 D 具有促进钙、磷两种矿物元素吸收的作用，进而收到壮骨强筋之功效；对于儿童佝偻病、青少年近视、中老年骨质疏松症等常见病有防治作用，因此这类人群多食用黄色食品，无疑是明智之举。

五、黑色食品

黑色食品已走俏日本。紫菜、黑米、黑芝麻、黑豆、乌鸡在日本掀起

"吃黑"热潮。

这是因为黑色食品有三大优势：来自天然，有害成分极少；营养成分齐全，质优量多；

能明显减少动脉粥样硬化、冠心病、脑卒中等严重疾病的发生概率。

此外，乌鸡能调理女性月经；黑木耳能防治尿路结石、降低血黏度，血液得到稀释，人就不容易得脑血栓、老年痴呆，也不容易得冠心病，所以千万不要冷落黑色食品。如每日吃 5～15 克黑木耳，能显著降低血黏度与胆固醇含量，有助于预防血栓形成。

第四节 想要身体健康 食物搭配得当
——食物相生与相克

一、食物相生表

1＋1＞2 的营养公式："食物相生"。

1. **牛肉配土豆** 牛肉营养价值高，并有健脾胃的作用。但牛肉粗糙，有时会破坏胃黏膜，土豆与之同煮，不但味道好，且土豆含有丰富的维生素，能起到保护胃黏膜的作用。

2. **空心菜＋尖椒** 含维生素和矿物质，可降血压，止头痛，解毒消肿，防治糖尿病。

3. **猪腰＋木耳** 对久病体弱，肾虚，腰背痛有很好的辅助治疗作用。

4. **鸡肉＋菜花** 益气壮骨，抗衰老，解毒，提高免疫力，防感冒和败血病的功效。

5. **猪肉＋白萝卜** 健脾润肤，化痰、顺气、利尿、抗癌、消食、治疗便秘。

6. **大蒜＋生菜** 杀菌消炎，降血压，降血脂、血糖，防止牙龈出血。

7. **油菜＋虾仁** 提高钙质，补肾壮阳，对腰腿疼有功效。

8. **莴笋＋木耳** 增强食欲，刺激消化，对高血压，高血脂，糖尿病，心脑血管病有防治作用。

9. **花菜＋西红柿** 增强抗毒能力，治疗胃溃疡便秘，皮肤化脓，牙周炎，高血压。

10. **芹菜＋西红柿** 有明显降压作用，健胃消食，对高血压、高血脂适宜。

11. **鸡蛋＋苦瓜**　助骨骼、牙齿及血管健康，胃气病，眼痛，感冒伤害都有好处。

12. **银耳＋木耳**　补肾，润肺生津，提神，对慢性支气管炎、肺心病、久病体弱、肾虚腰痛好。

13. **虾仁＋韭黄**　富含矿物质及维生素，可治疗夜盲、干眼病，杀菌驱虫，治便秘。

14. **豆腐＋生菜**　高蛋白，低脂肪，低胆固醇，有滋阴补肾、增白、减肥作用。

15. **木耳＋海带**　治疗甲状腺病，降血压，软化血管，通便排毒。

16. **香菇＋豆腐**　清热解毒，补气生津，化痰理气，抗癌，降血脂、血压。

17. **青蒜苗＋豆腐干**　益气利脾胃，杀菌消炎，有生发和抑制癌细胞扩散功效。

18. **青蒜苗＋莴笋**　顺气通经脉，结齿明目清热解毒，防治高血压。

19. **菠菜＋红萝卜**　降低中风，可防止胆固醇在血管上的沉积，是防止中风的最好菜肴。

20. **鸡蛋＋韭菜**　对补肾、行气止痛、阳痿利尿、肾虚、痔疮急胃痛有一定疗效。

21. **金针菇＋豆腐**　对癌细胞有明显抑制作用，治高血压、高血脂、心脑血管硬化、糖尿病，减肥。

22. **芝麻＋海带**　能起到美容、抗衰老的作用。

23. **猪肝＋菠菜**　猪肝、菠菜都具有补血的功能，一荤一素，相辅相成，对治疗贫血有奇效。

24. **猪肝＋苦瓜**　补肝养血，有防癌作用。

25. **红酒＋花生**　保障心血管畅通无阻，降低心脏病发病率。

26. **青椒＋黄鳝**　降血糖、尿糖。

27. **土豆＋豆角**　调理消化系统，消除胸膈胀满，可防止急性肠胃炎、呕吐腹泻。

28. **榨菜＋黄豆芽**　可帮助消化，增加食欲，防止血管硬化，降低胆固醇。

29. **鸡蛋＋菠菜**　预防贫血。

30. **苦瓜＋茄子**　是心脑血管患者的理想佳肴。

31. **白菜 + 鱼**　营养丰富，含丰富蛋白质，治疗水肿。

32. **花生 + 芹菜**　适合高血压、高血脂、血管硬化患者食用。

33. **猪肉 + 芋头**　对保健和防治糖尿病有作用。

34. **地瓜 + 莲子粥**　适于大便干燥，习惯性便秘，慢性肝病，抗癌。

35. **白菜 + 虾仁**　可解热除燥，高蛋白低脂肪，预防便秘。

36. **羊肉 + 香菜**　适用身体虚弱，阳气不足，性冷淡，阳痿。

37. **羊肉 + 枸杞**　适用于肾津衰败，腰椎疼痛。

38. **菠菜 + 猪肝**　防治老年贫血。

39. **百合 + 鸡蛋**　有滋阴润燥、清心安神的功效。中医认为，百合清痰水、补虚损，而蛋黄则能除烦热，补阴血，二者加糖调理，效果更佳。

40. **羊肉 + 生姜**　羊肉补阳生暖，生姜驱寒保暖，相互搭配，暖上加暖，同时还可驱外邪，并可治寒腹痛。

41. **甲鱼 + 蜜糖**　不仅甜味上口，鲜美宜人，而且含有丰富的蛋白质、脂肪、多种维生素，并含有本多酸、硅酸等，实为不可多得的强身剂，对心脏病、肠胃病、贫血均有疗效，还能促进生长，预防衰老。

42. **鸭肉 + 山药**　老鸭既可补充人体水分又可补阴并可清热止咳，山药的补阴之力更强，与鸭肉共食，可消除滑腻，补肺效果更佳。

43. **鲤鱼 + 米醋**　鲤鱼本身有涤水之功，人体水肿除肾炎外大都是湿肿，米醋有利湿的功能，若与鲤鱼共食，利湿的功能倍增。

44. **猪肉 + 大蒜**　据研究，瘦肉中含维生素 B 的成分，而维生素 B 在人体内停留的时间很短，吃肉时再吃点大蒜，不仅可使维生素 B 的析出量提高数倍，还能使它原来溶于水的性质变为溶于脂的性质，从而延长维生素 B 在人体内的停留时间，·这样对促进血液循环以及尽快消除身体疲劳、增加体质等都有重要的营养意义，因此，吃肉的时候，别忘了吃几瓣大蒜。

45. **鸡肉 + 栗子**　鸡肉补脾造血，栗子健脾，脾健则有利于吸收鸡肉的营养成分，造血机能也随之增加。若用老母鸡煨栗子效果更佳。

46. **豆腐 + 萝卜**　豆腐含有丰富的植物蛋白，但多食会引起消化不良，萝卜特别是白萝卜有消食化积的功能，两者合用有助于胃肠道的消化吸收。

二、食物相克表

1. **猪肉与豆类相克**　形成腹胀、气壅、气滞。

2. **猪肉与菊花相克**　同食严重会导致死亡。

3. **猪肉与羊肝相克**　共烹炒易产生怪味。

4. **猪肉与田螺相克** 二物同属凉性，且滋腻易伤肠胃。

5. **猪肉与茶相克** 同食易产生便秘。

6. **猪肉与百合相克** 同食会引起中毒。

7. **肉与杨梅子相克** 同食严重会死亡。

8. **猪肝与富含维生素 C 的食物相克** 引起不良生理效应，面部产生色素沉着。

9. **猪肝与番茄、辣椒相克** 猪肝中含有的铜、铁能使维生素 C 氧化为脱氢抗坏血酸而失去原来的功能。

10. **猪肝与菜花相克** 降低人体对两物中营养元素的吸收。

11. **猪肝与荞麦相克** 同食会影响消化。

12. **猪肝与雀肉相克** 同食会消化不良，还会引起中毒。

13. **猪肝与豆芽相克** 猪肝中的铜会加速豆芽中的维生素 C 氧化，失去其营养价值。

14. **猪血与何首乌相克** 会引起身体不适。

15. **羊肉与栗子相克** 二者都不易消化，同炖共炒都不相宜，甚至可能同吃还会引起呕吐。

16. **牛肉与橄榄相克** 同食会引起身体不适。

17. **牛肝与富含维生素 C 的食物相克** 猪肝中含有的铜、铁能使维生素 C 氧化为脱氢抗坏血酸而失去原来的功能。

18. **牛肝与鲇鱼相克** 可产生不良的生化反应，有害于人体。

19. **牛肝与鳗相克** 可产生不良的生化反应。

20. **羊肉与豆酱相克** 二者功能相反，不宜同食。

21. **羊肉与乳酪相克** 二者功能相反，不宜同食。

22. **羊肉与醋相克** 醋宜与寒性食物相配，而羊肉大热，不宜配醋。

23. **羊肉与竹笋相克** 同食会引起中毒。

24. **羊肉与半夏相克** 同食影响营养成分吸收。

25. **羊肝与红豆相克** 同食会引起中毒。

26. **羊肝与竹笋相克** 同食会引起中毒。

27. **猪肉与鸭梨相克** 伤肾脏。

28. **鹅肉与鸡蛋相克** 同食伤元气。

29. **鹅肉与柿子相克** 同食严重会导致死亡。

30. **鸡肉与鲤鱼相克** 性味不反但功能相乘。

31. **鸡肉与芥末相克** 两者共食，恐助火热，无益于健康。

32. **鸡肉与大蒜相克** 两者功用相佐。

33. **鸡肉与菊花相克** 同食会中毒。

34. **鸡肉与糯米相克** 同食会引起身体不适。

35. **鸡肉与狗肾相克** 会引起痢疾。

36. **鸡肉与芝麻相克** 同食严重会导致死亡。

37. **鸡蛋与豆浆相克** 降低人体对蛋白质的吸收率。

38. **鸡蛋与地瓜相克** 同食会腹痛。

39. **鸡蛋与消炎片相克** 同食会中毒。

40. **鹿肉与鱼虾相克** 癌症患者不宜同食。

41. **兔肉与橘子相克** 引起肠胃功能紊乱，导致腹泻。

42. **兔肉与芥末相克** 性味相反不宜同食。

43. **兔肉与鸡蛋相克** 易产生刺激肠胃道的物质而引起腹泻。

44. **兔肉与姜相克** 寒热同食，易致腹泻。

45. **兔肉与小白菜相克** 容易引起腹泻和呕吐。

46. **狗肉与鲤鱼相克** 二者生化反应极为复杂，可能产生不利于人体的物质。

47. **狗肉与茶相克** 产生便秘，代谢产生的有毒物质和致癌物积滞肠内被动吸收，不利于健康。

48. **狗肉与大蒜相克** 同食助火，容易损人。

49. **狗肉与姜相克** 同食会腹痛。

50. **狗肉与朱砂与鲤鱼相克** 同食会上火。

51. **狗肉与狗肾相克** 会引起痢疾。

52. **狗肉与绿豆相克** 同食会胀破肚皮。

53. **狗血与泥鳅相克** 阴虚火盛者忌食。

54. **鸭肉与鳖相克** 久食令人阳虚，水肿腹泻。

55. **马肉与木耳相克** 同食易得霍乱。

56. **驴肉与金针蘑相克** 同食会引起心痛，严重会致命。

57. **鲤鱼与咸菜相克** 可引起消化道癌肿。

58. **鲤鱼与赤小豆相克** 正常人吃了易引起身体不适。

59. **鲤鱼与猪肝相克** 同食会影响消化。

60. **鲤鱼与甘草相克** 同食会中毒。

61. **鲤鱼与南瓜相克** 同食会中毒。

62. **鲫鱼与猪肉相克** 二者起生化反应，不利于健康。

63. 鲫鱼与冬瓜相克　同食会使身体脱水。

64. 鲫鱼与猪肝相克　同食具有刺激作用。

65. 鲫鱼与蜂蜜相克　同食会中毒。

66. 鳝鱼与狗肉相克　二者同食，温热助火作用更强，不利于常人。

67. 鳗鱼与牛肝相克　二者起生化反应，不利于健康。

68. 黄鱼与荞麦面相克　同食会影响消化。

69. 虾与富含维生素C的食物相克　生成砒霜，有剧毒。

70. 虾皮与红枣相克　同食会中毒。

71. 虾皮与黄豆相克　同食会影响消化。

72. 螃蟹与梨相克　二者同食，伤人肠胃。

73. 螃蟹与茄子相克　二者同食，伤人肠胃。

74. 螃蟹与花生仁相克　易导致腹泻。

75. 螃蟹与冷食相克　必导致腹泻。

76. 螃蟹与泥鳅相克　功能正好相反，不宜同吃。

77. 螃蟹与石榴相克　刺激胃肠，出现腹痛、恶心、呕吐等症状。

78. 螃蟹与香瓜相克　易导致腹泻。

79. 螃蟹与地瓜相克　容易在体内凝成柿石。

80. 螃蟹与南瓜相克　同食会引起中毒。

81. 螃蟹与芹菜相克　同食会引起蛋白质的吸收。

82. 海蟹与大枣相克　同食容易患寒热病。

83. 毛蟹与泥鳅相克　同食会引起中毒。

84. 毛蟹与冰相克　同食会引起中毒。

85. **海味食物与含鞣酸食物相克**　海味食物中的钙质与鞣酸结合成一种新的不易消化的鞣酸钙，它能刺激肠胃并引起不适感，出现肚子痛、呕吐、恶心或腹泻等症状。含鞣酸较多的水果有柿子、葡萄、石榴、山楂、青果等。

86. 海带与猪血相克　同食会便秘。

87. 蛤与芹菜相克　同食会引起腹泻。

88. 海鱼与南瓜相克　同食会中毒。

89. 鳖肉与苋菜相克　同食难以消化。

90. 鳖肉与鸭蛋相克　二物皆属凉性，不宜同食。

91. 鳖肉与鸡蛋相克　同食会中毒。

92. 鳖肉与鸭肉相克　同食会便秘。

93. **田螺与香瓜相克**　有损肠胃。

94. **田螺与木耳相克**　不利于消化。

95. **田螺与冰制品相克**　导致消化不良或腹泻。

96. **田螺与牛肉相克**　不易消化，会引起腹胀。

97. **田螺与蚕豆相克**　同食会肠绞痛。

98. **田螺与蛤相克**　同食会中毒。

99. **田螺与面相克**　同食会引起腹痛、呕吐。

100. **田螺与玉米相克**　同食容易中毒。

101. **鱼肉与西红柿相克**　食物中的维生素 C 会对鱼肉中营养成分的吸收产生抑制作用。

102. **生鱼与牛奶相克**　同食会引起中毒。

103. **甲鱼与黄鳝与蟹相克**　孕妇吃了会影响胎儿健康。

104. **墨鱼与茄子相克**　同食容易引起霍乱。

105. **鲶鱼与牛肉相克**　同食会引起中毒。

106. **芹菜与黄瓜相克**　芹菜中的维生素 C 将会被分解破坏，降低营养价值。

107. **芹菜与蚬、蛤、毛蚶、蟹相克**　芹菜会将蚬、蛤、毛蚶、蟹中所含的维生素 B_1 全部破坏。

108. **芹菜与甲鱼相克**　同食会中毒。

109. **芹菜与菊花相克**　同食会引起呕吐。

110. **芹菜与鸡肉相克**　同食会伤元气。

111. **黄瓜与柑橘相克**　柑橘中的维生素 C 会被黄瓜中的分解酶破坏。

112. **黄瓜与辣椒相克**　辣椒中的维生素 C 会被黄瓜中的分解酶破坏。

113. **黄瓜与花菜相克**　花菜中的维生素 C 会被黄瓜中的分解酶破坏。

114. **黄瓜与菠菜相克**　菠菜中的维生素 C 会被黄瓜中的分解酶破坏。

115. **葱与狗肉相克**　共增火热。

116. **葱与枣相克**　辛热助火。

117. **葱与豆腐相克**　形成草酸钙，造成了对钙的吸收困难，导致人体内钙质的缺乏。

118. **大蒜与蜂蜜相克**　性质相反。

119. **大蒜与大葱相克**　同食会伤胃。

120. **蒜与何首乌相克**　同食会引起腹泻。

121. **胡萝卜与白萝卜相克**　白萝卜中的维生素 C 会被胡萝卜中的分解

酶破坏殆尽。

122. **萝卜与橘子相克**　诱发或导致甲状腺肿。

123. **萝卜与何首乌相克**　性寒滑。

124. **萝卜与木耳相克**　同食会得皮炎。

125. **茄子与毛蟹相克**　同食会中毒。

126. **辣椒与胡萝卜相克**　辣椒中的维生素 C 会被胡萝卜中的分解酶破坏。

127. **辣椒与南瓜相克**　辣椒中的维生素 C 会被南瓜中的分解酶破坏。

128. **韭菜与牛肉相克**　同食容易中毒。

129. **韭菜与白酒相克**　火上加油。

130. **菠菜与豆腐相克**　菠菜中的草酸与豆府中的钙形成草酸钙，使人体的钙无法吸收。

131. **菠菜与黄瓜相克**　维生素 C 会被破坏尽。

132. **菠菜与乳酪相克**　乳酪所含的化学成分会影响菠菜中丰富的钙质的吸收。

133. **菠菜与鳝鱼相克**　同食易导致腹泻。

134. **花生与毛蟹相克**　同食易导致腹泻。

135. **花生与黄瓜相克**　同食易导致腹泻。

136. **莴苣与峰蜜相克**　同食易导致腹泻。

137. **竹笋与糖浆相克**　同食会引起中毒。

138. **南瓜与富含维生素 C 的食物相克**　维生素 C 会被南瓜中的分解酶破坏。

139. **南瓜与羊肉相克**　两补同时，令人肠胃气壅。

140. **南瓜与虾相克**　同食会引起痢疾。

141. **西红柿与白酒相克**　同食会感觉胸闷，气短。

142. **西红柿与地瓜相克**　同食会得结石病、呕吐、腹痛、腹泻。

143. **西红柿与胡萝卜相克**　西红柿中的维生素 C 会被胡萝卜中的分解酶破坏。

144. **西红柿与猪肝相克**　猪肝使西红柿中的维生素 C 氧化脱氧，失去原来的抗坏血酸功能。

145. **西红柿与咸鱼相克**　同食易产生致癌物。

146. **西红柿与毛蟹相克**　同食会引起腹泻。

147. **洋葱与蜂蜜相克**　同食会伤眼睛，引起眼睛不适，严重会失明。

148. **土豆与香蕉相克**　同食面部会生斑。

149. **土豆与西红柿相克**　同食会导致食欲不佳，消化不良。

150. **毛豆与鱼相克**　同食会把维生素 B_1 破坏尽。

151. **黄豆与酸牛奶相克**　黄豆所含的化学成分会影响酸牛奶中丰富的钙质的吸收。

152. **黄豆与猪血相克**　同食会消化不良。

153. **红豆与羊肚相克**　同食会引起中毒。

154. **梨与开水相克**　吃梨喝开水，必致腹泻。

155. **醋与猪骨汤相克**　影响人体对营养的吸收。

156. **醋与青菜相克**　使其营养价值大减。

157. **醋与胡萝卜相克**　胡萝卜素就会完全被破坏了。

158. **先放盐与菜相克**　使炒出的菜无鲜嫩味，肉质变硬。

159. **早放姜与鱼相克**　应在鱼的蛋白质凝固后再加入生姜以发挥去腥增香的效能。

160. **蜂蜜与开水相克**　会改变蜂蜜甜美的味道，使其产生酸味。

161. **蜂蜜与豆腐相克**　易导致腹泻。

162. **蜂蜜与韭菜相克**　易导致腹泻。

163. **红糖与豆浆相克**　不利于吸收。

164. **红糖与竹笋相克**　形成赖氨酸糖基，对人体不利。

165. **红糖与牛奶相克**　使牛奶的营养价值大大降低。

166. **糖与食铜食物相克**　食糖过多会阻碍人体对铜的吸收。

167. **红糖与皮蛋相克**　同食会引起中毒。

168. **糖精与蛋清相克**　同吃会中毒，严重会导致死亡。

169. **糖精与甜酒相克**　同吃会中毒。

170. **红糖与生鸡蛋相克**　同食会引起中毒。

171. **味精与鸡蛋相克**　破坏鸡蛋的天然鲜味。

172. **茶与白糖相克**　糖会抑制茶中清热解毒的效果。

173. **茶与鸡蛋相克**　影响人体对蛋白质的吸收和利用。

174. **茶与酒相克**　酒后饮茶，使心脏受到双重刺激，兴奋性增强，更加重心脏负担。

175. **茶与羊肉相克**　容易发生便秘。

176. **茶与药相克**　影响药物吸收。

177. **咖啡与香烟相克**　容易导致胰腺癌。

178. **咖啡与海藻与茶与黑木耳与红酒相克** 同食会降低人体对钙的吸收。

179. **豆浆与蜂蜜相克** 豆浆中的蛋白质比牛奶高，两者冲对，产生变性沉淀，不能被人体吸收。

180. **豆浆与鸡蛋相克** 阻碍蛋白质的分解。

181. **豆浆与药物相克** 药物会破坏豆浆的营养成分或豆浆影响药物的效果。

182. **鲜汤与热水相克** 使汤的味道不鲜美。

183. **开水与补品相克** 破坏营养。

184. **牛奶与米汤相克** 导致维生素 A 大量损失。

185. **牛奶与钙粉相克** 牛奶中的蛋白和钙结合发生沉淀，不易吸收。

186. **牛奶与酸性饮料相克** 凡酸性饮料，都会使牛奶的 PH 值下降，使牛奶中的蛋白质凝结成块，不利于消化吸收。

187. **牛奶与橘子相克** 引起胃炎或胃蠕动异常。

188. **牛奶与巧克力相克** 牛奶中的钙与巧克力中的草酸结合成草酸钙，可造成头发干枯、腹泻，出现缺钙和生长发育缓慢。

189. **牛奶与药物相克** 降低了药物在血液中的浓度，影响疗效。

190. **牛奶与菜花相克** 菜花的含的化学成分影响钙的消化吸收。

191. **牛奶与韭菜相克** 影响钙的吸收。

192. **牛奶与果汁相克** 降低牛奶的营养价值。

193. **酸牛奶与香蕉相克** 同食易产生致癌物。

194. **牛奶与菠菜相克** 同食会引起痢疾。

195. **冷饮与热茶相克** 不仅牙齿受到刺激，易得牙病，对胃肠也有害。

196. **汽水与进餐相克** 对人体消化系统极为有害，使胃的消化功能越变越差。

197. **酒与牛奶相克** 导致脂肪肝，增加有毒物质的形成，降低奶类的营养价值，有害健康。

198. **酒与咖啡相克** 火上浇油，加重对大脑的伤害，刺激血管扩张，极大地增加心血管负担，甚至危及生命。

199. **酒与糖类相克** 导致血糖上升，影响糖的吸收，容易产生糖尿。

200. **白酒与啤酒相克** 导致胃痉挛、急性胃肠炎、十二指肠炎等症，同时对心血管的危害也相当严重。

201. **白酒与牛肉相克** 火上浇油，容易引起牙齿发炎。

202. **白酒与胡萝卜相克**　同食易使肝脏中毒。

203. **白酒与核桃相克**　易致血热，轻者燥咳，严重时会出鼻血。

204. **烧酒与黍米相克**　同食会引起心绞痛。

205. **啤酒与腌熏食物相克**　有致癌或诱发消化道疾病的可能。

206. **啤酒与汽水相克**　这样喝啤酒很少有不醉的。

207. **啤酒与海味相克**　同食会引发痛风症。

208. **冰棒与西红柿相克**　同食会中毒。

209. **蜂蜜与大米相克**　同食会胃痛。

210. **果汁与虾相克**　同食会腹泻。

211. **蜜与毛蟹相克**　同食会引起中毒。

三、不宜同食的食物

俗话说："药食同源"，"药补不如食补"。但进补也要讲究科学，根据中医"五行生克"规律的学说，有些食物是不能同时吃的。若吃，最好要间隔 2 小时以上。

（一）蔬菜类

1. **萝卜**　严禁与橘子同食，同食易患甲状腺肿。忌与胡萝卜、首乌、地黄同食；服人参时忌食。

2. **胡萝卜**　不宜与西红柿、辣椒、石榴、莴苣、木瓜等同食，最好单独吃或和肉类烹调。

3. **甘薯（红薯、白薯、地瓜、山芋）**　不能与柿子、香蕉同食。

4. **黄瓜**　不宜与含维生素 C 含量高的蔬菜，如西红柿、辣椒等同烹调。

5. **茄子**　不宜与黑豆、蟹同食。

6. **韭菜**　不宜与菠菜同食，同食易引起腹泻。

7. **小白菜**　忌与黑豆、花生、毛豆、笕菜、猪肉等同吃。

8. **菠菜**　不宜与豆腐同食，同食易使人缺钙，忌韭菜。

9. **南瓜**　不宜与含维生素 C 的蔬菜、水果同食；不可与羊肉同食，否则会引起黄疸和脚气病。

10. **香菜**　不可与补药同食；忌白术、牡丹皮。

11. **苦菜**　不可与蜂蜜同食。

12. **辣椒**　忌与羊肝、南瓜同食。

13. **芹菜** 不宜与黄瓜同食。

14. **花生** 不宜与蕨菜、毛蟹、黄瓜同食。

15. **豆腐** 不要与牛奶、菠菜同食；忌用豆浆冲鸡蛋；忌与四环素同食。

（二）肉禽蛋类

1. **猪血** 忌黄豆、地黄、何首乌。

2. **猪肝** 忌与黄豆、豆腐、鱼肉、雀肉、山鸡、鹌鹑肉同食。

3. **猪肉** 忌与鹌鹑、鸽肉、鲫鱼、菱角、黄豆、蕨菜、桔梗、乌梅、百合、巴豆、大黄、黄连、牛肉、驴肉、羊肝等同食。

4. **羊肉** 忌与豆腐、荞麦面、乳酪、南瓜、醋、赤豆、梅干菜同食；忌铜、丹砂。

5. **猪脑髓** 不可与酒、盐同食，影响男子性功能。

6. **鸡肉** 老鸡头有毒不能吃。忌与菊花、芥末、糯米、李子、大蒜、鲤鱼、鳖肉、虾、兔肉同食。

7. **牛肉** 不可与鱼肉同烹调；不可与栗子、黍米、蜂蜜同食；不可与韭菜、白酒、生姜同食。

8. **牛肝** 不宜与含维生素 C 的食物同食；忌鲍鱼、鲇鱼。

9. **鸭肉** 忌木耳、胡桃；不宜与鳖肉同食。

10. **狗肉** 忌与绿豆、杏仁、菱角、鲤鱼、泥鳅同食；忌用茶；不宜与大蒜同食。

11. **鹅肉** 不宜与鸭梨同食。

12. **鸡蛋** 忌与柿子同食；同食可引起腹痛腹泻、易形成柿结石；不宜与兔肉、鲤鱼、豆浆同食。

（三）水产类

1. **海鳗鱼** 不宜与白果、甘草同食。

2. **鲤鱼** 忌朱砂、狗肉。

3. **鳝鱼** 忌狗肉、狗血、芥末；青色鳝鱼有毒，黄色鳝鱼无毒，有毒鳝鱼一次食用 250 克，可致死。

4. **海带** 不宜与甘草同食。

5. **泥鳅** 不宜与狗肉同食。

6. **青鱼** 忌用牛、羊油煎炸；忌与芥末、白术、苍术同食。

7. **带鱼、黄花鱼** 禁忌用牛、羊油煎炸；凡海味都禁甘草。

8. **虾**　禁同时服用大量维生素 C，否则，可生成三价砷、能致死。不宜与猪肉同食，损精；忌与狗、鸡肉同食；忌糖。

（四）水果类

1. **枣**　不可与海鲜同食，否则令人腰腹疼痛；不可与葱同食，否则令人脏腑不合，头胀。

2. **桃子**　不宜与鳖肉、龟肉同食。

3. **芒果**　不宜与大蒜等辛物同食。

4. **鸭梨**　忌鹅肉、蟹；忌多吃；忌与油腻、冷热之物杂食。

5. **山楂**　不宜与海鲜、鱼类同食。

6. **石榴**　服人参时忌用。

7. **葡萄**　忌与四环素同食。

8. **苹果**　不宜与海味同食。

9. **香蕉**　不宜与白薯同食。

10. **柿子**　禁与蟹、水獭肉同食；同食腹痛、大泻；忌与红薯、酒同食。

11. **杨梅**　忌生葱；不宜与羊肚、鳗鱼同食，

12. **柑子**　忌与蟹同食。

13. **杏**　忌与小米同食、否则令人呕吐。

14. **桔子**　忌与箩卜同食，同食诱发甲状腺肿；忌与牛奶、蟹、蛤同食。

15. **银杏**　严禁多吃，婴儿吃 10 颗左右可致命，3～5 岁小儿吃 30～40 颗可致命；不可与鱼同食。同食则产生不利于人体的生化反应、小儿尤忌。

（五）谷物类

1. **黄豆**　不宜与猪血、蕨菜同食；服四环素时忌用。

2. **大米（粳米）**　不可与马肉同食；不可与苍耳同食。

3. **小米**　不可与杏同食，同食易使人呕吐、泄泻；气滞者忌用。

4. **绿豆**　不宜与狗肉、榧子同食。

5. **黑豆**　忌与厚朴、蓖麻籽、四环素同食。

6. **红豆**　忌与米同煮，食之发口疮；不宜与羊肉同食；蛇咬伤，百日内忌食；多尿者忌用。

（六）调料饮品类

1. **蒜**　一般不与补药同食；忌蜂蜜、地黄、何首乌、牡丹皮。

2. **葱**　不宜与杨梅、蜜糖同食，同食易气壅胸闷；忌枣、常山、地黄。

3. **酒**　忌与汽水、啤酒、咖啡、奶、茶、糖同饮，不然对肠胃、肝、肾脏器官有严重的损害；不宜与牛肉、柿同食。

4. **醋**　忌丹参、茯苓、不宜与海参、羊肉、奶粉同食；忌壁虎，可致命。

5. **糖**　忌虾，不可与竹笋同煮；不宜与牛奶、含铜食物同食。

6. **蜜**　不宜与葱、蒜、韭菜、莴苣、豆腐同食，不然易引起腹泻；忌地黄、何首乌。

7. **茶**　贫血患者服用铁剂时，忌饮茶；不宜与狗肉同食；服人参等滋补药品时忌用。

8. **花椒**　忌防风、附子、款冬。

9. **牛奶**　忌牛奶中放钙粉；勿用牛奶冲鸡蛋；不宜与酸性饮料同食；不宜与糖同食；不宜与巧克力、四环素同食。

第五节　合理膳食规划方案

合理膳食规划为：一二三四五；红黄绿白黑；细嚼慢咽；摄足微量营养素；四大饮食习惯要及时纠正。

（一）一二三四五

"一"指每日饮一袋牛奶（或酸奶），内含250毫克钙，可以有效改善我国膳食钙摄入量普遍偏低的状态。

"二"指每日摄入碳水化合物250~350克，相当于主食6~8两，各人可依具体情况酌情增减。

"三"指每日进食三份高蛋白食品，每份指：瘦肉1两；或大鸡蛋1个；或豆腐2两；或鸡鸭2两；或鱼虾2两。

"四"指四句话：有粗有细（粗细粮搭配）；不甜不咸（广东型膳食每日摄盐6~7克；上海市型8~9克；北京型14~15克；东北型18~19克，以广东型最佳，上海型次之）；三四五顿（指在总量控制下，用餐次数多，有利防治糖尿病、高血脂）；七八分饱。

"五"指每日500克蔬菜及水果，加上适量烹调油及调味品。

（二）红黄绿白黑

"红"指每日可饮少量红葡萄酒 50 ~ 100 毫升，以助增加高密度脂肪蛋白及活血化瘀，预防动脉粥样硬化。

"黄"指黄色蔬菜，如胡萝卜、红薯、南瓜、西红柿等，其中含丰富的胡萝卜素，对儿童及成人均有提高免疫力的功能。

"绿"指绿茶及深绿色蔬菜，各式饮料以茶最好，茶以绿茶为佳，据中国预防医科院研究，绿茶有明确的抗肿瘤，抗感染作用；又能调适身心，陶冶性情。

"白"指燕麦粉或燕麦片，据研究证实，每日进食 50 克燕麦片，可使血胆固醇平均下降 39%，甘油三酯下降 79%，对糖尿病更有显著疗效。

"黑"指黑木耳，每日食黑木耳 5 ~ 15 克，能显著降低血黏度与血胆固醇，有助于预防血栓形成。

（三）细嚼慢咽

细嚼慢咽是指咀嚼可消耗一定的热能，吃同种乃至同样多的食物，细嚼慢咽比狼吞虎咽更利于消化和吸收。

（四）摄足微量营养素

摄足微量营养素是指科学家发现肥胖与某些微量营养素缺乏有关，维生素、钙、铁、锌等微量营养素，主要分布于粗粮野菜、绿色蔬菜及干果之中，坚持荤素搭配、粗细相兼的配餐原则。

（五）四大饮食习惯要及时纠正

纠正习惯一：炒菜时多放油、糖、盐，讲美食不讲营养。当前我国每人平均每天摄入 40 克油，而我国发布的《中国居民平衡膳食宝塔》中规定，油脂的摄入量每人每天不超过 25 克，而油脂和糖的摄入量过多会导致肥胖、高血压等慢性疾病。盐的摄入量过多也是当前我国人群面临的一个问题，世界卫生组织发布的标准是每人每天盐的摄入量不超过 6 克，中国营养学会发布的标准是每人每天盐的摄入量不超过 10 克，但目前我国每人每天盐的摄入量达到 15 ~ 20 克，北方居民喜欢口味重，盐的摄入量更多。而盐的摄入量过高会直接导致高血压等慢性疾病。

纠正习惯二：肉类消费猛增加，饮食结构西方化。在 20 世纪 80 年代，我国居民的饮食结构还是属于标准的东方膳食结构，居民的饮食中，粗粮、豆类、薯类、肉类食物都有一定的摄入量；但现在居民的饮食结构却出现了严重的西方化倾向，肉类、蛋类的消费剧增。现在居民的饮食中，肉类所占的比例至少比 20 年前高出一倍。肉类是高能量和高脂肪食物，摄入过多往往会引起肥胖，且是某些慢性病的诱发因素。

纠正习惯三：明知油炸食品不健康却贪图味美照吃不误。经过高温或者熏烤后，油条、麻花等油炸食品，烤羊肉串、熏鱼、熏肉等烘烤食品会含有很多致癌物质，其中最具有代表性的致癌物质就是苯并芘（苯并芘是一种强烈的致癌物质，在人体任何部位都可引发肿瘤，毒性非常大，苯并芘可以通过胎盘侵害胎儿，可以通过乳汁侵害婴幼儿，还能引起心脑血管疾病等）。

纠正习惯四：早餐太少晚餐太饱，一日三餐分布不均。平衡膳食要注意一日三餐分配要合理，一般早、中、晚餐的能量分别占总能量的 30%、40% 和 30%；但现在的情况却是，很多人的早餐吃得太少甚至不吃，而晚餐却吃得太多太丰盛。

第六章

烟酒应该分分家　戒掉恶习人人夸

——戒烟限酒规划

第一节　肺腑之"烟"莫再吸
君子之"焦"害身体

——吸烟的直接危害

烟草是从哥仑布发现新大陆之后，至今有几百年历史。吸烟不仅危害自己的身体，也会对他人造成伤害，也会产生不良社会影响。吸烟有一定的社会性，在社交中具有一定的社会功能，但同时又可能诱发多种疾病，对个体健康危害极大。吸烟致癌已经公认。流行病学调查表明，吸烟是肺癌的重要致病因素之一，特别是鳞状上皮细胞癌和小细胞未分化癌。吸烟者患肺癌的危险性是不吸烟者的 14 倍，一定要引起注意。

我国是烟草生产和消费大国，每年消耗的烟草占世界总销额的 1/3 以上，吸烟者高达 3 亿。据中国预防医学科学院估算，还有约 4 亿人受到被动吸烟的危害，因而我国约有 7 亿人直接或间接地受到烟草的危害。香烟烟雾中，92% 为气体，如一氧化碳、氢氰酸及氨等；8% 为颗粒物，这些颗粒物统称焦油，内含尼古丁、多环芳香羟、苯并芘及 β - 萘胺等，已被证实的致癌物质约 40 余种。吸烟对人体的危害是一个缓慢的过程，需经较长时间才能显示出来，尼古丁又有成瘾作用，使吸烟者难以认识。吸烟可诱发多种癌症、心脑血管疾病、呼吸道和消化道疾病等，是造成早亡、病残的最大病因之一。英国一项研究证明，中年吸烟者死亡率为不吸烟者的 3 倍。WHO 资料表明，目前全球每年死于与吸烟有关的各种疾病达 300 万人，估计到 2025 年将升高到 1000 万，而我国将占 200 万。吸烟已成为严重危害我国人民健康的紧迫问题。

吸烟危害健康已是众所周知的事实。全世界每年因吸烟死亡达 250 万人之多，烟是人类第一杀手。自觉养成不吸烟的个人卫生习惯，不仅有益于健康，而且也是一种高尚公共卫生道德的体现。在吸烟的房间里，尤其是冬天门窗紧闭的环境里，室内不仅充满了人体呼出的二氧化碳，还有吸烟者呼出的一氧化碳，会使人感到头痛、倦怠，工作效率下降，更为严重的是在吸烟者吐出来的冷烟雾中，烟焦油和烟碱的含量比吸烟者吸入的热烟含量多 1倍，苯并芘多 2 倍，一氧化碳多 4 倍，氨多 50 倍。吸烟对各器官的直接危害：

1. **口腔及喉部**　烟的烟雾（特别是其中所含的焦油）是致癌物质——就是说，它能在它所接触到的组织中产生癌，因此，吸烟者呼吸道的任何部位（包括口腔和咽喉）都有发生癌的可能。

2. **心脏与动脉**　尼古丁能使心跳加快，血压升高，烟草的烟雾可能是由于含一氧化碳之故，似乎能够促使动脉粥样化累积，而这种情形是造成许多心脏疾病的一个原因，大量吸烟的人，心脏病发作时，其致死的概率比不吸烟者大很多。

3. **食道**　大多数吸烟者喜欢将一定量的烟雾吞下，因此消化道（特别是食道及咽部）就有患癌疾的危险。

4. **肺**　肺中排列于气道上的细毛，通常会将外来物从肺组织上排除。这些绒毛会连续将肺中的微粒扫入痰或黏液中，将其排出来，烟草烟雾中的化学物质除了会致癌，还会逐渐破坏一些绒毛，使黏液分泌增加，于是肺部发生慢性疾病，容易感染支气管炎。明显地，"吸烟者咳嗽"是由于肺部清洁的机械效能受到了损害，于是痰量增加了。

5. **膀胱**　膀胱癌可能是由于吸入焦油中所含的致癌化学物质所造成，这些化学物质被血液所吸收，然后经尿道排泄出来。

第二节　二手烟及其危害

名词解释：二手烟

二手烟又称"二手烟草烟雾"或"环境烟草烟雾"，是指从卷烟或其他烟草制品燃烧端散发的烟雾，且通常与吸烟者喷出的烟雾混杂在一起。吸烟者抽吸时产生的烟雾称主流烟雾，其中约 70% 吸入肺部，30% 留在空气中；

吸烟者停止抽吸时卷烟自燃散发的烟雾称支流烟雾（又称侧流烟雾）。吸烟造成的支流烟雾和主流烟雾所含有害物质成分基本相同，但数量上有一定差别，其原因主要是抽吸时温度较高，燃烧比较完全，而不抽吸时烟草自燃的温度较低，所以一氧化碳等有害气体和一些有害物质含量不同。支流烟雾的一氧化碳含量是主流烟雾的 5 倍，焦油和烟碱为 3 倍，苯并芘为 4 倍，氨为 46 倍，尼古丁为 2 倍或更高。在通风不好的室内，有人吸 2 支烟后，室内空气污染比室外高出 20 倍。在密闭的室内，吸烟者同样也吸入支流烟雾。

世界卫生组织《烟草控制框架公约》、《2006 年美国卫生总监报告》、《2007 年中国控制吸烟报告》都明确指出："二手烟不存在所谓的安全暴露水平。如果有人在室内吸烟，即使使用通风、空气过滤等装置，或在室内设置任何形式的吸烟区（无论是否有专门的通风系统），都达不到全面无烟的要求。"

餐厅划分吸烟区和非吸烟区，并不能减少非吸烟者的二手烟暴露。首先，吸烟区不全是吸烟者，也有很多非吸烟者就餐，吸烟肯定会影响到他们。餐厅工作人员在服务的同时，也会接触二手烟。其次，即使在吸烟区和非吸烟区之间设置物理屏障，吸烟区的二手烟也会通过通风、空调系统散发到非吸烟区。研究显示：使用自然通风或安装通风设备只能除去大的烟尘颗粒，不能清除微小颗粒，更不能彻底清除二手烟中的各种有毒气体。一旦烟草烟雾形成，很难清除，接触二手烟者不可避免地会受到毒害。

楼梯间、厕所、一个人使用的办公室也都属于室内公共场所，这些地方的烟草烟雾也会通过通风、空调系统进入其他房间，造成二手烟暴露。

烟草烟雾还会发散、滞留在墙壁、家具、衣服甚至头发和皮肤上，形成"三手烟"。"三手烟"包含重金属、致癌物甚至辐射物质，可在室内滞留数小时、数天甚至数月，会持续对进入室内的人产生健康危害。

因此，世界卫生组织认为，接触烟草烟雾没有安全程度可言，应当抛弃"二手烟草烟雾毒性有一个临界值"的观念。100% 无烟环境之外的任何方案，包括通风、空气过滤和指定吸烟区（无论是否有专门的通风系统），都一再表明是无效的，技术方法不能阻止二手烟暴露。

因此，禁止室内吸烟是确保彻底阻止接触烟草烟雾的唯一有科学依据的解决办法。

一、二手烟的危害

吸烟是全球八大主要致死原因之一，会引发肺部疾病、癌症、心脏病、低出生率、胎儿死亡、结核病高死亡率等许多问题。由于健康状况不佳及过早死亡等原因，吸烟使许多家庭陷入贫困。

卷烟中的有害物质几乎损害人体的全部重要器官，包括呼吸系统、循环系统、神经精神系统、泌尿生殖系统、消化系统等。这些成分对吸烟者与接触二手烟烟者的损害基本一致，接触二手烟者与生活在无烟环境中的人相比，患冠心病的风险高出 25% ~ 30%，由心脏疾病造成的死亡风险提高30%，呼吸困难危险率增加 45%，患慢性支气管炎风险增加 65%，患哮喘风险增加 39%。

（一）对女性的危害

接触二手烟会加速女性衰老，卷烟释放出的有害物质阻碍皮肤的血流供应，造成营养流失。生活在吸烟环境中的女性更易呈现出"烟民脸"的特征：憔悴、皱纹、皮肤灰暗、头发易稀少变灰。生活在吸烟家庭中的不吸烟女性，比生活在无烟家庭中的女性，更易受到疾病困扰，如月经紊乱、痛经、雌激素低下、绝经期提前、骨质疏松、尿失禁等。女性 90% 的肺癌、75% 的慢性阻塞性肺病和部分冠心病都与烟草伤害有关。即使生活在无烟家庭，在工作场所、餐饮娱乐场所接触二手烟同样危险。20 岁以上的女性，如果每天接触二手烟 1 包或 1 包以上，持续 10 年以上，发生轻度、中度或中度以上的子宫颈内上皮细胞癌概率是未暴露者的 3.3 ~ 6.1 倍；持续 20 年以上，风险提高到 4 ~ 7.2 倍。同时，患子宫颈癌前病变的概率是未暴露者的 2.73 倍；每天接触二手烟超过 10 支以上，危险就提高到 3.97 倍。另外，孕妇怀孕期间如果自己经常吸烟或接触二手烟，很有可能造成流产、早产、胎儿畸形甚至死胎。

（二）对儿童的危害

全世界约有 7 亿儿童的健康受到二手烟暴露威胁。烟草烟雾发散、滞留在墙壁、沙发、地毯、家具的有害微粒（可吸入颗粒物）包含重金属、致癌物、放射物质，吸烟者的衣服、皮肤、头发也都有残留。这些可吸入颗粒物可滞留数小时、数天甚至数月，不会随风而散。它们可能危害儿童神经系统，造成智力低下，被吸烟儿童罹患多动症的风险增加一倍以上，口吃风险增加将近一倍，头痛的可能性也明显增加；二手烟还会损害儿童呼吸系统，引发哮喘、气管炎、肺炎、降低儿童肺功能发育速度；同时还会增加日后罹患心血管病等慢性病的风险。长期接触二手烟，有可能造成幼儿猝死综合征、肺癌及白血病。另外，烟雾笼罩下的儿童体格发育迟缓，更易出现烦躁不安、哭闹现象，更难喂养，同时耳、鼻、喉部感染的机会增加，听力也会受影响。

（三）餐厅吸二手烟的危害

在餐厅吃饭时，如果身边的人饭后点上一支烟，您的消化系统健康就已经受到了威胁。事实上，饭后接触烟草烟雾，比平常的危害更大。身体在对食物积极消化、吸收的同时，对卷烟烟雾的吸收能力也增强，吸进的有害物质也会增加。卷烟释放的有害物质会使人体的蛋白质和重碳酸盐的基础分泌受到抑制，从而妨碍食物消化，影响营养吸收。同时，还会给胃及十二指肠造成直接损害，使胃肠功能紊乱，胆汁分泌增加，引起腹部疼痛等症状。来自多国大量的证据表明，吸烟可以造成消化系统的多种疾病，特别是食管癌、胃癌、结肠癌及消化道溃疡，加重消化性溃疡症状，影响疗效。许多人都喜欢在喝酒时吸烟，认为朋友相聚，有酒有烟，才有气氛。但烟酒一起食用比单独喝酒或吸烟的危害更大。酒精会促进焦油等有毒有害物质的吸收。

（四）卫生间吸二手烟的危害

卫生间的氨浓度相对较高，氧含量相对较低，烟草在低氧状态下燃烧会产生更多的二氧化硫和一氧化碳，连同厕所里的有毒气体被大量吸入肺中，对人体危害极大。患有冠心病或慢性支气管炎的人在上厕所时被吸烟，可导致心绞痛、心肌梗死或气管炎、哮喘的急性发作。

（五）车内吸二手烟的危害

在酒吧，不断吸烟能把烟颗粒浓度提高到 30～60 微克/立方米；在卧室，吸一根烟产生的颗粒物质浓度达到 300 微克/立方米；而车内二手烟颗粒的浓度达到 400～3000 微克/立方米，浓度是酒吧的 50 倍，是卧室的 10 倍。即使靠着完全开着的车窗吸烟，在车速为每小时 32 公里时，车内二手烟颗粒浓度仍是不健康水平的两倍以上。如果车窗关闭，二手烟颗粒浓度的峰值将达到 3000～4000 微克/立方米。而且，冬天人们开车时很少开窗，最多打开车内空气循环系统，此时车内二手烟的浓度测量峰值超过 1000 微克/立方米。无论是否有其他人在车上，都不应该在车内吸烟，因为烟中含有的有害气体比如甲醛、苯等会附着在车内，危害会持续存在。

二、二手烟怎样危害人体

据研究，香烟燃烧后的烟雾中含有四千多种有害物质，就医学观点来看可分为四大类：

1. **一氧化碳**　在香烟烟雾中的浓度约万分之四，与红血球的结合力为氧和红血球结合力的 210 倍左右，所以一氧化碳被吸入人体后，红血球输送氧气的能力会降低，而使体内缺氧。

2. **尼古丁**　它在进入人体后会产生如下作用：四肢末梢血管收缩、心跳加快、血压上升、呼吸变快、精神状况改变（变得情绪稳定或精神兴奋），并促进血小板凝集，这是造成心脏血管阻塞、高血压、中风等心血管疾病的主要帮凶。

3. **刺激性物质**　这些物质不但会对眼睛、鼻腔和咽喉产生刺激，也会刺激支气管黏膜下腺体的分泌，导致急性支气管发炎及慢性支气管炎。

4. **致癌物质**　除公认的致癌物质尼古丁以外，烟雾中含有较多的放射性元素（如钋），它们在吸烟时挥发，并随着烟雾被人体吸收，在体内积蓄，不断地释放 α 射线，从而损伤机体组织细胞，对人体免疫力造成破坏，为癌细胞生长创造环境。

毋庸置疑，以上的四大类有害物质对于烟民和二手烟吸入者同样有害。更值得注意的是，分流烟中的一些有害物质比主流烟含量更高，如一氧化碳，分流烟是主流烟的 5 倍；焦油和烟碱是 3 倍；氨是 46 倍；亚硝胺（强烈致癌物）是 50 倍。研究结果也显示，吸二手烟对身体影响与吸烟者相似，因为对吸二手烟者的尿检发现，他们的小便中也含有尼古丁等物质的代谢物。

（一）二手烟患癌概率等同吸烟

专家指出，每日和吸烟者在一起呆上 15 分钟以上，吸"二手烟"者的危害便等同于吸烟者。肺癌患者有 75% 因素与吸烟上。每个人身上都有"原癌基因"，这种基因使人在胚胎时期能够生长，但其应该在适当的时候停止起作用，否则人就容易得癌，而吸烟可以使得这种基因再次开始起作用导致癌症。让人惊心的是，专家发现吸"二手烟"的危害几乎等同于吸烟。专家提醒，吸"二手烟"的危害更不容忽视，不吸烟者和吸烟者一起生活或者工作，每天闻到烟味一刻钟，时间达到一年以上的危害等同吸烟。

（二）二手烟的目前状况

不吸烟者每日被动吸烟 15 分钟以上者定为被动吸烟，又称"强迫吸烟"或"间接吸烟"。在日常生活中绝大多数人不可能完全避免接触烟雾，因而成为被动吸烟者。

我国目前约有 3．5 亿吸烟者，居世界各国之首。每年死于吸烟相关疾病的人数近 100 万。我国参与的"全球青少年烟草调查"结果显示：青少年在家中和公共场所受二手烟危害的比例分别为 43.9% 和 55.8%。全国吸烟行为流行病学调查数据显示，虽然近年来人们的吸烟率已经出现了下降趋势，但被动吸烟状况没有任何改善。

（三）被动吸烟者八成在家受害

报告显示，被动吸烟人群中，82% 在家庭中、67% 在公共场所、35% 在工作场所接触二手烟。其中，因年龄、性别和职业的不同，人们在各类场所接触二手烟的比例也不同。被动吸烟的女性 90% 是在家庭中接触二手烟。20～59 岁男性在公共场所和工作场所接触二手烟的比例最高。

由此看来，吸烟对人体健康来说有百害而无一利。所以要尽量戒除或少吸，不吸烟的人最好不要染上这个嗜好。

三、拒吸二手烟的方法

1. 告诉别人和你的朋友，你不喜欢吸烟。
2. 不要接受别人递上的香烟，要养成拒绝的习惯。
3. 不论身在何地，坚持选择"禁止吸烟区"。
4. 避免或减少在公共场所接触"二手烟"利用法律来保护自己。
5. 《公共场所禁烟法》已颁布，你完全有权利用法律来保护自身的利益。
6. 加大法律效力。可给报纸和卫生官员写信，督促公共场所达到无烟。
7. 确保您的孩子无论上学前，在学校或放学后都应有一个无烟的生活环境。
8. 到无烟或设有无烟区的餐馆就餐。
9. 让吸烟者知道你不喜欢他们在你身边吸烟。
10. 让吸烟者知道他们身上发霉的烟味儿令人反感。

四、如何减少已吸入的二手烟对我们身体所造成的伤害

1. **多吃新鲜的蔬菜水果**　尤其是富含胡萝卜素及维生素 C 蔬果，如木瓜、蕃茄、胡萝卜、南瓜等，因为维生素具有抗氧化的功能，可以抗癌。
2. **多喝水，多排尿**　多运动，多排汗，可以加速排除体内的尼古丁等有害物质。
3. **专家建议**　肺癌应该以预防为主，年轻人应戒烟或者尽量少吸烟。

有吸烟史、有早期症状，如咳嗽、胸痛和肩关节疼痛等，有慢性呼吸道疾病的，或者肿瘤家族病史的人，最好每年到医院做一两次低剂量螺旋 CT 检查，以便早期发现、早期治疗。

第三节　二指禅功莫再练　劝君戒掉手中烟
——戒烟方法

一、首先要意识到戒烟的益处

1. **戒烟 20 分钟后**　随着戒烟后身体里尼古丁含量的降低，全身的循环系统得到改善，特别是手和脚部。

2. **戒烟 8 小时后**　血液中的含氧量达到不吸烟时的水平，同时体内一氧化碳的含量减少到一半。

3. **戒烟 24 小时后**　戒烟给心脏、血压和血液系统带来的益处便会显现出来。戒烟 1 年，冠心病的超额危险性比继续吸烟者下降一半。

4. **戒烟 48 小时后**　尼古丁全部消除，你会发现你的味觉和嗅觉开始得到改善。

5. **戒烟 72 小时后**　呼吸变得更加轻松，同时你会感到整体精神状态有所改善。

6. **戒烟 3～9 个月后**　任何呼吸问题都得到了改善，而且肺部的效率增加了 10%。

7. **戒烟 5 年后**　中风的危险性降到从不吸烟者水平。

8. **戒烟 10 年后**　患肺癌的概率达到了正常人的一半。

9. **戒烟 15 年**　患冠心病的危险与从不吸烟者相似。死亡的总体危险度恢复到从不吸烟者水平。因此，任何时间戒烟都不算迟，而且最好在出现严重健康损害之前戒烟。如果你在 35 岁前戒烟成功，那么你的预期寿命将和正常人一样。

二、13 种方法有助于烟民戒烟

1. **消除紧张情绪**　紧张的工作状况是您吸烟的主要起因吗？如果是这样，那么拿走您周围所有的吸烟用具，改变工作环境和工作程序。在工作场所放一些无糖口香糖、水果、果汁和矿泉水，多做几次短时间的休息，到室外运动运动，运动几分钟就行。

2. 体重问题　戒烟后体重往往会明显增加，一般增加 5 ~ 8 磅。吸烟的人戒烟后会降低人体新陈代谢的基本速度，并且会吃更多的食物来替代吸烟，因此吸烟的人戒烟后体重在短时间内会增加几千克，但可以通过加强身体的运动量来对付体重增加，因为增加运动量可以加速新陈代谢。吃零食最好是无脂肪的食物。另外，多喝水，使胃里不空着。

3. 加强戒烟意识　明确目标改变工作环境及与吸烟有关的老习惯，戒烟者会主动想到不再吸烟的决心。要有这种意识，即戒烟几天后味觉和嗅觉就会好起来。

4. 寻找替代办法　戒烟后的主要任务之一是在受到引诱的情况下找到不吸烟的替代办法：做一些技巧游戏，使两只手不闲着，通过刷牙使口腔里产生一种不想吸烟的味道，或者通过令人兴奋的谈话转移注意力。如果您喜欢每天早晨喝完咖啡后吸一支烟，那么您把每天早晨喝咖啡改成喝茶。

5. 打赌　一些过去曾吸烟的人有过戒烟打赌的好经验，其效果之一是公开戒烟，并争取得到朋友和同事们的支持。

6. 少参加聚会　刚开始戒烟时要避免受到吸烟的引诱。如果有朋友邀请你参加非常好的聚会，而参加聚会的人都吸烟，那么至少在戒烟初期应婉言拒绝参加此类聚会，直到自己觉得没有烟瘾为止。

7. 游泳、踢球和洗蒸汽浴　经常运动会提高情绪，冲淡烟瘾，体育运动会使紧张不安的神经镇静下来，并且会消耗热量。

8. 扔掉吸烟用具　烟灰缸、打火机和香烟都会对戒烟者产生刺激，应该把它们统统扔掉。

9. 转移注意力　尤其是在戒烟初期，多花点钱从事一些会带来乐趣的活动，以便转移吸烟的注意力，晚上不要像通常那样在电视机前度过，可以去按摩，听激光唱片，上网冲浪、聊天，或与朋友通电话讨论股市行情等。

10. 经受得住重新吸烟的考验　戒烟后又吸烟不等于戒烟失败，吸了一口或一支烟后并不是"一切都太晚了"，但要仔细分析重新吸烟的原因，避免以后重犯。

11. 亲人鼓励来戒烟　对于戒烟，专家认为家人的鼓励很重要。对于不愿意戒烟的吸烟者，家人应该跟他讲明吸烟的危害，尤其是吸烟不仅伤害自己，对身边的人来说也是一种伤害。每个人都是爱家人的，就算对自己抱有侥幸心理，也会顾及家人尤其是儿童的健康。

　　如果你害怕药物会对身体有影响，专家建议吸烟者可以尝试逐步戒烟法。这个戒烟方式就是给戒烟者制定一个目标逐步戒烟，比如原来一天吸20支烟，规定他一个月后每天少吸5支，下一个月再少吸5支，长期循环直至彻底戒烟。这样的戒烟好处就是不一步到位，身体的不适反应会相对减少。在逐步戒烟的过程中，家人要多对吸烟者鼓励，可以适当弄些奖励，比如完成一个月的目标全家旅游一次，让吸烟者更愿意达成目标。

此外，吸烟容易受环境的影响，所以要尽量避开吸烟场所。家人也要多和戒烟者在一起，因为人独处时容易吸烟。还应尽可能找不吸烟的朋友聊天，多参加体育活动等。

12. 通过饮食来戒烟　饮食宜素不宜荤。油煎食品、太咸的食品或是刺激味重的调料食品，都能使人产生吸烟的欲望。饮食宜碱不宜酸。尿的酸性高，尼古丁容易从体内排除，为了补充体内的尼古丁，就需要吸烟。因此，食用碱性物质可以减缓尼古丁的排泄，这样就可减少吸烟的数量。如果戒烟比较困难，一时戒不掉的话，则应该在饮食上加以调整，抵消吸烟对身体的危害。烟草中含有的尼古丁对维生素C有直接的破坏作用。所以吸烟的人要注意维生素C的补充。

吸烟易伤肺。为此可食用胡萝卜素含量多的蔬菜，如胡萝卜、红薯、西红柿、紫菜、菠菜等，这类蔬菜可大大减少患肺癌的机会。以下是几种戒烟过程中的饮食禁忌：

（1）进食要有选择。戒烟期间应少吃肉，因肉类所含的嘌呤物质，会刺激人想吸咽。而蛋白质分解后，引起血氨增加，氨量高会刺激神经系统，亦可能刺激对烟的渴求。

（2）食物不加香料。戒烟期，不要吃辣椒、芥末、醋、番茄酱、酸菜、甜腻食品和加了香料的食品。因为这些食物可刺激吸烟的欲望，自己本身是觉察不出来的。

（3）戒烟的同时，也戒咖啡和酒，效果会更佳。除了戒咖啡外，也不要喝酒。因为酒减弱人的意志，而戒烟必须有坚强的毅力。

13. 抵御念头来戒烟　由于吸烟已经成为你的一种习惯，戒烟之初，这种习惯一时是难以改掉的，为此要改变以往的习惯逐渐养成新的习惯，并且需要不断重复。如果不能抵抗诱惑，便很容易再次吸烟。因此要尽力对抗诱惑，使不吸烟这个新习惯替代旧习惯。抵御吸烟的念头首先要远离吸烟的诱因。当情绪受到困扰（感到焦虑、生气、无聊、孤单和忧郁）时自然而然就会想吸烟，此时应放松自己，做深呼吸、默想、尽量放松肌肉、练瑜伽、打太极、听音乐、看电视等都能够帮你松弛。此时多与人交谈，与关心你，愿意倾听的人交谈，分担你的压力和困扰，这是克服再次吸烟最有效的办法。

因此，有吸烟习惯尚未戒烟，或认为戒烟难且不常锻炼的朋友，不妨从现在开始投入到体育锻炼和与人交谈中去，因为这也是帮助戒烟和增进健康的有效途径。

第四节　走出十个误区　戒烟更加顺利

误区一　自己是个病人

很多人都认为吸烟是一种不良的生活习惯，要改变这种业已形成的习惯很难；但是大家恐怕没有想到，吸烟其实是一种疾病。吸烟成瘾的烟民实际上就是病人！

病理生理学研究已经证实，吸烟成瘾的实质是尼古丁依赖，世界卫生组织已经将这种依赖作为一种疾病列入国际疾病分类。

误区二　戒烟不能单凭意志力

许多烟民都有戒烟失败的经历，并且把原因归结于自己意志力的薄弱，殊不知尼古丁依赖作为一种精神神经疾病，单纯地依靠意志力说"不"实在太难了！

吸烟者一旦对尼古丁成瘾，则每30~40分钟就需要吸一支烟，以维持大脑尼古丁的稳定水平。达不到这一水平时，吸烟者就会感到烦躁、不适、恶心、头痛并渴望补充尼古丁，其感觉与戒断毒品类似。因而，只有少数吸烟者第一次戒烟就完全戒掉，大多数吸烟者均有戒烟后复吸的经历。

误区三　吸烟影响健康有"时差"

除了在东西半球旅行时需要倒时差之外，人们没想到吸烟影响健康也有"时差"，并不像有些疾病那样立竿见影。专家指出，吸烟是患许多疾病的危险因素，烟草几乎可以损害人体的所有器官。研究表明，吸烟量越大、烟龄越长和开始吸烟的年龄越早，患相关疾病和死亡的危险越大。由于吸烟造成的健康损害具有长期滞后性的特点，吸烟10年、20年甚至更长时间后相关疾病才会出现，这也造成疾病出现之前，吸烟者往往认识不到吸烟的危害。

误区四　吸烟还可能是违法行为

很多人可能一辈子都和"违法"两字八竿子打不到一起，但是随着控烟立法的深入，烟民将来很有可能"一不小心"就违了法。2005年8月，我国十届全国人大常委会第17次会议批准了《烟草控制框架公约》，该公约要求各缔约国必须立法，防止公众接触烟草、烟雾，并于2011年1月9日在我国全面实，这意味着我国要在3年内实现室内公共场所全面禁烟。控烟立法已成大势所趋。

误区五　想好了再戒比仓促上阵成效好

对于吸烟成瘾的人，戒烟是件很困难的事。当一个吸烟者决心戒烟时，一定要深思熟虑，切忌在心理准备尚不充分的情况下戒烟。否则，强烈的戒断症状，包括生理反应和对香烟的渴求会使你难以忍受。一阵痛苦、犹豫之后，你可能重新吸烟，并得出"我这辈子是戒不掉烟"的结论。这也是有的人多次戒烟、多次失败的原因。尼古丁依赖最难以戒除的是精神依赖，也就是心瘾。吸烟者戒烟要有治疗慢性病的心态，要做好打长期战的思想准备。戒烟将会是一场持续终生的战斗，即使成功戒烟后，一个月，一年，甚至十年后仍然可能会复发。戒烟成功后，也要通过持续的努力来对抗香烟的诱惑。

误区六　戒烟也要寻求医师的专业帮助

你可能完全没有这样的经历，或者听说过这样的事，但是寻求专业医师的帮助的确是大多数人没做到的科学戒烟方式。

误区七　吸烟的人戒烟后会不舒服，甚至会得病

吸烟者一旦成瘾，当停止吸烟后，会出现烦躁不安、易怒、焦虑、情绪低落、注意力不集中、失眠、心率减慢、食欲增加等戒断症状，这就是吸烟人戒烟后的不适感觉。

有些人吸了很多年的烟，戒烟后反而得病，这并不是因为戒烟才得的病，而是戒烟之前已经有了基础疾病。吸烟的危害是有潜伏期和滞后性的，所以戒烟后得病和戒烟没有直接关系。

误区八　烟有过滤嘴，吸入的焦油少，危害就小

香烟过滤嘴的通气孔是控制焦油含量的关键部位之一，但大多数烟的通气孔不明显，大部分人也不知道，所以在吸烟时很多吸烟者会无意地夹住通气孔，使焦油的吸入量增加，根本起不到过滤的作用。无论焦油含量高或低，焦油都是有害物质，会增加吸烟者肺癌的发病率。

误区九　吸烟能减肥，戒烟会增加体重

吸烟与控制体重没有关系。有些人戒烟后发现体重增加，就把吸烟与肥胖联系在一起了。其实戒烟后身体基础代谢就降低了，脂肪就会累积，有些人体重就会增加。

误区十　许多人吸烟多年也没有健康问题

吸烟对身体的危害是日积月累的，这就是人们说的，烟草杀人于未来。吸烟时没有生病，并不说明就没有健康隐患。随着吸烟量和吸烟时间的积累，早晚会对身体造成不同程度的危害。鉴于吸烟的慢性高复发特性，医生也要用管理慢性疾病的方法来帮助吸烟者；没有医生介入戒烟工作，失败的可能性远远大于成功的机会。如果医生在戒烟工作中发挥的作用能够被社会广泛认可，那么中国的控烟进程将会显著提速，更多的吸烟者将从中获益。

第五节　引以为"戒"　"吸"取教训

——戒烟故事

"饭后一根烟，快活似神仙。"吸烟虽然能让人减压和愉悦，但是吸烟对自身健康和身边人的危害已经是有目共睹了。

烟瘾的产生主要是心理上的依赖。很多人认为"吸烟就像吸毒"，"戒烟犹如戒毒"。戒烟，戒的是烟，实际上与戒毒一样，拼的是意志力。在艰难的与烟草的战斗中，有的人走出来了，有的仍然困在烟雾中，其间喜乐苦痛只有自知。在这个以"生命与烟草对抗"为口号的"无烟日"里，通过下面这些故事，期许能让正在准备戒烟或仍无戒烟打算的你，生出些许感触，别再"雾"以"吸"为贵了。

戒烟故事一　挑战戒烟高难度　家里摆烟每天数

家住市区宁川路的小蔡从小学六年级便开始偷偷吸烟。"刚开始只是因为看着父亲吸烟觉得好玩"，但随后他也渐渐染上了烟瘾。"每天都得吸上几根，没钱的时候就把母亲给的早饭钱拿去买烟"，甚至宁愿饿着肚子也不戒烟。

2002 年，小蔡中专毕业之后参加工作。自己有了收入之后，他便开始放纵自己沉溺"烟海"，一根接着一根吸，每天至少得吸上一包，如果碰到有工作应酬或者朋友聚会，那一天两三包都是常有的事。因为好面子，又爱出入娱乐场所，他总爱买一包 14.5 元的红狼，那时，他每个月平均工资才1000 元左右，可是每个月至少得花 400 元买烟。

吸烟，让他的经济状况窘迫不已。为了省钱，他甚至人前抽红狼，人后抽牡丹。经济的压力让他数次萌发戒烟的念头，可他却屡试屡败。

戒烟后，不抽烟的每一刻都让小蔡浑身别扭，这时如果看到有人抽烟，他就会心痒难耐。如果有人给他递烟他会迫不及待地接过烟，吸完之后他就开始后悔。戒烟失败让小蔡陷入矛盾之中："每吸一次我都想'抽'自己一回。"

直至一次很偶然的机会，让他终于下定决心戒烟。

"那天我和朋友去一个奶茶店，竟然碰到一群中学生在里面'吞云吐雾'，去网吧上网，一群年轻人也在吸烟，晚上到了KTV又有人在吸烟，一整天下来被烟熏得受不了。"小蔡说，"我当时就想，怎么有这么多人吸烟，难道这烟真的戒不掉吗？"小蔡性格好强不服输，越有难度的事越想挑战。这一次，他决定挑战戒烟。

为此，他开始谢绝别人递的烟。别人戒烟都是把烟藏起来，可小蔡偏偏反其道而行之。为了增加挑战难度，他买了一包烟，放在家里各个明显的角落。"我每个地方都放几根烟，然后隔一两天再检查一遍，如果少了我就会嘲笑自己太没用，一点自控能力都没有，如果没变就鼓励一下自己，就这样过了一个星期，我的烟瘾好像慢慢就淡了，到最后也就没了。"但凡有烟瘾的人都习惯了嘴上叼着东西，为了弥补没有烟的空虚，他买来一堆牙签和吸管还有口香糖，只要想吸烟就用这些东西代替。"说句不怕让你见笑的话，那一整年我只要一睡觉几乎都会梦到自己在吸烟，不管是短暂的午睡时间，还是晚上睡觉，都是一根接一根的吸，醒来时才发现自己戒烟很久了。"

戒烟故事二 节目触动戒烟决心 不给吸烟留后路

李先生49岁，在市区某单位上班。"我从1986年开始吸烟，直到前几年才戒掉。"李先生的烟龄长达24年之久。

因为长期吸烟，李先生渐渐感觉到烟给身体带来的不适，"每天早上起床就感到嘴巴很苦很干。"平时在家里，妻子女儿都不喜欢他吸烟。有时候他吸了烟，不经意坐到女儿身边，怕烟味的女儿立马皱起了眉头，连连摆手，叫父亲"走开走开"。

李先生也接触过很多关于吸烟有害的宣传。这些曾使他动过戒烟的念头，却没有付诸实施。他告诉记者，一天他看到一个电视节目，这让他终于下定决心要戒烟。

节目中，不少人认为吸烟跟寿命没有必然联系，并列举了某些吸烟的名人比不吸烟的名人反而寿命长的例子。节目反驳了这个观点，"不能以特例来说明问题，而应该用人群普遍数据来说话。而根据数据统计，吸烟的人群的确平均寿命较短，且容易得病。"李先生介绍道。

"综上所述的各种原因，让我有了戒烟的决心。"李先生坦言，看完那期节目后，他当即决定戒烟。于是，他把口袋里剩下的半包烟抓成一团，扔进了垃圾桶。

李先生戒烟的过程并不曲折。每当他想吸烟的时候，他在心里告诉自己："你要有这种意志力把烟戒掉。"于是，意志力便战胜了烟瘾。

不想，过了3天之后，他和一个多年的老朋友会面。老朋友递烟给他，他很自然地顺手接过就吸了起来，一根烟快吸完了，他才突然想起来自己已经决定戒烟了。于是，他跟这位老朋友坦承"我戒烟了"。这次之后，别人递过来的烟，他都推掉，坚持不吸。终于成功戒烟。

自从戒烟成功后，次日醒来的他，不再像从前那样嘴巴又苦又涩又麻了，"而是很舒服"。而且，少了到处散落的烟灰，"家里也干净了很多"。

李先生透露了自己的戒烟经验："要戒烟就要彻底，不要给吸烟留后路。我曾看过一篇文章，讲心理暗示在戒烟中的重要性。如果一个人老想着这包烟吸完再戒，这条烟吸完再戒，那是戒不成的。"

戒烟故事三　父亲被烟击垮后　用好烟磨练戒烟意志力

"只要人有毅力，戒烟并不难。"50岁才戒烟的林先生如是说。

55岁的林先生从20岁出头就开始吸烟，因为工作中常有应酬，每天都要吸掉一两包烟。他曾经戒烟戒过3次。第一次戒烟只坚持了半年。戒烟后，发现自己饭量大了起来，食欲特别好，"吃嘛嘛香"，因为怕发胖，所以又逼着自己重新开始吸烟。

"那时候，觉得戒烟很容易。"林先生坦言。然而和多数人一样，在戒掉半个月或几个月之后，他便进入了戒烟的反弹期。"烟瘾上来，就会反弹、复吸。"戒烟多次的林先生还发现，如果一次戒不掉，再戒的话，难度就会越来越大。

林先生的父亲也是个老烟民，从年轻时候便开始吸烟。那时，他父亲每月的工资才30多元，可抽烟就要吸掉10元钱，给家里经济带来了很大压力。那时因为父亲吸烟，父母总是吵架。可父亲却一直不戒，直到退休之后，才开始戒烟。"可是已经戒得太晚了。"林先生感慨道。体检发现，他父亲的肺部受损严重，肺部老化得很快。"平日里，父亲经常咳嗽，现在更是动不动就哮喘。一有什么病，病毒很快就感染到肺部，前阵子还挂瓶挂了十来天。"林先生说。

看到吸烟给父亲身体带来的伤害，林先生深受触动。50岁那年，林先生决定要彻底把烟戒掉。他对自己说："这是最后一次戒烟了，我作为一个男人，如果连烟都戒不掉的话，那还算什么男人？"

次日，他跟几个朋友去钓鱼。为了戒烟，他特意买了一包好烟——软壳中华。等鱼上钩的时候，正是最无聊的时候。要是以往，他都会吸烟打发时间。可这次，林先生决定自己跟自己过不去。每当想吸烟时，他摸出那包"中华"，问自己"吸不吸？"紧接着又自己否定"不吸！"，再把烟放回去。这样反复多次，一天下来，居然一根烟也没动过。

看到自己的意志力战胜了烟瘾，林先生很高兴，回去的路上就把烟送给了一位养殖户。从此以后就再也没碰过烟。到现在他已经5年没吸了，而且，他对烟还生出一股反感，有时候坐电梯时闻到前一个人留下的烟味，就会感到不舒服。

"男人的爱好无非是吸烟喝酒，虽然诱惑力很大，但只要自己有信心，就一定能戒掉。戒烟也考验一个人的意志力。戒烟坚持到一年以后，就不大容易复吸了。"林先生对其他吸烟者给出忠告。

戒烟故事四 父亲因肺癌去世后决心戒烟

杜先生的烟龄有7年。因为工作压力较大，戒烟前一天至少吸两包烟，有时候甚至更多。但他的戒烟之路却特别短。

5年前，杜先生的父亲被查出肺癌，并且已经到了晚期。在医院照顾父亲的那段时间里，杜先生亲眼看到了不少跟父亲一样的肺癌患者。

父亲患病的那段时间里，杜先生真正认识到了吸烟就是慢性自杀。父亲过世后，杜先生决定戒烟。与此同时，杜先生的妻子也认识到了吸烟的危害，督促着杜先生戒烟。在内外双重监督下，他开始戒烟了。

"刚开始的时候确实比较想吸，不知道自己的手应该放在哪里。"杜先生告诉记者，"但是一想起父亲躺在病床上难受的样子，自己就下定决心，坚决戒掉。"

就这样，自父亲去世后，杜先生一支烟都没吸过，到现在已经5年时间了。"只有自己真正认识到了吸烟的危害，才会发自内心地去戒烟。否则，即使戒烟成功也容易复吸，就没有任何意义了。"

戒烟故事五 爱情督促下 戒烟成功了

从25岁认识现在的媳妇开始，张先生便踏上了戒烟之路。"我开始和他处对象的时候没有其他要求，就是希望他把烟戒掉。"张先生的妻子杨女士告诉记者，现在看着戒了半年烟的张先生，她也很满意自己的"成果"。"我俩刚处对象的时候是2011年，她不让我抽烟，嘴里不能有一点烟味，否则拜拜。"张先生告诉记者，"这可苦了我了，每次约会之前，我都会把身上的烟藏起来，刷两次牙，再嚼着口香糖去见面。但这也不是长久之计，后来还是被人家发现了，3天没有理我。"

之后，杨女士就给张先生制订了详细的戒烟计划，并让他写下发誓永不吸烟的悔过书贴在家里的墙上。

妻子为了让张先生信服，还从网上下载了吸烟者的肺部比较图，让他认识吸烟的危害。此外，杨女士还不断给张先生灌输如果男人吸烟，生出来的孩子很可能会发育畸形、生长缓慢、记忆力低下等。

张先生说：我都不知道她从哪里弄到的那些资料，每天给我看，让我了解吸烟的坏处。看她这么用心帮我，吸烟又对自己不好，我就慢慢减少吸烟的数量。现在戒烟也已经半年了。

戒烟故事六　糊涂的爱换来惨痛教训

35岁的王女士，烟龄长达14年。记者在市中心医院病房见到她时，她正在进行手术前的准备工作。

值班护士说，因为吸烟，王女士已经是第三次住院了。烟草中的尼古丁会降低女性性激素的分泌量，开始时王女士只是出现月经不调等普通妇科疾病，这次却是卵巢癌。"我20岁时和老公相恋，21岁组建了家庭。婚后半年，我始终怀不上宝宝，当时查出和老公吸烟有很大的关系。我劝他戒烟时，他以"人生就这一个爱好"为由拒绝了。为了验证我们的爱情，我第一次拿起了烟。在之后的十多年里，我成了一个标准的烟民——饭后、起床、睡前都要吸上一根烟。"王女士说。"记得有一次到乡下出差，晚上想吸烟却发现没带打火机。当时已经是半夜了，我好不容易敲开小卖铺的门，老板问我买什么，我撒谎说买3条芙蓉王。老板拿出3条芙蓉王后，我又让他拿个打火机。拿到打火机后，我扔下一块钱转身就跑。那是我生平第一次撒谎，现在想想真是惭愧。"王女士说。

王女士说："十多年的烟龄，让我可能付出生命的代价。希望所有听到我的故事的人都立刻把烟戒掉。同时，我想对老公说：我已经因为吸烟躺在了手术台上，不希望下一个人是你。"

第六节　少喝一点为健康　酗酒成性身体伤

根据卫生部疾病预防控制局和国家疾病预防控制中心的推荐：健康成年男性一天饮用酒的酒精量不超过25克，相当于啤酒750毫升，或葡萄酒

250 毫升，或 38 度的白酒 75 克，或高度白酒 50 克；成年女性一天饮用酒的酒精量不超过 15 克，相当于啤酒 450 毫升，或葡萄酒 150 毫升，或 38 度的白酒 50 克。

一、酒中豪杰别去当

消化肿瘤内科收来 16 个食道癌的患者，最年轻的才 27 岁，全是食管中段的病变。幸运的是都是早期癌。别劝别人喝酒了，除非你跟他有刻骨铭心的仇！往死喝酒的人都是傻子——来自肿瘤医院医生的忠告。

朋友要体谅，不要拼酒量。以前的酒还是粮食做的，现在的酒基本上是水和化学物质勾兑的。朋友们，你们喝的不是酒，喝的是化学物质。喝下去伤肝又伤肾。因为我爱我的朋友！还因为身边有一群爱喝酒的朋友！人到中年，爱惜自己，也就是在爱惜别人，因为你健康了，未来的路才会越走越远，给"酒精考验"的战士，酒场争斗的勇士，也告诫那些正在或者即将深入酒穴的圣斗士，酒海无边，尽早上岸。

二、醉酒对人体的危害

朋友聚会，结婚办喜事难免会喝多，很多人喝过酒会感觉各种难受，大量的酒精进入胃和血管，一些不胜酒力的人就会因醉酒出现各种不适，酒对肝脏有所伤害：脂肪堆积在肝脏引起脂肪肝。还容易引起胃溃疡：可引起胃出血而危及生命。造成神经系统伤害：譬如周边神经病变。喝酒不但自己遭罪，还常常令家人和朋友不知所措，以下是醉酒的预防和应对方法：

首先，不要空腹喝酒，否则，酒精在胃里很容易被吸收，导致醉酒。建议喝酒前吃一些富含淀粉和高蛋白的食物，如点心、面包、鸡蛋、牛奶等，它们都可以减少胃肠对酒精的吸收，降低醉酒发生概率。

其次，如果眩晕、恶心，可以用半个白菜心切丝后，拌少量白糖和醋食用，这种方法能快速解酒；也可以喝芹菜汁，将芹菜切碎榨汁后，每隔 5 分钟喝一次，喝 3 次后头晕脑涨感就会马上缓解；西瓜利尿，吃一块可缓解身体发热；葡萄可治反胃、恶心，香蕉能增加血糖浓度，降低酒精在血液中的比例，以缓解酒后心悸、胸闷；酸奶能保护胃黏膜，其钙含量丰富，喝一杯对缓解醉酒后烦躁尤其有效。

如果醉酒严重，身边的家人朋友要及时帮忙。首先让醉酒者静卧休息，把衣领、领带解开；呕吐时，使醉酒者屈身侧卧，切勿俯卧或仰卧，以免缺氧或将呕吐物吸入气管，导致窒息；一旦发生误吸，要立刻抽去枕头，将头偏向一侧，拍背使吸入物排出；恶心感严重又无法自行呕吐的，可以喝点醋水或白开水，用筷子等刺激其咽部催吐；如醉酒者出现昏睡不醒、皮肤湿冷、抽搐、昏迷等症状，应马上送医院急救。

三、饮酒过量不必慌　七件错事身体伤

在日常生活中，我们经常可以听到关于喝酒误事的事情，如某人因为喝酒驾车而死亡、某人因过度喝酒而导致酒精中毒等。对于一次次因应酬、交朋友、谈生意等喝酒或是因为工作缘故等不得不可酒的人来说，了解酒后不该做的错事是对健康非常有必要的。

错事一　酒后不要立刻睡觉

酒精是靠肝消化，立刻睡觉，人体的新陈代谢缓慢，对肝不利，容易得酒精肝。建议酒后用冷水洗把脸，然后坐着休息一会。饮酒过量的，更不要任其自然入睡，如果是重度酒精中毒，很可能一睡不醒，这种情况下家人要陪在身边，每隔两小时叫醒醉酒者，喂一点白开水或蜂蜜水，直到完全醒酒为止。

错事二　酒后不要吃醒酒药

醒酒药可以暂时让人摆脱醉酒症状，但实际上却会将醉酒时间延长。建议大量喝水，另外，还可以喝运动饮料，补充电解质。

错事三　酒后别睡电热毯

饮酒过量时，体温调节功能失调，热量散失增多，容易使人浑身发冷。此时应该保暖，但也不要睡电热毯，尤其有高血压、冠心病等心脑血管疾病的人。酒后血管扩张，心率、新陈代谢就会加快，血压升高，容易诱发心梗、心绞痛等疾病。若感觉冷，可以用羽绒被或者热水袋保暖，多喝一点热水，但温度不要太高，以免烫伤。

错事四　酒后不要大量喝咖啡、浓茶和碳酸汽水

酒后不要大量喝咖啡，以免缺水加剧；不要喝浓茶，茶让心脏过于兴奋，并对肾脏不利；也不要喝碳酸汽水，否则会加快人体对酒精的吸收作用，对肝脏不利，还会诱发急性胃炎等。

错事五　酒后不要吃退烧药

酒精会和多数药品发生化学反应，并产生有毒物质。尤其不能服用退烧药，否则其中的羟苯基乙酰胺产生有毒物质，会导致肝脏发炎，甚至永久性损伤。如需服用，建议次日早晨提前1小时服用布洛芬。此外，头孢类抗生素药、降糖药、降压药等最好也别吃。

错事六 酒后不要立刻洗澡

冷水热水都不宜。洗热水澡或者蒸桑拿容易导致热气聚集在人体内不散发，加重醉态，导致恶性呕吐甚至晕厥。洗冷水澡，非但不能醒酒，还会使肝脏来不及补充血液中消耗的葡萄糖，加上冷水刺激，血管收缩，可能会导致血管破裂、患感冒等。

错事七 酒后不要运动

酒精具有利尿作用，醉酒后体内水分流失更多，容易发生脱水，此时再锻炼会加重脱水危险。酒后游泳更危险，会使身体散热突然加快，引起头晕、低血糖性晕厥、腿部抽筋等。

四、饮酒十大误区

不管是应酬还是交际，酒绝对是最受欢迎的一种饮品，可以帮助你瞬间和那些本不熟悉的人拉近距离，但饮酒毕竟会对身体造成伤害，特别是别进入以下十大饮酒误区：

误区一 喝酒红脸不易醉

"喝酒脸红的人不容易醉。"这句话常在宴席上被用作劝酒的理由。但事实上，醉酒和脸色并无多大关系。

一些人认为喝了酒面红如关公是好事，认为这代表血液循环好，能迅速将酒精分解掉，因此不容易醉。但专家指出，酒量和脸色没有太大关系，因人而异。事实上，导致很多人认为喝酒脸红的人不容易醉的原因其实是，红脸的人大家一般少劝酒，因此喝得少，加上酒后发困，睡上 15~30 分钟就又精神抖擞了，而白脸的则往往不知自己的底线，在高度兴奋中饮酒过量。

再次给大家普及一次！喝酒脸红的人是体内缺少解酒的物质，脸红是中毒的症状，喝酒脸红的人看看自己还喝能活多久，这样的人喝酒比其他人患食道癌的概率多 16~28 倍。自己保重，也别强人所难！

误区二 感情深一口闷

有些人喜欢喝快酒，动不动就劝大家"感情深一口闷，感情浅舔一舔"、"走一个"。其实，喝酒的速度宜慢不宜快，饮酒快则血中乙醇浓度升高得也快，很快就会出现醉酒状态，若慢慢喝，体内有充分的时间把乙醇分解掉，乙醇的产生量就少，不易喝醉。

误区三 浓茶咖啡可醒酒

有些人认为，酒后喝浓茶或咖啡有"醒酒"作用，事实上这是一种误解。酒后饮浓茶，茶中咖啡碱等可迅速发挥利尿作用，促进尚未分解成乙酸的乙醛（对肾有较大刺激作用的物质）过早地进入肾脏，使肾脏受损。而咖啡的主要成分是咖啡因，有刺激中枢神经和肌肉的作用，酒后喝咖啡会使大脑从极度抑制转入极度兴奋，并刺激血管扩张，加快血液循环，极大增加心血管的负担，对人体造成的损害会超过单纯喝酒的许多倍，甚至诱发高血压。

误区四　喝醉了抠喉咙催吐

日常应酬中，不少人采用的"秘诀"就是喝多了之后到卫生间"抠喉咙"催吐，呕吐之后感觉好受一些，甚至可以继续喝酒。但专家指出，这属于"危险动作"。

抠喉咙催吐一定要在清醒时或医护人员的帮助下进行，因为醉酒者意识不清，很容易吸入呕吐物引起窒息，甚至危及生命。其次，剧烈呕吐会导致腹内压增高，除了容易引起胃出血外，还会使十二指肠内容物逆流，引发急性胰腺炎等急症。

误区五　白酒伤身　红酒养人

很多人认为喝白酒伤身，喝葡萄酒对健康有益，多喝点也没关系。事实上，不管是红酒还是白酒，关键还在于控制饮用量。

专家指出，每周酒精的进食量男性为140克以下，女性为70克以下，超过这个数字就有患酒精性肝病的危险。140克酒精就相当于50度白酒的3~4两，也就是说，成年男性每周饮用50度的白酒不能超过3~4两，而红酒则要控制在每天一二两。

误区六　酒兑饮料很时尚

时下，喝酒兑饮料成了一种饮酒时尚。红酒加雪碧，威士忌加冰红茶，啤酒加可乐……各种"混搭"组合数不胜数。由于兑了饮料的酒浓度较低，感觉像在喝饮料，所以很多人对它情有独钟。

但专家提醒，通常用来兑酒的碳酸饮料，在胃里放出的二氧化碳气体会迫使酒精很快进入小肠，而小肠吸收酒精的速度比胃要快得多，从而加大伤害。

另外，兑着饮料喝酒，表面上看是稀释了酒，结果却容易让人越喝越多。因为喝的人一开始觉得像在喝饮料，就使劲喝，一旦察觉到有酒精作用时，就已经喝多了。

误区七　腊肉香肠做下酒菜

聚餐时千万不要空腹喝酒，如果事先不能先吃点东西垫肚子，最好也是边吃菜边喝酒。同时需要注意的是，切忌用咸鱼、香肠、腊肉下酒，因为此类熏腊食品含有大量色素与亚硝胺，与酒精发生反应，不仅伤肝，而且损害口腔与食道黏膜，甚至诱发癌症。

为了尽量减少酒精对胃和肝脏的伤害，减少脂肪肝的发生，喝酒前最好先吃点东西，比如喝一杯牛奶，或者吃点鸡蛋和肉，因为这些高蛋白的食品在胃中可以和酒精结合，发生反应，减少对酒精的吸收。

误区八　高度酒才够劲

日常生活中，有些人总觉得低度酒是酒精与纯水勾兑而成的，喝着没劲，而高度酒多为粮食酿造，喝醉不上头，喝着更带劲。

其实，度数越高的酒也意味着酒精含量越高。因为酒精进入体内90%以上是通过肝脏代谢的，大量的酒精加重了肝脏的解毒负担，酒的度数越高，摄入量越大，对肝的损伤就越严重。另外，酒精经肝脏分解时需要多种酶与维生素的参与，酒的酒精度数越高，肌体所消耗的酶与维生素也就越多。应减少高度酒对身体的伤害。

误区九　烟酒不分家

一些人认为"一杯酒、一支烟，快乐似神仙。"尤其是喝酒到了兴头上，边上递过来一支烟，这时哪怕一些平时没有吸烟习惯的人，也会边说"难得今天高兴"，边接过来点上。

但事实上，边喝酒边吸烟，是伤肝又伤肺。因为香烟中的尼古丁会减弱酒精对人体的作用，相当于被"麻醉"了，不知不觉中就会大大增加了饮酒量，所以烟酒应该分分家。

误区十　突然戒酒易伤身

很多人因为健康问题被医生建议戒酒，但很大一部分人始终未能成功戒酒，甚至会以"突然戒酒反而伤身体"为理由，继续自己的美酒生涯。

专家指出，一些人认为"突然戒酒反倒伤身"其实指的是一种戒断症状。对酒精已经产生了依赖的人，如果突然戒酒，可能会出现手抖、心慌、抽搐发作、呕吐等戒断症状。但此时更应戒酒，而不是认为应该喝一点酒来缓和症状。针对这种戒断症状，临床上有适当的药物能有效控制戒断症状。十大饮酒误区你是否深陷其中，其实饮酒前，饮酒时，以及饮酒后都有诸多需要特别注意的问题，希望你可以多了解一些，同时还要提醒朋友们不要对酒精产生依赖，做好自我保健的工作。控制好自己的酒量，不要过量饮酒。

第七章

睡眠本是大"补"药　休息方能除"困"扰

——合理睡眠规划

第一节　长期熬夜危害大　慢性自杀到你家

人为什么要睡觉，会有困的感觉。其实，打呵欠就是咱身体的各个器官要你给它们休息。它们在休息的时候会自动帮你的身体做调理。保证身体各个器官功能恢复，达到平衡。如果你经常不休息或休息很少就会导致睡眠不足。那么你的身体里的器官的功能就不能得到有效的恢复，就会出大事。如果长期缺乏睡眠，就会对健康造成巨大的危害：

危害一　容易引发事故

睡眠不足已成为现如今引发交通事故的重要因素之一，一个人在迷糊时开车的反应速度等同于酒醉驾车的反应。据相关数据统计，在美国一年内，有 10 万起机动车事故以及 1500 起交通伤亡是由于疲劳驾车引起的。而这些肇事者的大部分年龄为 25 岁以下的青年人。据研究表明，睡眠不足以及睡眠质量差的人群还容易发生工伤和意外。据一项调查显示，那些经常抱怨睡眠不足的工人发生工伤的概率较大，还频繁发生工作意外。而且他们因此请病假的次数也更多。

危害二　使人愚钝

睡眠对于一个人的思维和学习能力起着决定性的作用，缺乏睡眠从多方面影响着人的认识过程。首先，睡眠不足可损害人的注意力、警觉性、专注性、推理能力以及解决问题的能力，这些可导致你的学习效率变低。其次，在夜间，每段睡眠周期都在大脑中发挥着"巩固"记忆的作用。但如果你睡眠不足，在白天的时候，你也许根本记不住你所学到的，所经历过的事情。

危害三　引发严重的健康问题

睡眠障碍问题以及慢性睡眠不足可增加你患有这些疾病的风险：心脏疾病、心脏病发作、心脏衰竭、心律不齐、高血压、中风、糖尿病。据估计，有九成失眠患者（以难入睡和易醒为特点的人群）还伴有其他一些健康问题。

危害四　睡眠不足可导致抑郁症

随着时间的推移，睡眠不足和睡眠障碍可导致抑郁症的生成。失眠与抑郁症有着密不可分的关联。据一项 2007 年对于 1 万人的调查显示，那些患有失眠的人发展成为抑郁症的概率比那些没有失眠的人高达五倍之多。实际上，失眠往往是抑郁症的先兆之一。失眠和抑郁症是相辅相成的，睡眠不足会加重抑郁症的状况，而抑郁症反过来又会令人更加难以入睡。从积极的角度出发，治疗睡眠问题有助于抑郁症的缓解，反之亦然。

危害五　加速皮肤衰老

想必大多数人都经历过在几个晚上不睡觉后，皮肤蜡黄，眼睛浮肿。但这证明了长期睡眠不足可导致皮肤黯淡，出现皱纹，还会带来黑眼圈。当你没有获得充分的睡眠时，你的身体会释放出更多的应激激素皮质醇。过量的皮质醇会分解皮肤中的胶原蛋白，而这种蛋白质可保持皮肤光滑而有弹性。深度睡眠可修复皮肤组织。

危害六　令人健忘

想让你的记忆力更清晰吗？这需要你每天都获得充足的睡眠才行。美国一项研究确定，一种被称为"尖波涟漪"的大脑区域专门负责巩固记忆。这种脑波也负责从大脑海马体到大脑皮层传输所学到的信息。而"尖波涟漪"大部分都在人们深度睡眠时才出现。

危害七　睡眠不足可增重

睡眠不足可能会增加人的饥饿感，促使食欲增加。据相关数据显示，每天睡眠少于 6 小时的人，比每天睡 7 ~ 9 小时的人更有可能成为肥胖者。胃内的饥饿激素可刺激饥饿感和大脑中的瘦素信号，从而抑制食欲。缩短睡眠时间会减少瘦素的分泌，提升饥饿激素的水平。睡眠不足不仅会刺激食欲，它同时也刺激人体渴望高脂肪、高碳水化合物的念头。

危害八　增加死亡风险

英国研究人员曾经观察过 1 万多名英国公务员的睡眠模式在二十多年内，是如何影响他们的死亡率的。结果显示，那些睡眠从 7 小时减少至 5 小时甚至更少的人，其患有疾病致死的风险增加近一倍。尤其要强调的是，缺乏睡眠可将其患心血管疾病而死亡的概率增加一倍。

危害九　影响判断力

缺乏睡眠会影响我们对事物的理解，由于无法准确评估和明智地采取行动，这将会影响人们对事件作出合理的判断。被剥夺睡眠的人似乎特别容易出现判断失误。在这个生活节奏日益加快的世界，少睡觉正在成为一种光荣的象征。但睡眠专家表示，让睡眠减少的行为是错误的，你可能会得不偿失。尤其是如果你正在从事一项以判断力为重的工作时，睡眠不足带来的影响将可能是个大问题。

第二节　睡眠不佳易致病　不要半梦加半醒

睡眠对于每个人来说是至关重要的。一天的劳累之后，一个舒适的睡眠，可以缓解一天的疲惫。但睡觉常睡一半的人却会因为睡眠质量不佳而产生一系列健康问题。

一、睡眠质量不理想　偶尔遭遇"鬼压床"

通常会有这种情况发生，半夜被人叫醒之后又迷迷糊糊地睡着了，想翻个身却发现身体不听使唤，好像有什么东西强按住了我的手和肩，让我不能动弹，想说话却说不出来，眼睛却可以睁开，口干胸闷，不论自己怎么挣扎、怎么用力想让自己身体动一下，都无济于事。

这种现象民间称为"鬼压床"，从医学的角度上讲叫作睡眠障碍，正式名称为"睡眠麻痹"。一般来说，人若睡眠不足或是睡眠质量不好，有呼吸阻塞或猝睡症的人，都容易出现"鬼压床"，会有眼睛睁开但全身无法动弹的情况。

"鬼压床"通常发生在快速动眼期，也可称为脑的睡眠，此时全身骨骼肌的肌力消失，会出现全身除眼睛外，其他身体部分不能动弹的情况，但通常持续时间只有数秒钟到数分钟，肌力恢复症状即可消失。一般来说，睡眠麻痹不会造成身体健康的影响。

想要避免常发作，可养成规律睡眠习惯，避免晚睡晚起，此外仰睡也可以减少发作的概率。若仍常发作，可考虑药物治疗。

二、觉睡一半脾气大　事后想想挺可怕

一名30多岁的企业女主管，因公务繁忙需早起，凌晨四点钟她被闹钟吵醒后，她心不甘情不愿地起床、洗漱，然后喝了杯咖啡，人勉强清醒了几分，但还是觉得头重脚软。强撑着到公司上班，她发现自己今天的脾气特别大，很多事情都让她看不顺眼。由于情绪不稳定，她不是对同事大喊大叫，就是对下属无情斥责，更糟糕的是一向以工作认真著称的她居然犯了一个很幼稚的错误，被同事指出来之后，她大为恼火。

这充分说明人在睡眠不足的情况下强迫大脑进入高紧张的工作状态，往往会收到适得其反的效果。

人的大脑要思维清晰、反应灵敏，必须要有充足的睡眠，如果睡眠不足或者睡眠过程中被人打扰，大脑得不到充分的休息，就会影响大脑的创造性思维和处理事情的能力。

三、一半清醒一半睡　危险系数高几倍

现代人在社会竞争中忽视了休息，并未把缺乏睡眠和休息不足视为一种危险。睡一半的潜在危险性被人们低估并导致了日常生活中危险系数的增加。据有关资料显示，睡一半的人会出现下列情况：

1. 睡一半的人接受紧急任务时，精神会比平时较恍惚。一名住院医师就表示，刚睡下就被患者叫醒，他自己此时的反应要比白天慢得多。

2. 睡一半就勉强起身开长途车的驾驶员，更容易发生意外。一项新的调查结果显示，在昏昏欲睡的状态下开车，司机出现交通意外的概率提高43％。

3. 睡一半还会影响女性内分泌的平衡，加速皮肤的老化，易生皱纹。

4. 睡一半的人开展日常工作时，思考能力、警觉力与判断力均会削弱，容易出错。

5. 睡一半的人长期积累会造成免疫系统能力下降而容易生病。

6. 睡一半的人罹患心血管疾病的风险也会增加。

四、让大脑苏醒只需10分钟

从睡眠到清醒需要一段时间，即使大脑中掌管睡眠的生理时钟，也就是下视丘的神经核醒了，但掌管学习、分析等部位的功能却不一定能在同步清醒。想要摆脱睡后迟钝的不舒服感，或者一起床就需立即解决问题的人，睡

眠研究专家们给了以下的建议：

1. 不要马上起床，多躺5分钟，想一些愉快的事情，让大脑慢慢回神。

2. 慢慢起床，享受一下东摸摸西摸摸的乐趣，大脑其他功能会随着渐渐苏醒。

3. 深呼吸。先缓缓吸气、仿佛吸到头顶，再将所有的气吐出来，停两秒钟再做一次。

4. 喝点水。让身体知道新的一天要开始了。

5. 用冷水洗把脸，会让头脑清醒一点。

6. 简单的伸展操，可以放松肌肉、促进血液循环，唤醒身体其他部位。

7. 如果起床后得马上操作机器或判断事情，喝杯咖啡，至少能保持2~3小时清醒。

8. 做适量运动。运动能提高免疫力、恢复交感神经及副交感神经的平衡，也能帮助工作时的清醒。

温馨提示：在睡眠状态下我们有时无可避免地会被某些意外吵醒，不能再度入眠，此时不妨试着放松心情，不要想任何心事，静静躺下，如果仍无法入眠，呆坐亦可，尽量让头脑空白，不要再活动，这样可以帮助入眠。

第三节　如何拥有好睡眠

一、人人顺应生物钟　健康睡眠身轻松——人体24小时生物钟

1点　大部分人已进入梦乡的时刻，处于轻微睡眠状态，人很容易醒来，正是此时我们特别容易感到疾病的存在。

2点　除肝脏外，大部分人体器官基本停止工作，肝脏为人体排除毒素，人体已经受着自身的"大清洗"。如果此时你想喝点什么，那么千万不要喝咖啡或茶，特别是酒精类饮料，最好喝一杯水或牛奶。

3点　肌体处于休息状态，体力几乎完全丧失，此时我们的血压、脉搏和呼吸都处于最弱状态。

4点　呼吸仍然很弱，大脑的供血量最少，肌体处于最微弱的循环状态，此时人容易死亡。但此时人的听力很敏锐。

5点　肾脏不分泌任何物质，我们已经经历了几次梦的过程，如果此时起床能很快进入精神饱满状态。

6 点　血压上升，心跳加快，即使我们想睡觉，但此时肌体已经苏醒。

7 点　人体的免疫力特别强。

8 点　肌体休息完毕，肝脏已将身体内的毒素排出，这时千万不要喝酒，否则会加重肝脏的负担。

9 点　病痛感减弱，心脏全力工作。

10 点　积极性上升，人体处于最佳状态，痛苦烟消云散，热情将一直持续到午饭，任何工作都能胜任。

11 点　心脏有节奏地继续工作，此时几乎感觉不到紧张的工作压力。

12 点　人的全部精力都已被调动起来，此时不应吃大量食物。

13 点　肝脏休息，血液中溶入一些糖原，白天第一阶段的兴奋已过，感觉有些疲劳，最好适当休息一下。

14 点　精力消退，此时是 24 小时周期中的第二低潮阶段，反应迟缓。

15 点　重新改善，感觉器官此时尤其敏感，特别是嗅觉和味觉，之后人体重新走入正轨。

16 点　血液中糖的含量升高，一些医生把这一过程称为"饭后糖尿病"，但这却不是病，兴奋期过后开始了衰退。

17 点　效率仍很高，此时应加倍努力训练。

18 点　人的肉体疼痛感重新减弱，想多运动的愿望上升，心理兴奋感渐渐下降。

19 点　血压上升，心理稳定性降到最低点，人们很容易激动，此时对过敏症患者来说不大好过，开始头痛。

20 点　此时人的体重最重，反应出奇地敏捷，司机处于最佳状态，几乎不会出事故。

21 点　精神状态一般，学生和演员非常清楚此时的记忆力特别好，善于记忆白天记不住的课文和大段台词。

22 点　血液中充满白血球，白血球的数量增加一倍，体温开始下降。

23 点　准备休息，细胞修复工作开始。

24 点　如果我们在 24 点休息时，那么无论是肌体还是大脑都将排除一切干扰，人会很快进入梦乡。

二、女性睡眠要优质　解决健康大问题

1. **减少兴奋剂的摄入**　若你爱喝咖啡，请在上床前 8 小时（6 点）以前喝一天中最后一杯咖啡。其兴奋作用将在 2～4 小时后达到顶峰，并还将持续几小

时。晚上摄入咖啡因使你更难入眠或不能深睡并会增加醒来的次数。

然而咖啡因并非唯一影响睡眠的食物。在巧克力及奶酪中有一种酪氨酸可引发夜晚心悸。减肥药片含有使你清醒的兴奋剂。

2. 别在太饱或太饿时上床　晚上的一顿大餐迫使你的消化系统超时工作。你虽感困盹，却极可能彻夜辗转难眠。

若你在节食，别在饥饿时上床。咕咕叫着的胃像其他身体不适一样会整夜妨碍你安静下来，难以入睡。睡前请吃低热量食物，如香蕉或苹果。

3. 入睡前30分钟播放固定的催眠音乐　音乐是帮助身体意识到即将进入睡眠状态的好方法。好的睡眠仪式还包括在入睡前播放固定的音乐（比如贝多芬的月光奏鸣曲或其他什么对你有特殊意义的歌曲或音乐），让身体渐渐安静起来，并让乐声成为酣畅睡眠的前奏。

4. 不妨试一下裸睡　裸睡对失眠的人也会有一定的安抚作用。没有衣服束缚，身体自然放松，血流通畅，能改善某些人手脚冰凉的状况，有助进入深层次睡眠。

三、男性睡眠要优质　睡前3宜3不宜

男人虽然一直是以坚强的形式存在和表现的，但是男性养生也是不可忽略的，无论是工作还是生活都是要注意保健，有关人士提醒男性朋友们，在睡眠的时候也是需要注意方式的，男性保健在养生中是一件十分重要的事情，在日常生活中的保健细节决定着高龄后的生活水平。而对于男性每天必做的睡觉更是格外重要。

睡觉能起到保健的作用，但是睡觉前宜做和不宜做的一些事情，会帮助男性在改善睡眠的同时改善身体。

（一）睡前3宜

1. 睡前散步　睡前不要进行紧张的脑力劳动，避免剧烈的运动或体力劳动。取而代之的应该是在户外散步，尽量减少主观上的刺激。

2. 睡前足浴　睡前烫烫脚，胜服安眠药。睡前用温水洗脚15～20分钟，使脚部血管扩张，促进全身血液循环，使人易入梦乡。

3. 睡前刷牙洗脸　睡前刷牙洗脸是必要的，可以保持脸部毛孔的通畅和牙齿的清洁，尤其是电脑和智能手机普及的时代。

（二）睡前3不宜

1. 不宜饱食　晚饭不要过晚，也不应吃得过饱，七八成饱即可。调料

不宜用得过重,应该吃些容易消化的清淡食物,注意多食蔬菜和一定比例的杂粮,保持大便通畅。睡前不要吃东西,以免加重胃肠负担。

2. 不宜娱乐过度 易于兴奋的男人,睡前不宜进行激动人心的讲话、不宜看动人心弦的书刊、不宜观看使人久久不能忘怀的电影或戏剧、睡前不宜看场面激烈的影视剧和球赛等。

3. 不宜吸烟、饮茶、喝咖啡 晚上不宜吸烟、不宜饮用浓茶或咖啡等刺激性饮料,也不要喝过多的饮料或流汁。烟、茶和咖啡等会刺激大脑,使大脑不易进入抑制状态。而饮服过多流汁会导致小便次数增加,不利于再次入睡。

此外,要注意晚上睡觉环境的舒适,如卧室干净通风、用温水擦洗身体或洗个热水澡、睡觉不穿外衣、内衣经常换洗、被褥清洗干净并经常晾晒等都是有助于男性睡眠健康的。

四、要想健康就"脱光" 十大好处帮你忙——裸睡的收益

好处一:调节神经 人在裸睡时,身体外部自由畅通,对神经系统也自然起到调节作用。这不光是有利于增强人体的适应和免疫能力,同时也有利于消除疲劳,放松肢体。

好处二:皮肤通透 没有了衣服的隔绝,裸露的皮肤能够吸收更多养分,促进新陈代谢,加强皮脂腺和汗腺的分泌,有利皮脂排泄和再生,皮肤有一种通透的感觉。

好处三:祛痛 裸睡的时候身体自由度很大,肌肉能有效放松,能有效缓解日间因为紧张引起的疾病和疼痛。有肩颈腰痛、经痛的人不妨试试。

好处四:减肥 血液得到很好的循环,皮肤充分呼吸,油脂消耗加快,有助于减肥。

好处五:减少疾病 裸睡不但使人轻松、舒适,就连妇科病,如常见的妇女腰痛和生理性痛也可以得到缓解。在睡觉时束胸常会引起乳腺炎等疾病也可以得到避免。妇科常见的腰痛及生理性月经痛也得到了减轻,以往因手脚冰凉而久久不能入睡的妇女,采取裸睡方式后,很快就能入睡。

好处六:助于睡眠 裸睡对治疗紧张性疾病的疗效颇高,尤其是神经系统方面的紧张状态容易得以消除,缓解紧张情绪,使心情轻松愉快。裸睡对、头痛、腹泻等疾病均有所帮助。

好处七:保护私处 女性阴部常年湿润,如果能有充分的通风透气就能减少患上妇科病的可能性。男性裸睡同样可以营造清凉之境,避免精子因为

过热而活动力欠佳。

好处八：治疗紧张性疾病　裸睡可以消除腹部内脏神经系统的紧张状态，促进血液循环，加速新陈代谢。有利于神经化学传导的调节，增强适应和免疫能力，治疗紧张性疾病，减轻因紧张性引起的慢性便秘、慢性腹泻、痔疮症状。

好处九：改善便秘　裸睡还利于改善慢性便秘、慢性腹泻及腰痛、头痛的问题。

好处十：消除疲劳　由于裸睡时身体的自由度比较大，又没有了睡衣睡裤束缚自己，因而会有一种自由自在的快感，由于血液循环的畅通，可以让紧张的肌肉得到有效放松，特别是沉沉入睡以后，机体功能在得到充足血氧的情况下，可以快速修复由于日间紧张生活环境所引发的各种肌肉酸痛和肌肉疲劳症状，特别是腹部内脏的某些不适症状很容易得到缓解和消除，有利于促进血液循环，消除疲劳，解除体乏。

五、饭后马上就睡觉　四个坏处来困扰

刚刚吃完饭请不要马上就睡觉，会造成很多不利于健康的因素，具体如下：

坏处一：容易引发肥胖。　睡觉新陈代谢会减慢，肠胃的蠕动减慢，食物不能马上进入小肠进行消化。食物在胃里聚积，热量也会在身体里囤积，很容易造成肥胖。

坏处二：容易引起食欲不振。　食物在胃里储存过久会引起胀气，是人产生饱胀感，影响下一顿的食欲。

坏处三：容易引发中风。　食物囤积在胃部，会使大脑的血液流向胃部，由于血压降低，大脑的供氧量也随之减少，造成饭后极度疲倦，易引起心口灼热，大脑供血不足也容易引发中风。

坏处四：容易消化不良。　饭后就睡觉，肠胃蠕动减慢，消化黏膜对食物的消化能力减弱，容易引发消化不良，而且饭后就睡觉有患食管反流病的危险。

六、睡衣惹起睡眠祸　八种内衣有罪过

一件舒适的睡衣可以提高我们的睡眠质量，相反，不舒服的睡衣则有可能造成失眠。再加上睡衣还直接接触我们的肌肤，所以不能马虎。而一些看起来好看穿起来暖和的"不合格"的睡衣，却只能起到反效果。切记这八种睡衣影响睡眠质量：

第一种：腰部有松紧带的睡衣　这种睡衣很容易将腰部勒出一条条红印子，影响身体的血液循环，令腿部浮肿，甚至发麻。在选购睡衣时，可以选择腰部为系带式的，尤其是腰腹部比较肥胖的人，更要保证裤腰宽松。睡觉时，将腰带系得稍微松些，使腰部能自由转动。

第二种：红色或黄色的睡衣　鲜艳的红色、橙色以及黄色能使人产生紧张、兴奋的感觉，不利于入睡。此外，一些深色的睡衣在染色时可能添加了更多的化学物质，不仅对皮肤不好，甚至可能致癌。建议选择淡雅、能放松身心的颜色，如粉色、绿色、米色等。

第三种：连身睡衣　这种睡衣会影响睡觉时翻身的动作，比如衣角被压到身下，或衣服上移全部堆在胸部等，不仅影响呼吸、伤害骨骼健康，还有可能让你着凉感冒。最好选择分体式睡衣，穿着舒适、活动方便。

第四种：连帽睡衣　睡觉时，帽子压在身下会"托起"颈部，引发酸痛、落枕等不适，影响睡眠质量。此外，颈部受到压迫还会导致血液循环不良，大脑供血不足，令睡眠变浅。睡衣的衣领要足够宽松，尽量选择平整的圆领或"U"型领。

第五种：粗线针织睡衣　这类睡衣质地较厚，接缝处有较硬的棱，会刺激皮肤，导致睡眠变浅。最好选择摸起来平滑、柔软、舒适，针脚细密的棉质或丝质睡衣。

第六种：紧身睡衣　紧身睡衣看起来时尚、性感，多受年轻女性欢迎。但这类睡衣会紧贴身体，不利于皮肤排汗及体温调节，还会影响血液循环，让人做噩梦等。因此，要选择易穿脱、足够宽松的睡衣。

第七种：有点厚的睡衣　有些睡衣厚厚的、毛茸茸的，看上去很保暖，但会增加与床、被子的摩擦力，不利身体的自由翻动，妨碍肌肉放松以及调整睡姿，让人越睡越累，因此只适合做家居服使用。睡衣不需要很厚，轻、薄、软的才是好睡衣。

第八种：化纤面料的睡衣　化纤、羊毛面料易引起静电，直接接触肌肤会对皮肤产生刺激，导致免疫力下降以及神经紊乱。同时，它们还不吸汗，不利于睡觉时的体温调节。最好选择纯棉睡衣，它柔软、透气性好、吸湿性强，可以很好地吸收皮肤上的汗液。棉质衣料对皮肤刺激小，不会引起过敏和瘙痒现象。

第八章

功名利禄身外物　遇事不争有气度

——心理健康规划

检验心理健康的10条标准

美国心理学家马斯洛和米特尔曼提出的心理健康的10条标准被公认为是"最经典的标准"：

1. 充分的安全感；
2. 充分了解自己，并对自己的能力作适当的估计；
3. 生活的目标切合实际；
4. 与现实的环境保持接触；
5. 能保持人格的完整与和谐；
6. 具有从经验中学习的能力；
7. 能保持良好的人际关系；
8. 适度的情绪表达与控制；
9. 在不违背社会规范的条件下，对个人的基本需要作恰当的满足；
10. 在不违背社会规范的条件下，能作有限的个性发挥。

第一节　心理健康源于正确的规划

一、心态规划的方法

了解你自己，这是一件不容易的事情，我们每天都会花很多的时间去探寻这个社会、开拓自己的工作和反思自己的人际关系，但却忘了探寻自己、了解自己，哪天自己想好好整理一下思绪，却发现疲惫不堪，倒床就睡。了解自己，不仅需要时间，还需要方式。

1. 做事之前最好问自己三个问题：为什么要做，自己能不能做，做了的后果自己能否承受。这其实是在拷问自己三件事情：①这个事情做的理由能给自己多大的动力——心理学上称为动机，哲学上称为主观能动性，因为它们会影响我们的意愿，从而影响我们的心情；②自己是否有能力做好，这是一个能力与准备的问题，以免自己总是受到挫伤和打击；③这是一个预见与承担的问题，处理好此关系将使自己的内心更加强大。

2. 需要很清楚什么事情让自己最轻松、开心，什么时候自己的状态郁闷、情绪低落乃至处于崩溃的边缘，这是很有意义的事情，它让我们弄清楚自己的情绪源在哪里，自己的情绪扳机什么时候被扣动。

3. 四个地方自己去的时候要用反思的眼光来对待：一个是医院，在那你才知道人间的痛苦都聚集在那里，想想自己的健康是多么幸福的事情，一定要好好珍惜自己；二个是书店，每个月都要去的地方，在那你才知道自己又落后了多少，给自己一种危机感以促进自己不断进取；三是当地最奢华的商场，在那你才知道自己很穷，你的目标在哪里，给自己一个奋斗的理由；四是烈日炎炎的建筑工地，在那你才知道农民工兄弟的艰辛与坚强，你有一种同情与感动，也给自己一个好好珍惜工作的理由。

4. 采用现代化管理手段调节心态，现阶段社会比较流行的是实行软件管理，利用软件的使用，如旗帜行动力系统，从提升个人行动力方面进行良好的心态管理。

二、心态规划工具

心态就是指对事物发展的反应和理解表现出不同的思想状态和观点。世间万事万物，你可用两种观念去看它，一个是正面的，积极的；另一个是负面的，消极的。这就像钱币，一正一反，该怎么看，它完全决定于你自己的想法。心态管理的目的主要是将负面的情绪转化成积极的情绪，不断排除实现目标的情绪干扰的过程，最终形成积极健康的心智模式。

管理工具市场上有很多，但是针对心态管理的不算很多，旗帜行动力系统作为基于五项管理的行动力提升软件，是一款很好的心态管理工具，推荐大家使用。

行动力系统总结了成功人士所需要具备的8种心态并给予了阐释，通过每天自我总结和反思，对自己的心态进行评分，系统会自动生成你每月、每周的心态动态曲线图，让你更清楚的认识自我，更好的调整自己的心态，培养积极、主动、达成目标的习惯。

三、正确规划减轻负面情绪

第一，学会让自己安静，把思维沉浸下来，慢慢降低对事物的欲望。把自我经常归零，每天都是新的起点，没有年龄的限制，只要你对事物的欲望适当的降低，会赢得更多的求胜机会。

第二，学会关爱自己，只有多关爱自己，才能有更多的能量去关爱他人，如果你有足够的能力，就要尽量帮助你能帮助的人，那样你得到的就是几份快乐，多帮助他人，善待自己，也是一种减压的方式。

第三，遇到心情烦躁的情况的时候，你喝一杯白水，放一曲舒缓的轻音乐，闭眼，回味身边的人与事，对新的未来可以慢慢的梳理，即是一种休息，也是一种冷静的前进思考。

第四，多和自己竞争，没有必要嫉妒别人，也没必要羡慕别人。很多人都是由于羡慕别人，而始终把自己当成旁观者，越是这样，越是会把自己掉进一个深渊。你要相信，只要你去做，你也可以的。为自己的每次进步而开心。

第五，广泛阅读，阅读实际就是一个吸收养料的过程，现代人面临激烈的竞争，复杂的人际关系，为了让自己不至于在某些场合尴尬，可以进行广泛的阅读，让自己的头脑充实也是一种减压的方式，人有时候是这样的，肚子里空空的时候会自然的焦急，这就对了，正是你的求知欲在呼喊你，要活着就需要这样的养分。

第六，不论在任何条件下，自己不能看不起自己，哪怕全世界都不相信你，看不起你，你一定要相信你自己，因为我相信一句话，如果你喜欢上了你自己，那么就会有更多的人喜欢你，如果你想自己是什么样的人，只要你想，努力去实现，就会的！

第七，学会调整情绪，尽量往好处想，很多人遇到一些事情的时候，就急的像热锅上的蚂蚁，本来可以很好解决的问题，正是因为情绪的把握不好，让简单的事情复杂化，让复杂的事情更难。其实只要把握好事情的关键，把每个细节处理的得贴就会游刃有余。遇到棘手的事情，冷静点，然后想如何才能把它做好，你越往好处想，心就越开，越往坏处想，心就越窄！

第八，珍惜身边的人，用语方面尽量不伤害，哪怕遇到你不喜欢的人，你尽量迂回，找理由离开也不要肆意伤害，这样不仅让自己心情太坏，也让场面更尴尬。珍惜现在身边的一切。

第九，热爱生命，每天吸收新的养料，每天要有不同的思维。多学会换位思考，尽量找新的事物满足对世界的新奇感，神秘感。

第十，只有用真心、用爱、用人格去面对你的生活，你的人生才会更精彩！多年来的沧桑和经历让我深深地体会到健康的重要性。从某种意义上讲，有健康，就有快乐；而快乐，又能够带来持久的健康。

有了健康，就等于解决了后顾之忧，就可以毫无顾忌地干自己喜欢的事情。相反，如果健康问题成了一种累赘，不仅办事效率不高，而且由于烦恼缠身，生命的质量也会降低许多档次。健康是一笔财富，但也有保质期，爱惜得越多，保质期就越长。很多时候，当身外之财、丰收之果源源不断的时候，更不要忘记军功章里有健康的一大半。为了拥有健康，必须时刻保持快乐的心境，抛弃高不可攀的幻想，忘记不堪回首的沧桑，走出落花有意、流水无情的迷茫，真心实意地简约人生。为了拥有健康，你还必须制订科学的计划。要知道，健康大门的钥匙永远把握在自己的手中，恰当的饮食、合理的起居、劳逸的结合永远都是钥匙上不变的齿孔，少了哪一环，就等于封堵了生命的健康之门。你的健康会带来快乐，你的快乐会影响别人的健康，所以，你的健康也是别人的财富。

四、最大的本钱是"好心态"

一位哲人说："你的心态就是你真正的主人"。

一位伟人说："要么你去驾驭生命，要么是生命驾驭你。你的心态决定谁是坐骑，谁是骑师。"

一位艺术家说："你不能延长生命的长度，但你可以扩展它的宽度；你不能改变天气，但你可以左右自己的心情；你不可以控制环境，但你可以调整自己的心态。"

佛说："物随心转，境由心造，烦恼皆由心生。"

狄更斯说："一个健全的心态比一百种智慧更有力量。"

爱默生说："一个朝着自己目标永远前进的人，整个世界都给他让路。"

这些话虽然简单却经典、精辟，一个人有什么样的精神状态就会产生什么样的生活现实，这是毋庸置疑的。就像做生意，你投入的本钱越大，将来获得的利润也就越多。

生活中，一个好的心态，可以使你乐观豁达；一个好的心态，可以使你战胜面临的苦难；一个好的心态，可以使你淡泊名利，过上真正快乐的生活。人类几千年的文明史告诉我们，积极的心态能帮助我们获取健康、幸福和财富。

（一）心态决定人生

在现实生活中，我们不能控制自己的遭遇，却可以控制自己的心态；我们不能改变别人，却可以改变自己。其实，人与人之间并无太大的区别，真正的区别在于心态。所以，一个人成功与否，主要取决于他的心态。

（二）生气不如争气

人生有顺境也有逆境，不可能处处是逆境；人生有巅峰也有谷底，不可能处处是谷底。因为顺境或巅峰而趾高气扬，因为逆境或低谷而垂头丧气，都是浅薄的人生。面对挫折，如果只是一味地抱怨、生气，那么你注定永远是个弱者。

（三）有自信才能赢

古往今来，许多人之所以失败，究其原因，不是因为无能，而是因为不自信。自信是一种力量，更是一种动力。当你不自信的时候，你难于做好事情；当你什么也不做不好时，你就更加不自信。这是一项恶性循环。若想从这种恶性循环中解脱出来，就得与失败作斗争，就得树立牢固的自信心。

（四）心动更要行动

心动不如行动，虽然行动不一定会成功，但不行动则一定不会成功。生活不会因为你想做什么而给你报酬，也不会因为你知道什么而给你报酬，而是因为你做了些什么才给你报酬。一个人的目标是从梦想开始的，一个人的幸福是从心态上把握的，而一个人的成功则是在行动中实现的。因为只有行动，才是否滋润你成功的食物和泉水。

（五）平常心不可少

人生不可能一帆风顺，有成功，也有失败；有开心，也有失落。如果我们把生活中的这些起起落落看得太重，那么生活对于我们来说永远都不会坦然，永远都没有欢笑。人生应该有所追求，但暂时得不到并不会阻碍日常生活的幸福，因此，拥有一颗平常心，是人生必不可少的润滑剂。

（六）适时放弃才会有收获

命里有时终须有，命里无时莫强求。不要去强求那些不属于自己的东西，要学会适时的放弃。也许在你殚精竭虑时，你会得到曾经想得到而又没得到的东西，会在此时有意外的收获。适时放弃是一种智慧。它会让你更加清醒地审视自身内在的潜力和外界的因素，会让你疲惫的身心得到调整，成为一个快乐明智的人。

盲目的坚持不如理智的放弃。苦苦地挽留夕阳的人是傻人，久久地感伤春光的人是蠢人。什么也舍不得放弃的人，往往会失去更加珍贵的东西。适当的时候，给自己一个机会，学会放弃，才有可能获得。

（七）宽容是一种美德

俗话说得好："退一步海阔天空，让几分心平气和。"这就是说人与人之间需要宽容。宽容是一种美德，它能使一个人得到尊重。宽容是一种良药，它能挽救一个人的灵魂。宽容就像一盏明灯，能在黑暗中放射着万丈光芒，照亮每一个心灵。

（八）学会给心灵松绑

人的心灵是脆弱的，需要经常地激励与抚慰。常常自我激励，自我表扬，会使心灵快乐无比。学会给心灵松绑，就是要给自己营造一个温馨的港湾，常常走进去为自己忙碌疲惫的心灵做做按摩，使心灵的各个零件经常得到维护和保养。

（九）别把挫折当失败

每个人的一生，难免都会遭受挫折和失败。所不同的是失败者总是把挫折当失败，从而使每次都能够深深打击他取胜的勇气；成功者则是从不言败，在一次又一次的挫折面前，总是对自己说："我不是失败了，而是还没有成功。"一个暂时失利的人，如果继续努力，打算赢回来，那么他今天的失利，就不是真正的失败。相反的，如果他失去了再战斗的勇气，那就是真输了。

（十）避免烦恼成心病

在现实生活中，终日烦恼的人，实际上并不是遭遇了太多的不幸，而是根源于烦恼者的内心世界。因此，当烦恼降临的时候，我们既不要怨天尤人，也不要自暴自弃，要学会给心灵松绑，从心理上调适自己，避免烦恼变成心病。

（十一）快乐其实很简单

有人说，快乐是春天的鲜花，夏天的绿荫，秋天的野果，冬天的漫天飞雪。其实，快乐就在我们身边。一个会心的微笑，一次真诚的握手，一次倾心的交谈，就是一件快乐无比的事情。

第二节　心理健康源于好心态

一、学习心态

学习是给自己补充能量，先有输入，才能输出。尤其在信息化时代，信息和知识更新的周期越来越短，只有不断的学习，才能不断摄取能量，才能适应社会的发展，才能生存下来。要善于思考，善于分析，善于整合，只有这样才能创新。读万卷书不如行万里路，行万里路不如阅人无数；阅人无数不如名师指路，名师指路不如追随成功人的脚步，因此，要紧跟成功者。

二、归零的心态

重新开始。第一次成功相对比较容易，但第二次却不容易，原因是不能归零。事物发展的规律是波浪前进，螺旋上升，周期性变化。生活就是不断的重新再来。不归零就不能进入新的财富分配。就不会持续性发展。

三、积极的心态

事物永远是阴阳同存，积极的心态看到的永远是事物好的一面，而消极的心态只看到不好的一面。积极的心态能把坏的事情变好，消极的心态能把好的事情变坏。

四、付出的心态

付出的心态是一种因果关系。舍就是付出，付出的心态是老板心态，是为自己做事的心态。要懂得舍得的关系，舍的本身就是得，小舍小得，大舍大得，不舍不得。而打工的心态是应付的心态。不愿付出的人，总是省钱，省力，省事，最后把成功也省了。

五、坚持的心态

90%以上的人不能成功，为什么？因为90%以上的人不能坚持。坚持的心态是在遇到坎坷的时候反映出来的，而不是顺利的时候。遇到瓶颈的时候还要坚持，直到突破瓶颈达到新的高峰。要坚持到底，不能输给自己。

六、合作的心态

合作是一种境界。合力不只是加法之和，1＋1＝11 再加 1 是 111，这就是合力。但第一个 1 倒下了就变成了 –11，中间那个 1 倒下了就变成了 1－1。成功就是把积极的人组织在一起做事情。

七、谦虚的心态

虚心使人进步，骄傲使人落后。谦虚是人类最大的成就。谦虚是华夏儿女的良好品德。

八、感恩的心态

感恩周围的一切，包括坎坷、困难和我们的敌人。事物不是孤立存在的，没有周围的一切就没有你的存在。首先感恩我们的父母，是他们把我们带到了这个世界。其次感恩公司给了我们这么好的平台，再感恩我们的上属，是他给了你这么好的信息，并不断的帮助你、鼓励你。还要感恩我们的伙伴，是大家的努力才有我们的成功。要感恩一切。

第三节　心理健康源于多放下

很多人都挂在嘴边上的一句话，"我放不下这个，放不下那个"，现在放不下等真正走的时候都放下了。所以，有些时候我们只有放下，才能强大。

一、放下面子

有时候我们低头，是为了看准自己走的路，很多人认为，自己已经过得还可以，不愿意去尝试新鲜的事物，很多东西都放不下，拉不下这个脸，最终死在面子上。

二、放下压力

累与不累，取决于自己的心态。心灵的房间，不打扫就会落满灰尘。扫地除尘，能够使黯然的心变得亮堂；把事情理清楚，才能告别烦乱；把一些无谓的痛苦扔掉，快乐就有了更多更大的空间。

三、放下过去

努力地改变你的心态，调节你的心情。学会平静地接受现实，学会对自己说声顺其自然，学会坦然地面对厄运，学会积极地看待人生，学会凡事都往好处想。你才能过得更幸福！

四、放下自卑

把自卑从你的字典里删去。不是每个人都可以成为伟人，但每个人都可以成为内心强大的人。相信自己，找准自己的位置，你同样可以拥有一个有价值的人生。

五、放下懒惰

奋斗改变命运，绝招就是把一件平凡的小事做到炉火纯青，也就是绝活。提醒自己，上进的你，快乐的你，健康的你，善良的你，一定会有一个灿烂的人生。

六、放下消极

绝望向左，希望向右如果你想成为一个成功的人，请为"最好的自己"加油，让积极打败消极，让高尚打败鄙陋，让真诚打败虚伪，让宽容打败褊狭，让快乐打败忧郁，让勤奋打败懒惰，让坚强打败脆弱，让伟大打败猥琐……只要你愿意，你完全可以一辈子都做最好的自己。

没有谁能够左右胜负，除了你。自己的战争，你就是运筹帷幄的将军！

七、放下抱怨

与其抱怨不如努力，所有的失败都是为成功做准备。抱怨和泄气，只能阻碍走向成功的步伐。放下抱怨，心平气和地接受失败，无疑是智者的姿态。抱怨无法改变现状，拼搏才能带来希望。真的金子，只要自己不把自己埋没，只要一心想着闪光，就总有闪光的那一天。不要总是烦恼生活。不要总以为生活辜负了你什么，其实，你跟别人拥有的一样多。

八、放下犹豫

立即行动成功无限，认准了的事情，不要优柔寡断；选准了一个方向，就只管上路，不要回头。

立即行动是所有成功人士共同的特质。如果你有什么好的想法，那就立即行动；如果你遇到了一个好的机遇，那就立即抓住，立即行动，才能成功无限！

九、放下狭隘

心宽天地就宽，宽容是一种美德。宽容别人，其实也是给自己的心灵让路。只有在宽容的世界里，人才能奏出和谐的生命之歌！

十、放下怀疑

心存疑虑，做事难成。用人不疑，疑人不用。不要以自己的怀疑，认定他人的思想，不要猜疑他人，否则只会影响彼此间的情谊。

第四节　释放压力除烦恼　转换方式心情好

一、消除压力 15 法

随着现代社会的快速发展，工作压力日渐增大，近几年来工作压力甚至影响到了人体健康。也有医学专家证实，压力可以导致多种疾病，工作压力甚至是近年来"过劳死"发生的主要原因。排解工作压力，渐渐成为职场中人自身需要具备的一项很重要的项心理素质。

一家世界知名办公方案提供商近日发布了它的最新调查结果：中国上班族在过去一年内所承受的压力，位列全球第一。"压力大"是近几年我们最常说到的一个与健康相关的词，不断有医学专家提示我们，压力与很多疾病存在着相关性，如肿瘤、心血管疾病、心源性猝死等。中国已成为"过劳死"大国，一年过劳死亡的人数达 60 万，而巨大的工作压力是导致过劳死的主要原因。

心理专家表示，社会发展太快是人们压力越来越大的主要原因。而要想适应发展速度如此之快的环境，人们就需要学会释放、缓解自己身上的压力。

压力就像洪水，蓄积到一定程度就需要释放，否则一旦决口就必然会带来一系列的问题。以往一提到减压，人们自然会想到调整饮食、找家人或朋友倾诉、旅游、听音乐、做娱乐活动、运动等这些常见的减压方法。对一部分人来说，只要坚持，这些方法都可以在一定程度缓解压力：

1. 当面对繁重压力时，小睡一会。瞌睡被以为是削减和预防压力最有效的办法之一。

2. 顺应你自己的情绪，不要自我否认。假如你感到愤怒、厌烦或困惑，承认你的感觉，压抑你的情绪会使压力增加，由于"压力越大，反弹力越大"。

3. 从压力情境中暂时抽身出来，短暂地休息一下，做一些小而有建设性的事情，如整理资料、理发、清洗家具等。

4. 做一次全身推拿，由于它能够放松你紧张的肌肉，改善你的血液循环，使你平静下来。

5. 请同事、上司或者朋友帮助你处理令人备感压力的任务。

6. 转移注意力，高强度地集中注意力于阅读、上网、运动或者某项消遣活动中。集中注意力是削减压力的关键。

7. 营造一个令你舒服和安全的角落，可以让你好好地休息，什么都不干。

8. 从日常工作中抽一天出来消遣。

9. 完成一件你已经开始的事情，不管大小。完成任何事情哪怕是小事情都能够削减某些压力。

10. 停下来闻闻花香，和小孩子或老人交朋友，或者逗逗小动物。

11. 努力做好工作，但不是一味追求完美。

12. 制作手工，做一些令你愉悦的小事情。

13. 拥抱你喜欢的人，而且你知道这个人也会拥抱你。

14. 找点乐子，例如卡通、电影、电视节目或者幽默网站等，甚至和自己开开玩笑也无妨。

15. 尽量削减含有咖啡因或酒精的饮料，用果汁和水代替。选择水果而不是一罐啤酒，香蕉是不错的选择，它能够缓解焦虑。香蕉里富含维生素A、维生素 C 和维生素 B 以及 8 种主要氨基酸，铁和钙等矿物质、钾和镁等微量元素也很丰富，是一种很好的临时补充物。

二、心理健康的"八戒"

一戒"忧虑过度"　虽说是"人无远虑，必有近忧"，然而凡事应有个尺度，切不可杞人忧天，终日忧心忡忡。即使生活中确实发生了令人烦恼、焦虑的事情，我们也应振作精神、积极面对，而不该整天闷闷不乐地就此消沉下去。

二戒"高兴过度"　高兴本来是好事，但要防止"乐极生悲"，特别是当生活中有突如其来的好事降临时，例如："久别亲人团聚"、"摸彩中了大奖"等。高兴过度会引起大脑中枢兴奋性增强，使交感神经过度亢奋，这对患有心脑血管疾病的人来说尤其不利。

三戒"悲伤过度"　当人们遭遇不幸时，应当学会调解、控制自己的情绪，故友离散、亲人谢世、朋友反目、恋人分手等，都会给人心理上造成严重打击。此时我们切勿钻入牛角尖，更不要沉湎其中不能自拔，要学会摆脱，用向好友倾诉、向心理医生咨询等方法，尽快使自己走出心理危机。

四戒"猜疑过度"　有些人疑心病较重，乃至形成惯性思维，导致心理变态。一个人如果心胸过于狭窄，对同事、朋友乃至家人无端猜疑，不但会影响工作、影响人际关系、影响家庭和睦，还会影响自己的心理健康。

五戒"过度愤怒" 工作中出现矛盾是人们经常遇到的事情。此时，最好避免激烈的争吵，更不要三句话说不到一起便"怒发冲冠"、"拍案而起"，这种做法不但不利于解决问题，反而会激化矛盾。况且，发怒就像"双刃剑"，既伤别人也会伤及自己，正如人们常说的"气大伤身"。此时不如先冷静下来，"退一步海阔天空"，这对矛盾的双方都有好处。

六戒"过度消极" 当工作中出现失误时，可能会产生自我否定的心理或极其消沉的情绪，严重者甚至自暴自弃。这种做法实不足取，因其对心理健康十分不利。

七戒"过度焦躁" 有些人脾气很急，做事情总想一步到位、一举成功，有些急功近利的心理趋向。当自己的愿望和目标一下子不能如期实现时，他们便会产生焦躁情绪。其实，这种情绪不但于事无补，反而会适得其反并有损身心健康。

八戒"过度关爱" 有些家长对孩子可谓爱到极致，他们的爱呈现一种令人费解的分化状态：在生活上对孩子关心得无微不至、事必躬亲，在精神上却对孩子过于专制、强加于人。不少父母将自己年轻时未能实现的愿望寄托在孩子身上，他们堆积起的这份"厚爱"，不但给孩子造成过重的精神负担和心理压力，不利于培养孩子独立自主的能力，同时也给自己平添了许多不必要的压力和烦恼，有损自身的心理健康。

三、心理健康的"八字方针"（善良、宽容、乐观、淡泊）

善良 善良是心理养生的营养素。

心存善良，就会以他人之乐为乐，乐于扶贫帮困，心中就常有欣慰之感；心存善良，就会与人为善，乐于与人友好相处，心中就常有愉悦之感；心存善良，就会光明磊落，乐于对人敞开心扉，心中就常有轻松之感。总之，心存善良的人，会始终保持泰然自若的心理状态，这种心理状态能把血液的流量和神经细胞的兴奋度调至最佳状态，从而提高了肌体的抗病能力。所以善良是心理养生不可缺少的高级营养素。

宽容 宽容是心理养生的调节阀。

人在社会交往中，吃亏、被误解、受委屈的事总是不可避免的。面对这些，最明智的选择是学会宽容。宽容是一种良好的心理品质，它不仅包含着理解和原谅，更显示着气度和胸襟、坚强和力量。一个不会宽容，只知道苛求别人的人，其心理往往处于紧张状态，从而导致神经兴奋、血管收缩、血压升高，使心理、生理进入恶性循环。学会宽容就会严于律己，宽以待人，这就等于给自己心理安上了调节阀。

乐观　乐观是心理养生的不老灵丹。

乐观是一种积极向上的性格和心境，它可以激发人的活力和潜力，解决矛盾，逾越困难；而悲观则是一种消极颓废的性格和心境，它使人悲伤、烦恼、痛苦，在困难面前一筹莫展，从而影响身心健康。

淡泊　淡泊是心理养生的免疫剂。

淡泊即恬淡寡欲，不追求名利。清末张之洞的养生名联说："无求便是安心法"；当代著名作家冰心也认为："人到无求品自高"。这说明淡泊是一种崇高的境界和心态，是对人生追求在深层次上的定位。有了淡泊的心态，就不会在世俗中随波逐流，追求名利；就不会对身外之物得而大喜，失而大悲；就不会对世事他人牢骚满腹，攀比嫉妒。淡泊的心态使人始终处于平和的状态，保持一颗平常心，一切有损身心健康的因素，都将被击退。

第九章
千里之行始于足　九尺高台垒于土
——运动健康规划

第一节　科学运动对健康益处

生命在于运动，科学运动有益健康。运动使您青春常在、身心愉悦、身体健康，使您的生活充满阳光。针对不同的人群，在提高生活质量、增进身心健康的角度，以科学的态度，从日常生活中的方方面面运用科学的方法，使你在工作的间隙中、在生活的闲暇中，可根据时间的长短，做不同的有利于身心健康的运动，这样既节省了你的宝贵时间，又节省了你的金钱，使您的身体更健康，生活更幸福。在运动的过程中，动出健康，动掉疾病。

当今，随着经济与科技的快速发展，电气化、机械化、自动化逐渐代替了人体的大部分动作，使人体的运动在逐渐的减少。而随着人们生活水平的提高，人体内食用的高脂、高糖、高蛋白又因运动的逐渐减少而积聚增多。因此，使人体的正常新陈代谢功能下降，肥胖症、糖尿病、高血压、脑卒中、心脏病的发病率在逐渐增多；动脉硬化、肾病、胆石症、骨质疏松症、精神抑郁症的发病率也在明显升高。

俗话说：生命在于运动，运动是提高人体免疫功能、抵抗疾病入侵、延长寿命的积极手段。根据研究资料表明，经常运动的健康人无论细胞免疫功能还是体液免疫功能都优于一般人，"养生之道，常欲小劳"。运动是祛病延年、健康长寿的要素，是生命的需要。主要表现在以下几个方面：

（1）运动可增强体质：健身运动，可增加肺活量，使得气体充分交换，增加血中含氧量，加快新陈代谢；增强大脑皮层的兴奋和抑制过程；使心肌纤维粗壮，加强心肌收缩，改善心肌供氧；还能改善睡眠质量，减轻生活压力，减少沮丧和焦虑；防止胆固醇在血管中的沉淀，可以有效地预防血管硬化、高血压和冠心病的发生。

（2）运动可防止人体器官衰老：经常运动能促进人的血液畅通，为机体各部位细胞通过微血管提供充足的营养，使得组织器官减缓衰老，增强平衡能力和耐力。

（3）运动可延缓大脑衰老：研究证实，人从 30 岁以后，每天有 1 万个脑细胞死去；70 岁以后，脑细胞只剩 1/3。健身运动及勤于思考的人，脑血管经常处于舒展状态，减缓神经细胞衰老，有助于改善记忆，提高思维能力。

（4）运动可延缓骨质老化：改善骨骼肌与关节韧带的弹性和韧性等，从而提高骨骼抗拉、抗折、抗压和抗扭转的能力。运动还能提高关节和韧带活动的幅度、灵活性和准确性；改善骨骼血液循环，增强物质代谢，使骨骼有机成分增加。

（5）运动可增强机体的免疫功能：一是运动可促进身体的新陈代谢更加旺盛，从而避免体内衰老细胞的恶变。二是运动能促使心肌收缩有力，使体内血液循环加快，并使血液中吞噬细菌、病毒和癌细胞的白细胞明显增多，而且能更及时、迅速清除疾病。三是运动时身体所产生的内源性致热物质，能促使体内的 T 淋巴细胞增多，而 T 淋巴细胞所分泌的抗体能够有效地歼灭侵入人体内的细胞和毒素。

（6）运动可改善消化系统功能：促使腹直肌、腹壁肌活动，加强消化道的蠕动和消化腺的分泌，促进食欲，改善肠胃道血液循环，增强消化腺功能，对肠胃起到按摩作用。有利于食物的消化和营养物质充分地吸收，减少萎缩性胃炎的出现，防止胃下垂、胃神经官能症、便秘等。

（7）运动可改善内分泌调节功能：运动改善体内糖的代谢，防治糖尿病；能降低胆固醇，防止动脉硬化；能控制体重，促进多余脂肪的利用，防止发胖。

（8）运动可改善肾脏功能，促其排出代谢废物。

（9）运动可改善生殖系统的功能：由于对内分泌系统的刺激，特别是性腺，使人保持正常的青春活力，还能改善性功能和提高性生活质量。研究表明，40 岁以上经常运动的女性比不运动者的性生活更和谐。

（10）运动可延缓皮肤老化：皮肤的健康是人健美的表征。皮肤老化也是肌体衰老的表现。运动可使皮肤血液丰富，血液运送氧气、营养物到达皮肤，使人容光焕发，充满活力，防止衰老。保持皮肤健美，主要从运动、营养、睡眠等方面来加以保养。

（11）运动可使人精神愉快：运动不仅可以促进人体各种系统功能旺盛、协调；还可以通过运动参与各种社交活动，提高人的生活质量，增加生活乐趣。

第二节　有氧运动与无氧运动

现在人们的生活水平提高了，希望通过运动健美身材、健康身体的人也越来越多了，更多地想了解关于运动健身方面的知识和概念，其实，有氧运动和无氧运动，是按照运动时肌肉收缩的能量来自有氧代谢还是无氧代谢而划分的。

有氧锻炼也叫有氧代谢运动，是指人体在氧气充分供应的情况下进行的体育锻炼。也就是说，在运动过程中，人体吸入的氧气与需求相等，达到生理上的平衡状态。因此，它的特点是强度低，有节奏，持续时间较长。要求每次锻炼的时间不少于1小时，每周坚持3~5次。这种锻炼氧气能充分酵解体内的糖分，还可消耗体内脂肪，增强和改善心肺功能，预防骨质疏松，调节心理和精神状态，是健身的主要运动方式。常见的有氧运动项目有：步行、慢跑、滑冰、游泳、骑自行车、打太极拳、跳健身舞、做韵律操等。所以说，要是体重超标，要想通过运动来达到减肥的目的，建议您选择有氧运动，像慢跑、骑自行车等，这些运动不仅能够很好的起到消耗体内脂肪的目的，而且还简单易行。

以下是四种保护心脏的有氧运动：

心脏的作用在于给身体各个部分供应氧气和营养物质，是维持人体机能正常运作的关键，因此做好心脏的部位保健对于身体的健康非常的重要，尤其是心脏病的人群。下面推荐4种最适合心脏的有氧运动：

1. **快步走**　步行是最简便易行的有氧运动，对改善心肺功能，提高摄氧量效果最好。还能改善冠状动脉粥样硬化，同时可降低血压，调节血脂，调控血糖。推荐运动频率：每天步行约4.5公里，时间在30分钟以上，每周5次左右。如果工作忙，抽不出整块时间，可以上午、下午、晚上各10分钟。快步走也可双手使用手杖，使运动更协调平稳。

2. **游泳**　游泳对人体神经、呼吸、消化、肌肉、血液循环有神奇的锻炼作用，是一种轻松愉快的全身性运动方式。

3. **跳舞**　跳舞是一种全身运动，可放松身心，愉悦心情，减轻压力，促进血液循环，增加摄氧量，有益心脏健康。建议根据自身状况，找个舞伴一起参加相应强度的舞蹈班。如果附近没有舞蹈班，那么可以在家中伴着最喜欢的音乐，跳 30~45 分钟。

4. 骑自行车　研究发现骑单车的习惯能够将心血管功能增强 3%~7%。心率的变化也依据踏蹬动作的速度和地势的起伏而不同。

再说一下无氧运动。所谓无氧运动，是指肌肉在"缺氧"的状态下高速剧烈运动。比如赛跑、举重、投掷、跳高、跳远、拔河、肌力训练等。由于速度过快和爆发力过猛，人体内的糖分来不及经过氧气分解，而不得不依靠"无氧供能"。这种运动会在体内产生过多的乳酸，导致肌肉疲劳不能持久，运动后感到肌肉酸痛，呼吸急促，要是想让自己的身体更强壮一些，可以到健身房去参加无氧运动。不过，在锻炼的时候，最好听从一下教练的指导，制订一个适合的训练计划，这样，锻炼就能起到事半功倍的效果。

第三节　不值一提小动作　解决健康大问题

1. **闭眼睛**　人的神明，都可以从眼神耗出去。闭目降气，食指轻压眼睑，微微揉搓到眼珠发热发胀，便觉得燥怒平息。

2. **转转眼球**　双目同时以远处某一大型固定物体为目标，由左经上方再至右到下方回到左方，眼动头不动，旋转运目 10 圈。然后再由右经上方至左到下方回到右侧，旋转运目 10 圈。有清除眼疲劳、提高视力的功效。

3. **踮脚尖**　每日踮脚尖，又养生。工作间隙做些转颈、前俯、后仰的头部运动，或用空拳轻轻叩击头部，不仅能解除颈部肌肉疲劳，还能改善大脑血氧供应，健脑提神。

4. **摇头转颈**　工作间隙做些转颈、前俯、后仰的头部运动，或用空拳轻轻叩击头部，不仅能解除颈部肌肉疲劳，还能改善大脑血氧供应，健脑提神。

5. **梳头**　各式梳子或手指皆可，每日梳数十至百下，具有按摩头皮，醒脑开窍的功效，对视力、听力也很有帮助。

6. **叩齿**　齿对齿轻叩，或牙齿空咬，可防止牙龈退化、牙周病等口腔问题；此法还可促进脸颊肌肉活动，使脸颊丰润，防止双颊下垂。

7. **拍肩**　左手自然上甩拍右肩，右手拍左肩交替，也可用手掌自然交替拍腿。

8. **握拳** 双手紧握后放松，反复数回，直立或坐姿时均可进行。

9. **跑步** 跑步要牢记以下五要素：

要素一：落地缓冲

在跑步时，腾空脚落地时要脚跟先着地，然后再过渡到全脚掌。这是对于脚踝、膝盖的一种保护，防止骨膜炎的发生。

要素二：摆臂

摆臂是在跑不过程当中，保持身体的平衡性和协调性，使身体更自然的摆动，更符合人体运动的韵律。摆臂时，只要记住前不漏手，后不漏肘，自然的随着脚步而摆动。

要素三：抬头挺胸

跑步时保持抬头挺胸有助于改善人体的呼吸循环系统以及建立正常的记住状态。因为你在跑步过程中，人体在不断的消耗能量，易出现疲劳状况，这时如果你能用你的意志挺起你的脊梁，那么你要改善驼背状况其实就很简单了。

要素四：呼吸

跑步时的呼吸是深远而悠长的，一般采用鼻吸嘴呼，体力下降较为严重是可以采用嘴吸嘴呼方式。

要素五：心率式

一般来说，最适合身体锻炼的心率律动次数是：（220 – 年龄）×60% 左右。跑步的时候可以适当的测量一下。

第四节　最佳运动——健步走

随着人们生活水平的提高，代步工具的普及，运动量也相对的减少，体质也相对有所下降，同时有越来越多的人开始重新重视健康。千里之行始于足下，所以建议选择健康的运动方式：健步走。

健步走是一项以促进身心健康为目的、讲究姿势、速度和时间的一项步行运动，它行走的速度和运动量介于散步和竞走之间。突出的特点是方法易于掌握，不易发生运动伤害；不受年龄、时间和场地的限制，不同年龄人群可根据自己的时间随时随地进行锻炼；运动装备简单，只需一双舒适合脚的运动鞋；在良好自然环境中结伴健步走，不仅锻炼了身体，还能欣赏自然美景，促进人际交流，陶冶身心。

健步走的健身作用主要体现在：

1. **提高心肺功能和耐力**　突出地表现在降低安静时和同等负荷下运动时的心率，以及提高肺活量，可以降低心血管疾病和心脏突发事件的危险性，如果发生心脏突发事件也可降低其严重性。

2. **改变血液质量**　增加全血容量、降低血液的黏稠度，增加红细胞携带氧气的能力、增加组织器官的血流量，有效防止动脉的发生和发展，也能防止如脑血栓、心肌梗死这些并发症的发生。

3. **调节血管机能**　健步走可以增加毛细血管数量、改善末梢循环、降低安静时高血压、改善冠状动脉循环，降低动脉粥样硬化的危险因素。

4. **减肥**　坚持健步走锻炼能明显减少身体脂肪重量，减少体脂百分比，增加和维持肌肉重量、耐力和力量。

5. **促进骨关节健康**　可以增加骨密度、骨和关节力量，增加韧带、肌腱的力量，防止多种骨、关节、肌肉、肌腱的损伤，降低骨质疏松发生的危险性。

6. **增加人体免疫能力**　提高抗病能力，加快病后康复速度。

7. **改善心理状态**　健步走可以减小精神压力、增加自信心、增加自我控制能力。

8. **改善睡眠质量**　可以缓解精神压力，使兴奋灶转移，促进睡眠。

健步走的方法：

健步走是在自然行走的基础上，躯干伸直，收腹、挺胸、抬头，随走步速度的加快而肘关节自然弯曲，以肩关节为轴自然前后摆臂，同时腿朝前迈，脚跟先着地，过渡到前脚掌，然后推离地面。健步走时，上下肢应协调运动，并配合深而均匀的呼吸。

健步走速度的快慢是决定锻炼效果的关键因素，通常因人而异地可分为慢步走（每分钟约 70～90 步）、中速走（每分钟 90～120 步）、快步走（每分钟 120～140 步）、极快速走（每分钟 140 步以上）。

健步走对身体的好处：

1. 维持好身材。

每日步行 5000 步（40 分钟完成），可消耗热量 300 千卡，每周可减重 1～1.5 公斤

2. 增进身体机能，预防慢性疾病。

3. 增进心肺功能、强化双腿肌肉并增加背、膝支撑力，可预防罹患高血压、糖尿病、动脉硬化及退化性骨骼肌肉疾病等，此外，健走时配合呼吸

的吐纳，能带动全身血氧的循环，可预防老化痴呆与健忘。

4. 控制慢性疾病的好药方。

5. 持续健走有助于降低血糖、血脂肪并控制血压。

6. 消除压力、帮助睡眠、解除忧郁。

7. 多用双脚，能改善体内自律神经的操控状态，有助于消除压力、帮助睡眠及纾解忧郁。

原来有些人走路时每步迈出距离较短，且两脚之间的距离较宽。由于每步迈出的距离缩短，再加上步伐比较慢，行走的速度明显下降，这与人的肌肉韧带的弹性和关节的灵活性下降有关。但适当的锻炼，可使你仍保持较好的柔韧性，走起路来照样很有精神。

健步走方法两则：

1. 一腿伸直站立，另一腿抬起，脚跟放在适当高度的物体上，一手可扶在旁边的物体上以保持平衡。适当的高度是，当您把脚跟放在支撑物体上面，膝关节伸直并尽量勾脚尖时，可感到大腿后面被牵拉得有点痛，但可以忍受。保持这个姿势 5 秒、10 秒或更长点时间（切忌身体一下、一下向下压），注意放松大腿后面的肌肉。当大腿后面被牵拉的感觉减轻后，上身向前压一点，被牵拉的感觉又会加重，坚持一会儿，再次轻压。重复 4～5 次以后，换另一条腿做同样练习。随柔韧性改善，可逐步选用更高一点的支撑物。

2. 用两前脚掌站在台阶或楼梯上，脚跟悬空，手扶栏杆以保持平衡。膝关节伸直，身体重心向下降，这时会感到小腿肌肉被拉紧。练习方法同上，保持一段时间，待被牵拉的感觉减轻后，重心再下降一点，脚跟再降低一些，重复 4～5 次。

第五节　实用有效的运动方式

人们常说："一份耕耘，一份收获。"这里是告诉我们应该聪明理智的锻炼。以下几种有效的运动方式：

1. **散步**　散步不仅仅是体育锻炼新人的最佳选择，也是锻炼心血管的最有效方式。

散步需要循序渐进，要有计划。刚刚开始散步时最好一次散步 5～10 分钟，然后以后慢慢的增加到每次散步 30 分钟左右。最好每次增加的时间不要超过 5 分钟，一次一次的增加。最好以你习惯的频率不断的增加散步的长度。

2. **间隔练习** 不管你是刚刚开始锻炼还是老手，也不管你是散步还是做其他的有氧锻炼，最好做到张弛有度。在体育锻炼中做到锻炼和适当休息结合，将会不断提高你的运动能力，增强减肥效果。

在体育锻炼中，不断变化频率，将会刺激增氧健身系统不断的改变。你的这个系统变得越强，体内消耗能量的能力将会越强。

方法就是强度锻炼 1～2 分钟，然后回到以前的状态 2～10 分钟。具体的情况可以根据自己的恢复情况而定。在整个过程中不断的如此重复。

3. **蹲坐力量练习** 蹲坐力量练习在体育锻炼中是非常重要的。肌肉越多，燃烧脂肪的能力越强。一般情况下，比较适合多肌肉人群锻炼。蹲坐就是一种不错的锻炼方式。同时锻炼到四头肌、腿窝和臀肌。

为了达到最佳效果，在练习的时候还是要注意一些事项。双腿分开的距离相当肩宽的距离，背部保持直立。弯曲膝盖，降低臀部。想象你自己就坐在一张椅子上面，但是事实上是没有那张椅子的。刚刚开始练习时，有张椅子在也有不小的帮助的。刚刚开始时，就慢慢的将自己的臀部下降到椅子上，然后提臀离开椅子。你一旦掌握了这个技巧，就可以离开椅子，自由的练习。很多人的膝盖力量不够，而蹲坐就是提高膝盖力量的不错选择。

4. **跨马步** 就像蹲坐，跨马步也将锻炼到身体的很多肌肉群：四头肌、腿窝和臀肌。跨马步的要领：一腿向前大跨一步，保持你的身体处在自然状态。弯曲前腿大约 90 度，将身体重心放在后腿上面，慢慢的将后腿膝盖降低到地面。想象将身体全部放到后腿上。为了使跨马步更加的有效，你可以变化方式。不仅仅向前跨，还可以向后向前结合，向左右跨等。在练习中使用的方式越多，效果更加好。

5. **俯卧撑** 如果使用得当的话，俯卧撑可以带来很多方面的锻炼。比如增强胸肌、背肌、三头肌和腹肌。俯卧撑适合不同的人群。对于那些刚刚参加体育锻炼的人来说，可以从简单开始。比如，可以将手放在桌子上开始，然后降低高度，增加难度。手伏在椅子上，然后到将身体伏在地上，然后撑起来。有效而正确的做俯卧撑方式方法：面对着地面，扑到下去，双手着地，双手分开的距离稍微超过双肩的宽度。注意保持身体的笔直，从肩膀到脚，背部，臀部保持平衡。慢慢的弯曲手，将身体下降，然后撑起身体，保持腿部绷直。

还有增加难度的方式。如果你将前面提到的练习的比较熟练，就可以测试所谓的"稳定性"俯卧撑：保持俯卧撑的姿势，然后，将一只手收起来，只有一只手支撑身体，将身体重心放在其他的一只手，双腿上面。

6. 仰卧起坐　如果我们使用合适和正确的练习方式，我们也可以拥有梦寐以求的腹部。而仰卧起坐就是比较好的方式。

仰卧于地面或者体操垫上，两腿屈膝稍分开，大小腿成直角，两手交叉抱于脑后，另一人压住受试者双脚。要求起坐时双肘触及两膝，仰卧时两肩胛必须触垫。仰卧起坐时我们的动作常常不到位，通常是背部和肩部使足了劲儿，而腹部却没有得到真正的锻炼。健身教练认为，如果想让仰卧起坐发挥更好的效果，可以尝试做如下改变——每分钟仅做 10 次仰卧起坐，在上身与地面成 45 度角的时候保持 5 秒，这样的效果比起 1 分钟做 60 次的要好很多！

7. 深蹲　这个练习方式将会主要锻炼到背肌和二头肌。正确锻炼的姿势是：双腿以肩宽分开站立，然后慢慢的蹲下，弯曲臀部。如果刚刚开始站起来有难度的话，可以先尝试坐在有一点高度的垫子上面，或者有点倾斜的其他物体上面。保持你的骨盆一点点前倾，收缩腹部。也可以负重练习，比如增加哑铃等，但是初学者刚刚开始时不要负重练习。

使用正确的技巧和方法去练习，将会给我们带来预期的效果。如果我们不按要求做的话，将会破坏其本身的效果，甚至给身体带来损伤而不是益处。请记住不论哪种运动方式一定要结合自身的条件并循序渐进，目的是为了身体更加健康，切记不要盲目跟风。

伤害健康的四个坏习惯：

1. 运动到大汗淋漓　许多人喜欢运动的时候出一身汗，似乎只有大汗淋漓才感觉得到了充分锻炼，但其实这什么效果也起不到，只会让你运动过量，失去很多水分，从而导致抽筋、缺水和其他一些运动伤害。所以，运动中一旦出汗，应及时补充水分并适当调整强度，休息几分钟并喝上两口水。

2. 只选择一种运动　很多人喜欢只做一种运动，如跑步或者骑固定脚踏车，认为只要长期坚持就能效果明显。其实，全面锻炼需要几种运动搭配进行。力量训练可以帮你保持肌肉形状，延缓因为年龄带来的肌肉松弛，所以最好将有氧锻炼和负重训练结合起来，跑步、打球、仰卧起坐、举重都要尝试一下。

3. 边翻杂志边锻炼　有些人常常一边蹬脚踏车一边翻看杂志，觉得这样能得到全面放松。要知道，一心不能二用，看杂志就意味着你没法同时关注你在进行的运动。如果非要做点别的，好让锻炼不那么枯燥，那可以听听音乐，因为它不像阅读那么需要集中注意力。

4. **饿着肚子做运动**　很多早晨起床或下班后运动的人会空腹锻炼，饿着肚子做运动无异于开着一辆没有油的坦克，你的身体需要能量来保证运转。一些健康小吃，如燕麦粥或香蕉，可以很容易就消化掉，并提供你接下来运动所需的额外能量。上午运动时尤其不能空腹，因为经过一夜，你的胃已经空了，热量已经消耗完了，你需要给身体加些"燃料"。

第十章

关注男性健康　关注女性健康

——两性健康规划

第一节　男性健康

一、关注男人的生命腺——前列腺

　　和谐的性生活是长寿的第一要素，也是家庭和睦乃至社会稳定的关键因素之一。据有关资料统计：我国成年男性30%患有不同程度的前列腺疾病，25%有性功能障碍，10%有泌尿生殖系感染疾病，且每年的发病率呈上升趋势，男性健康状况令人担扰。人的一生中有三分之一的时间在床上，很多男性朋友却享受不到应有的乐趣。是什么影响了你的睡眠，尿频尿急尿不尽，男人们有"炎"难言。为什么你的生活总是处于"多事之秋"。

　　经常发生在男性身上的疾病就是前列腺炎！临床上前列腺炎可分为急性和慢性两种。

　　1. 急性前列腺炎临床表现：发病急，有全身感染症象或脓毒血症表现，高热、尿频、尿急、尿痛、尿道痛、会阴部和耻骨上疼痛，直肠胀满，排便困难，偶因膀胱颈部水肿、痉挛可致排尿困难，甚至尿潴留。

　　2. 慢性前列腺炎临床表现：不同病人症状表现相差很大，常见的症状有：疼痛——后尿道可有烧灼感、蚁行感，会阴部、肛门部疼痛可放射至腰骶部、腹股沟、耻骨上区、阴茎、睾丸等，偶可向腹部放射。

　　前列腺日常预防10个习惯：

　　1. 多饮水。每天要喝2～2.5升水，这样就会多排尿，浓度高的尿液会对前列腺产生一些刺激，长期不良刺激对前列腺有害。多饮水不仅可以稀释血液，还有效稀释尿液的浓度。

　　2. 不憋尿。一旦膀胱充盈有尿急，就应小便，憋尿对膀胱和前列腺不利。在乘长途汽车前，应先排空小便再乘车，途中若小便急则应向司机打招呼，下车排尿，千万不要憋尿。

3. 节制性生活。预防前列腺肥大，需要从青壮年开始注意，关键性生活要适度，不纵欲也不要禁欲。性生活频繁会使前列腺长期处于充血状态，以致引起前列腺增大。因此尤其要在性欲比较旺盛的青年时期注意节制性生活，避免前列腺反复充血，给予前列腺充分恢复和修整的时间。当然过分禁欲会引起胀满不适感，同样的对前列腺不利。

4. 多放松。生活压力可能会增加前列腺肿大的机会。临床显示，当生活压力缓解时，前列腺症状会得到舒缓，因而平时应尽量保持放松的状态。

5. 洗温水澡。洗温水澡可以缓解肌肉与前列腺的紧张，减缓不适症状，经常洗温水澡无疑对前列腺患者十分有益，如果每天用温水坐浴阴部 1 ~ 2 次，同样可以得到良好效果。

6. 保持清洁。男性的阴囊伸缩性大，分泌汗液较多，加之阴部通风差、包皮过长、包茎等，容易藏污纳垢，局部细菌常会乘虚而入，若不及时注意会发生严重感染，从而导致前列腺炎，性功能下降，严重会引起精液的质量，导致男性不育。因此坚持清洗会阴部是预防前列腺炎的重要环节。另外，每次同房前都坚持冲洗外生殖器是很有必要的；若包皮过长或包茎等应早行手术治疗。

7. 防止受寒。不要久坐在凉椅上，因为寒冷可以使交感神经兴奋增强，引起尿潴留，导致尿道内压增大，而引起逆流。

8. 避免摩擦。会阴部摩擦会加重前列腺的症状，让患者明显不适，为了防止局部有害的摩擦，应少骑自行车，更不能长时间或长距离地骑自行车或摩托车。

9. 克服不良生活习惯。应尽量戒烟，不饮酒（如有非喝不可的情况可少喝点啤酒，但浓度高的白酒坚持不能喝），少吃辣椒、生姜等辛辣刺激性强的及油腻的食品，以避免前列腺及膀胱颈反复充血，加重局部胀痛的感觉，由于大便秘结可能加重前列腺坠胀的症状，所以平时宜多进食蔬菜水果，吃些粗粮食物，保持大便通畅，减少便秘的发生，必要时用润肠通便的药物帮助排大便。多吃些对前列腺有益的食物，如木耳、蘑菇、猪肉、牛肉、鲫鱼、草鱼、豆及谷类等。

10. 多锻炼身体提高机体抗病能力。尤其是久坐的人更要注意。

二、不再是女人专利，男人也有生理期

（一）男人在"生理期"里的常见表现

1. 口舌生疮，牙龈肿痛，甚至长了口腔溃疡；

2. 大便失去规律，坐便时间延长；

3. 食欲不振，即便美食也不为所动；

4. 变得冷淡，甚至冷漠，见了妻子或女友也不再有甜言蜜语。当她们试图接近他时，他感到不习惯；

5. 总是坐着看书，但总把书翻来翻去；或者看电视，把电视台调来调去，总找不到想看的东西；

6. 说话的节奏和语调变得快慢不均，声音低沉，言语不清，甚至可能伴有口吃。

7. 时不时地发火，或为一些莫名其妙的小事忧心忡忡；

8. 眼神黯淡无光，似乎总要回避什么，而且显得很脆弱；

9. 总显得很不耐烦，变得急躁；

10. 总是独自抽着闷烟，而且时不时长长地喘粗气；

11. 看起来有些羞怯、郁郁寡欢、闷闷不乐；

12. "性趣"大减；

13. 拿筷子或勺子的手变得有点发抖，菜或汤洒落在餐桌上。

此外，男性在"生理期"还可能有的症状包括：头痛、失眠、过敏、磨牙、反胃、嫉妒、背痛、脖子僵硬等。这些就是男人的生理期。男人出现生理期是很正常的情况，所以，当你出现了以上的这些症状，一定要调理心情，尽量快速地度过生理期。如果，你的生理期表现比较严重，就一定要及时去医院检查才行。

（二）男人生理期的调理

1. 结交知心的男性朋友，男人与男人之间的相互支持和帮助男人的生理周期，对于结束"生理期"有莫大帮助。

2. 作为男人，本身也要主动寻找缓解压抑情绪的方式调节自己。必须尽量避免因自己的过错而伤害别人，哪怕这种伤害是无意的。

3. 参加平时爱好的活动，通过锻炼可以使身体内激素分泌恢复，使大脑中兴奋性神经递质适当增加，从而尽快进入正常状态。

4. 如果在"生理期"里这种情绪比较严重，自己难以调整过来，必须

找心理医生去咨询。

5. 让男性自由一下，争取自己恢复过来。

6. 在这段时期，许多男性都会伴有身体方面的病痛。为了尽快结束"生理期"应该适当使用药物治疗。

三、男人应该注意的

1. 睾丸变化。睾丸癌多发年龄段为 20～39 岁。美国癌症协会建议，男性每月应自我检查睾丸情况，包括睾丸大小变化、出现明显的肿大或缩小、阴囊内出现包块、阴囊坠痛感等，有问题应及时就医。特别是感到阴囊坠胀，感觉里面像是放了一个煤球，并持续一周以上，要马上找医生诊断。也许是睾丸癌最典型的前兆，需要进行血液检测和阴囊超声检测。

2. 小便问题。随着年龄增加，男性小便问题日渐普遍，尿频、尿急或尿不净较常见。如果症状加重，特别是小便有强烈的紧迫感，应警惕前列腺癌。通常应做直肠指检，医生会告诉你是否前列腺肥大，它是前列腺癌的主要症状。

四、世界卫生组织提出的观点

三分之一的癌症可以预防，三分之一的癌症如能早期诊断可以治愈，三分之一癌症可以减轻痛苦、延长生命。预防癌症可以通过日常生活行为而预防的，但是需要你改变生活方式：

（一）尽量少用手机

手机已经成了现代人必不可少的一件生活用品，大家都知道手机具有非常大的辐射，近年国际癌症研究机构将手机使用的无线电频率电磁场归类为"可能致癌物"。建议尽量避免常长时间打电话。

（二）尽量少做 CT 扫描

随着高科技的发展，身体有什么异常首先就是先照 CT 扫描等，专家建议尽量避免一些不必要的 CT 扫描。CT 扫描具有非常大的辐射，辐射长期累积将给健康带来更大危害。

（三）多喝柠檬茶

柠檬茶可预防皮肤癌，据了解如果在泡茶时加上柑橘类水果的果皮，饮用者患上皮肤鳞状细胞皮肤癌的机会将减少约 70%。柠檬中所含的柠檬酸具有防止和消除皮肤色素沉着的作用，因此常被用于美白。

（四）多吃大蒜

大蒜可帮助杀菌预防癌症，有专家发现，大蒜吃得越多，人体内潜在的致癌物质含量就越少。这是因为大蒜中含有一种最重要的抗癌物质——蒜氨酸，但不宜高温煮。

（五）少喝酒

少喝酒可预防食管癌，研究发现 45 岁以上的男性如果少喝酒甚至不喝酒，就可减少五成得食管癌的风险。少喝酒还能减少得脂肪肝的概率，帮助维护健康。

（六）少食用加工肉食品

经常食用一些加工肉食品，容易导致患肠癌。如腊肉、香肠等，将大大增加患肠癌风险，建议如果想吃烤肉，可以用柠檬汁腌制 1 小时后再烤。

（七）少吃糖，少喝饮料

少吃糖与少喝饮料也能帮助有效预防癌症，据称癌细胞最喜欢的"食物"就是糖，当血液流过肿瘤时，其中约 57% 的血糖会被癌细胞消耗掉，成为滋养它的营养成分，建议少食甜食。

五、影响男人生命的五大弱项

直肠癌男性明显多于女性。男人一般进食脂肪和蛋白质比女人多，医学研究表明，在缺少含充分的纤维素食物的同时，食用过多的脂肪和蛋白质是发生直肠癌的一个重要原因。

体魄健壮的男子汉与纤纤较小的女人相比，却有几处明显的弱项。因此，男子汉们，请不要自恃强壮而为所欲为。

第一弱项："心脏"

据临床统计，男性患心肌梗死而入院治疗的是女性的 7～10 倍。该病主要是由于过多的脂肪及大量吸烟，饮酒造成，此外，工作紧张，烦恼情绪也是病因之一。

第二弱项："肝脏"

在慢性肝炎病患者中，男性是女性的 4 倍。主要原因是饮酒。肝脏每日最多只能分解、转化 60～80 克酒精，超过此量就会有害肝脏。另外高脂肪食品对肝脏也很不利。

第三弱项："直肠"

直肠癌男性明显多于女性。男人一般进食脂肪和蛋白质比女人多，医学研究表明，在缺少含充分的纤维素食物的同时，食用过多的脂肪和蛋白质是发生直肠癌的一个重要原因。

第四弱项："胃"

男人们喜欢饮酒、抽烟、喝咖啡，男人们在餐桌上狼吞虎咽，男人们经常暴饮暴食，然而，当男人们尽情抒发时，他们肚子里的抗议都纷至沓来；胃痛、呕吐、呕血、嗳酸……医学研究发现，男性胃病的发病率比女性平均高出 6.2 倍。

第五弱项："前列腺"

据有关研究，男子在 50 岁以后，约有 60% 的人患有前列腺疾病。其原因是雄性激素类固醇分泌的改变而使尿道周围的腺体增大。增大的前列腺被压成扁平状，进而压迫膀胱而导致排尿困难。

第二节　加减乘除男性健康新法则

一、加——增强保健意识，加强健康维护

积极的生活方式首先来自积极的保健意识。生活的压力可能会使男性保健意识淡化，渐渐放弃了必要的健康维护。这其中包括有规律的体检和运动。

有规律地从事体育锻炼会令你充满活力，促进大脑及人体其他部位供氧，提高睡眠质量等。有一项计划研究了 184 名年过 60 岁的身体健康但生活懒散的人。在这些人中，一部分人开始锻炼，并坚持不懈地维护健康，而另一部分人仍然保持其生活方式不变。两年后，不运动的人中有 13% 出现了新的心脏方面的问题，而运动组中只有 2% 的人有这类问题。

二、减——减少健康威胁因素，改变不良生活习惯

以饮食和起居为主要因素的不良的生活习惯是健康的最大威胁。如嗜烟酗酒、饮食、作息不规律、休息不充分等，会直接导致男性健康状况的下降，成为健康隐患。

以不良嗜品为例。烟、茶、咖啡和可乐等虽能迅速提神，但会对大脑直接产生一种刺激作用，从而使你的睡眠质量大打折扣，嗜酒成性，更会将你的活力消耗殆尽。酒精容易使血糖急剧升高，然后骤降下来，这也正是你晚

上几杯酒下肚后，第二天早晨时常会感到极其难受的一个重要原因。而且喝酒过多会使人体脱水，久而久之还会损伤肝脏。

三、乘——树立生活信心，寻求有效帮助

有时最难做到的事情恰恰是什么事情也别去做，而这正是我们有些人偶尔所需的东西，以便彻底给自己的身体一个休养生息的机会。某些互补性疗法，比如按摩疗法和芳香疗法，对人体恢复活力也极为有效，它们不仅能使身体充分放松，而且能使我们体能倍增、精神振奋。

但是放弃与放松却绝对是两回事。有时做事的态度如何，对我们是否感到充满生机具有极大的影响。以最能摧毁男人自尊与信心的 ED（勃起功能障碍）来说，鸵鸟政策只能雪上加霜。逃避与放弃会让患者陷入深深的绝望中。然而如果鼓起勇气，到医院去，他们往往会发现克服障碍并非难事，医生能提供有效帮助，使 ED（勃起功能障碍）成为像高血压一样普通的疾病。

四、除——消除陈旧的保健观念，矫正错误的健康认知

陈旧的保健观念与错误的健康认知林林总总，但影响力最深的有以下三种：

误区一：糟糕的健康状况是年岁增长的必然代价。我们必须学会打破有关年龄的有害的传统观念。就生理能力而言，我们依然可以期待随年龄增长而不断增长的活力与耐力，而不是躺倒在安乐椅中。1984 年，当杰克·拉伦已经 70 岁高龄时，他仍给他的朋友和记者们留下了深刻的印象。他请他们登上 70 条小船，然后他，尽管手脚都被铐住了，仍拖着这些小船在波涛汹涌的水面上游了 1.5 英里。尽管这是个特例，但杰克的成就却说明了随着年龄增长，保持身体健康的重要性。

误区二：只有疾病才是健康的杀手。事实上，生活方式在某种程度上比疾病对健康的影响更大。健康与生活方式的关系要比它与体质的关系更密切。例如，篮球明星卡伦·杰帕尔、高尔夫球传奇人物杰克·尼克劳斯、拳击冠军乔治·福尔曼、奥林匹克游泳运动马克·斯皮茨和棒球投手诺兰·瑞安，这五个人在年逾 40 岁时仍在他们各自的运动项目中有出色的表现。

误区三：性生活是消耗健康的行为。确切的讲，纵欲损害健康，但享受性生活却会促进身心健康。老年人中关于性生活的错误说法使他们在大部分时间里放弃了性生活。据斯塔·韦纳的报告，在被访的 800 位 60～91 岁的

老人中，97％的人仍在享受性生活，75％的人认为他们从性生活中得到的快乐与年轻时一样多，甚至更多。

加减乘除的法则，在本质上，是乐观的态度、科学的认知、积极的努力，还有执着的坚持，它无疑会让男性活得更健康、生命更完满，对生命充满驾驭感。

第三节　25 种方法让男人精力充沛

1. **晨练 5 分钟**　起床后锻炼 5 分钟，不仅为身体充电，而且能加倍燃烧热量。

2. **很多人误认为晨练必须 5 点钟**　爬起来跑上几公里，其实是不必要，也不太现实的。你只消花 5 分钟，做做俯卧撑和跳跃运动，使心率加快，就能达到理想的效果；要么对着镜子冲拳 100 下，感受那种能量积蓄的过程。

站着打电话借机舒展舒展筋骨，一边深呼吸，使富含氧气的血液流进大脑。这个简单的变化能让你几个小时都精神倍旺。

3. **边沐浴边唱歌**　淋浴时大声唱歌促进身体释放内啡呔，从而产生一种快乐与幸福的感觉，减轻压力。你越是心情不好的时候，越要唱出来。

4. **养成喝水习惯**　处于缺水状态的你，会时常感觉衰惫。

清早起来先喝一杯水，做一下内清洁，也为五脏六腑加些"润滑剂"；每天至少喝进去一升水，不过也不是多多益善。

5. **讲究吃早餐**　美国有研究发现，不吃早餐的人身高体重比（BMI）偏高，也就是体重超标，还爱犯困，做事无精打采；讲究吃早餐的人则精力充沛得多，身形也相对匀称。最营养健康的西式早餐是：两片全麦面包、一块熏三文鱼和一个西红柿。全麦面包含有丰富的碳水化合物和纤维；西红柿的番茄红素有利于骨骼的生长和保健，并且对前列腺疾病的预防很有好处；三文鱼中丰富的脂肪酸和蛋白质对身体更加有益。

6. **十点加餐**　即使早餐吃得不错，到上午十点右左，前一天储存的糖原也差不多用没了。你要想在一天剩下的时间仍像刚充完电，这时就必须加加餐。一块巧克力，或者一根能量棒、几块饼干，除补充能量以外，还能有效避免午餐暴饮暴食。

7. **午后喝咖啡**　午餐后，身体的睡眠因子成分增多，是最容易犯困的时候，此时喝一小杯咖啡效果最好。

当然喝茶也行，随你喜欢！别忘了睡前 4 小时内不要喝咖啡，免得过于兴奋睡不着。

8. 多倾诉多纾解　性格也能调节疲惫。荷兰的一项研究表明，在工作中内向、害羞的人更容易觉得累，而外向的人精力更足，这是因为爱跟人交谈的人善于发现乐趣，把自己的烦恼、压力及倒霉事一股脑说出来，就不会觉得累和无聊，相反地，喜欢安静、独处、不爱社交的人缺乏这种纾解压力的渠道，时间长了，必然感觉不堪重负。

9. 坐有坐相　坐姿不良，走路踢里踏拉，耸肩腆肚，这些通常是你能量已耗干的表现。在办公室一坐就是七八个小时，如果不能保持正确的姿势，反而会觉得更疲劳。不管是站还是坐着，应当收腹立腰，放松双肩，脖子有稍稍伸展的感觉。

10. 张弛结合　工作中碰到难题，一时半会儿又没法解决，不如稍事休息，如去倒杯茶，换换脑筋，然后接着干。累得快透不过气来时，深吸一口气（数 3 下），然后呼出来（数 6 下）；或者翻翻体育杂志，上网浏览娱乐八卦，找谁聊几句，说不定灵感在不经意间就来了。

11. 交乐观的朋友　乐观、精力旺的朋友或同事人见人爱，他们积极的情绪总能感染周围的人。不仅要和聪明有才华的人交往，更要和那些充满热情，积极向上的人交朋友；跟一个悲观、喜欢抱怨的人一起呆上 30 分钟，你的能量就会被间接耗尽。

12. 大事化小　一口气吃不成胖子！不要总想着把某项大工程一气做完，结果自己累得趴下了。不妨把大工程拆成若干个小工程，一样一样地做，时不时休息一下，这样，既保持体力，又能提高工作效率，最终还能加快工作进度。

13. 锻炼背部　你有没发现"背多分"型的男人往往受到殊遇，不仅如此，强壮的背部能让你工作起来比别人更轻松，不觉得太累。

锻炼背部最有效的方法是用划桨器，注意姿势要正确；脚放平，膝盖微曲，双桨恰到好处地停在胸部。

14. 打坐　早晨睡眼惺忪，先不忙爬起来，舒舒服服地坐在床上坐着，挺直后背，闭上双眼，快速地用鼻子呼气和吸气，嘴巴微闭。（这个胸部练习应当像拉风箱一样，快速而机械地进行）

15. 每天运动　哪怕你再忙，也要坚持锻炼，或跑步或健步走或游泳。你要是对自己体力过于自信，以为年轻就是本钱，不会那么轻易倒下，有人也许会跟你急。

16. **午睡 20 分钟**　20 分钟左右的小憩是最理想的，其实跟午睡一小时的作用没什么两样。一小时对大多数人来说有点长了，睡得太沉，晚上可能睡不好。

17. **补铁**　如果你体内铁的储存太低，身体就不能制造血液中运载氧气的血红蛋白，人就容易觉得累。最好的补铁办法是通过饮食，采用食物疗法：含铁质丰富发热有动物肝脏、肾脏；其次是瘦肉、蛋黄、鸡、鱼、虾和豆类。

18. **开车多吃纤维食物**　男人很少吃零食，你可以在车里放些花生和葡萄干，这些东西含有大量的钾，你的身体需要钾将血液中的糖转化为能量；坚果也不错，它富含碳酸镁，缺乏碳酸镁会使身体产生大量乳酸，而乳酸易使人产生疲劳感。

19. **芳香疗法**　放些香料在家里，尤其是迷迭香、薄荷和姜，可以提神醒脑，增强记忆力，并且能治疗头痛、偏头痛。

20. **多看喜剧**　笑一笑，十年少。笑能锻炼面部肌肉，改变你的面部循环，从而提高注意力。英国科学家近日公布的研究表明，尽管快乐不像俗语形容的那样能挽留青春，但每天保持愉悦心情的人确实更健康，罹患心血管病、糖尿病的风险更低。

21. **提前 1 小时上床**　多睡 60 分钟的提神功效等于喝两杯咖啡。这是指你每天早睡一小时，而不是周末拼命睡懒觉。否则生物钟被打乱，总感觉晕乎乎的。

22. **和阳光玩游戏**　美国马萨诸塞大学的研究表明，愤怒和敌对的情绪在冬天比较多，而夏天比较少。晒太阳能提高大脑血清素的含量，改善心情，为身体充电。不妨争取一切能晒太阳的出差或旅行机会。

23. **控制酒量**　酒精让你产生蒙蒙睡意，但是睡前喝酒反而会因兴奋影响睡眠，虽然闭着眼，眼球却在不停地转。你得牢记睡前两小时不喝酒，晚餐啤酒最多只喝一两杯。

24. **调整健身时间**　一项研究发现，那些健身族下班后去健身，浑身酸酸地，回家洗个澡睡个好觉，起来后犹如获得新生，无独有偶，美国芝加哥大学的学者认为，晚上锻炼能增加睾丸素的水平，这对能量的新陈代谢至关重要。

25. **睡沙发**　假如你和爱人吵架，你不得不睡沙发，你不用内疚或怎么样。知道吗？偶尔睡睡沙发对治疗失眠有奇效！很多人都说失眠跟自家的卧室有关，美国的一项调查发现，72% 的男人在沙发上睡得不错，只有 27%

的人说在老婆或女友身边睡的还可以。

第四节　女性健康

一、威胁女性健康的"四大杀手"

第一杀手：乳腺癌

乳腺癌是女性肿瘤中发病率最高的一种，多见于45岁以上、绝经期前后的妇女。

有报道说：在过去的25年中，上海、北京等大城市的女性人群中乳腺癌发病率连年上升，增幅高达51%，而且有年轻化的倾向。乳腺癌的发病率已超过女性子宫颈癌的发病率，成为城市女性的"第一杀手"。调查表明，我国每年有4万人死于乳腺癌。近年来乳腺癌发病以35至59岁为高发年龄，45岁更是高峰。且经济发达地区高于落后地区，城市高于农村。据分析，由于现代社会都市女性生活质量高，饮食偏高脂肪、高热量、高蛋白，加上工作节奏快、生活劳累、精神压力大、情绪不稳定等种种因素，使得乳腺疾病成为继糖尿病、高血压之后的富贵病。

健康秘笈　月经初潮早、绝经晚、独身、不生育、不哺乳或哺乳不正常、有乳腺癌家族史、乳腺部曾接受一定量的放射线、高脂肪饮食及肥胖、曾患乳腺其他疾患的妇女应格外注意。由于乳腺癌发病原因尚未完全清楚，因此没有实用的预防措施，女性要掌握乳腺自我检查法，有条件的每年一次防癌普查，20~40岁的妇女要做好每月一次的乳房自查，乳腺癌许多都是由患者自行发现肿块而就诊的。每三年一次体检，对35~40岁的妇女留X线摄影基础片，40~49岁妇女每1~2年进行一次X线检查。

第二杀手：宫颈癌

流行病学统计显示，宫颈癌是全球妇女中仅次于乳腺癌的第2个最常见的恶性肿瘤。患者年龄跨度较大，15~85岁都可发生。高发年龄50岁左右，但近年30~40岁患者有增多趋势。我国每年新发病例为13.15万，约占发展中国家的1/3。研究显示，性行为可能影响宫颈癌的危险性，如多个性伴侣、不洁性生活、卫生习惯不良、吸烟，人类乳头瘤病毒极可能是宫颈癌的主要危险因素，疱疹病毒Ⅱ型感染是最早被认为在宫颈癌病因中起重要作用的一种病毒，还与宫颈息肉、宫颈撕裂、宫颈糜烂等因素有关。

健康秘笈 参加肿瘤普查，有效的宫颈细胞学检查，会使宫颈癌死亡率大大降低，不普查的妇女宫颈癌死亡率比普查的妇女要高10倍。20～65岁妇女，每年一次宫颈涂片检查，两次阴性后每3年一次。20～40岁的妇女，每3年一次妇科检查。积极治疗癌前病变：一些疾病如宫颈糜烂、宫颈息肉、宫颈撕裂有发展成癌可能。

第三杀手：卵巢癌

卵巢癌虽然发病率比子宫癌低，但死亡率却比宫颈癌和宫体癌加起来还高。其发病率在女性常见恶性肿瘤中占2. 4～5. 6%，在女性生殖道肿瘤中占第3位，但却是女性生殖道肿瘤中造成死亡原因最高的一种肿瘤。发病的高峰是60～80岁，有年轻化趋向，而且卵巢癌发现的病人中，近2/3往往已是晚期，虽然手术、放疗、化疗都运用于卵巢癌的治疗，但由于没有特效的方法，愈后并不理想。

健康秘笈 腹部包块为最常见的症状，可有腹痛阴道不规则出血或月经不调，晚期可有低烧、食欲不振、恶心、呕吐、便秘或腹泻等症状，有时伴有气短或尿频等压迫症状，少数有高血钙症状。不少患者是因为腹水而产生的一系列症状才到医院就诊。由于卵巢癌很早就出现盆腔或大腹腔内扩散，或淋巴转移，一般的体检不易发现，因此女性要特别小心。

第四杀手：子宫内膜癌

子宫内膜癌占女性生殖道恶性肿瘤的20～30%，它又是妇女常见的癌肿，其发病率在乳癌、肺癌和大肠癌之后，位居第四。高发年龄为58～61岁，死亡率为20%。发病率与饮食结构有关，现代人生活条件好了，高脂肪高蛋白摄入多了，子宫内膜癌的发病也高了。

健康秘笈 身体过重、未孕、晚绝经、糖尿病、高血压、多囊卵巢综合征、卵巢肿瘤；子宫出血，特别是绝经后出血以及不规划出血和经量增多、经期延长；异常分泌如阴道血性液体和浆液性分泌物，有时有恶臭的女性要当心。少数病人有下腹疼痛感觉。

二、关注女性身体健康从头说到脚

1. **头发** 女性如果一年染发的次数超过12次，那么她患淋巴瘤的概率比从来不染发的女性高26%。科学家研究显示，从1980年就开始染发的女性患淋巴瘤的概率高出37%，之所以这么高是因为之前的那些染发剂含有致癌物质过多。深颜色的染发剂更容易导致女性患上癌症。

2. **眼睛** 随着现代女性频频使用电脑和智能手机，科学家发现患青光眼的女性逐年增多。使用电脑和智能手机时，人的眼睛长时间盯着屏幕，从而导致青光眼等眼疾。另外女性抽烟也会诱发青光眼。

3. **鼻子** 每周至少三次、每次半小时的运动有益于提高人的免疫系统，增强女性的呼吸道抗击各种细菌的侵袭。

4. **皮肤** 烈日天气，女性要注意特别保护自己的皮肤，因为长时间暴露在烈日下会引发皮肤癌。女性一定要懂得充分使用防晒霜等物品保护自己的皮肤。

5. **乳房** 生育孩子能够降低女性患乳腺癌的风险。英国癌症研究专家认为，当女性生育第一个孩子的时候，就意味着她患乳腺癌的可能性减少了7%。用母乳喂养孩子不仅可以令婴儿健康成长，还可以令女性患乳腺癌概率降低4.3%。

6. **心脏** 如果一年中体重减少或者增加10磅（斤），那么女性心脏的健康就会受到明显损害，阻碍血流与心脏之间的循环。因此，为了心脏健康，女性一定不要过于苛刻减肥。

7. **肺、膀胱和肾** 在英国每年大约有11.4万人死于吸烟，这个数字是交通事故、自杀等死亡人数的6倍。吸烟要为30%的癌症患者负责、为80%的支气管炎和肺气肿患者负责。最新研究指出，吸烟还会诱发膀胱癌、牙病和肾病。

8. **臀和手腕** 出现骨质疏松症的部位一般是臀和手腕。女性一定要注意适量摄入含钙丰富的食物，因为它不仅可以预防骨质疏松症，而且还缓解压力。

9. **生殖系统** 每年全世界大约有25万女性死于子宫癌。科学家发现服用避孕药超过5年的女性患子宫癌的概率增加3倍，服用避孕药超过10年则增加4倍。

10. **肠** 没有孩子会增加人患结肠直肠癌的风险。科学家发现生育孩子可以帮助女性降低患肠直肠癌的可能性。

11. **肝脏** 适量饮酒有助于人体健康，但是酗酒无疑会导致咽癌、食道癌、胃癌等疾病。肝脏是人体的一个重要部位，因此女性一定要保护好它。

12. **膝盖** 肥胖会增加膝盖和臀部的负担。人在跑步和急走的时候给关节部位带来的压力是人的体重的4~5倍。30~40岁的女性因为肥胖压力令膝盖和臀部受伤成为医生所关注的内容。

13. **腿** 长时间待在狭隘的空间中，活动受限，使得血液循环不良及黏稠度增加，造成腿部深处静脉形成血栓，血栓若顺着血流到肺部或脑部，将引起肺栓塞或脑卒中，甚至会导致死亡。女性工作一段时间之后最好站起来走一走，做一些腿部运动操。

14. **踝和脚** 女性一定不要穿过高的高跟鞋，特别是细跟的高跟鞋。穿高跟鞋的女性患膝关节炎的风险高出男性两倍，还会增加扭伤脚踝的危险。

三、女人常吃甜食等易诱发妇科病

许多女性长期痛经，都会吃药处理，却不知道随着年龄的增长，痛经很可能已经性质改变，从一般的生理原因变成了疾病，从而延误治疗。此外，像腰痛、腹胀可能也是一些妇科疾病的症状，这些与吸烟、佩戴不适胸罩、过食甜食等生活习惯密切相关。

1. **吸烟易诱发宫颈癌** 现已证明，人乳头状瘤病毒感染是宫颈癌发生的主要病因，但许多研究者发现，吸烟是人乳头状瘤病毒感染者发生宫颈癌的高危因素。吸烟时间越长，每天吸烟量越多，风险越高。更有研究表明，吸烟史超过 10 年，每天吸烟超过 15 支的女性发生宫颈癌的风险为 80%。这不仅是由于烟草中含有许多致癌物质，还因为吸烟会影响体液和细胞免疫功能，阻碍抑癌基因起作用，从而可能会增加感染人乳头状瘤病毒的机会。

此外，被动吸烟也是宫颈癌发生的高危因素。据 2006 年的一项研究显示，被动吸烟的女性发生宫颈癌的风险相对于不吸烟的女性也有所增高。

2. **胸罩抑制乳腺发育** 胸罩是女孩子成年后的朋友，本来佩戴胸罩可帮助女性展示女性美，能够保护乳房，支持和衬托乳房，使其血液循环通畅，有助于乳房的发育；可减少行走、运动和劳动时乳房的摆动，防止乳房松弛下垂。

但长期戴胸罩或不合适的胸罩可压迫乳房而造成局部组织血液循环不良，新陈代谢障碍，影响乳腺发育，甚至形成血瘀、包块、结节，有些可发生癌变。

所以要尽量选择合适舒服的胸罩。理想的胸罩应该是在人体活动时刚好能托起乳房，能尽量限制乳房的活动而不影响呼吸，取下后皮肤上不应留有压迫的痕迹。此外，睡觉时应把胸罩取下，以免影响呼吸和血液循环。

3. **甜食和阴道炎有关联** 许多女性都喜欢吃甜食，然而在甜甜蜜蜜之中隐藏着对人体健康的威胁。专家介绍，念珠菌阴道炎是女性常见的生殖疾病，大约 75% 的妇女一生中至少患过 1 次。一项针对念珠菌反复感染者的研究显示，很多患者的血糖或尿糖明显高于正常水平；当 90% 的患者在减少日常糖分摄入量后，一年内念珠菌阴道炎的感染或复发很少。这说明糖分摄入量与念珠菌感染有联系。可见甜食不可过量食用，如果食用最好选择在两餐间进食。

四、保养好女人的生命之巢——卵巢

身为女人，谁不羡慕光洁的肌肤，窈窕的腰身；谁不希望风华绝代，魅力逼人；可当年过三十，当皱纹与色斑在脸上悄然浮现，当一切的娇艳都成为曾经时，那是怎样的一种无奈啊。

更可怕的是伴随而来的失眠与焦燥，成宿不得好睡眠的结果不仅是黑黑的眼圈，深深的眼袋，还有焦燥的性情，莫名的哭泣、无端的恼怒、头痛、发痒、健忘……

而随时随地流汗的感觉更让自己紧张与难堪不已，不规则的月经，深色的且凝块状的，量多到有时会渗透衣服……容颜的即将逝去，事业上精力大不如前，一切的不顺意仿佛叠加在一起，让自己时常陷入一种长久的悲哀当中无法自拔……

当看过医生，吃遍药，这种状况仍然无法改变时，心中的压力，苦闷都在增加，其实这一切的变化，均源自卵巢！

卵巢是位于女性盆腔内的一对生殖腺，卵巢组织由皮质和髓质构成。皮质在外层，其中有数以万计的原始卵泡及致密结缔组织；髓质在中心，无卵泡，含疏松结缔组织及丰富的血管、神经、淋巴管等。随着年龄的增长，卵巢发生一系列改变：如新生儿出生时卵巢大约有 15 万~50 万个卵泡，成年后大约只有 400~500 个卵泡发育成熟，其他的均退化，绝经后皮质内基本无卵泡；成年妇女的卵巢重约 5~6 克，绝经后卵巢萎缩变小，大约是原来的 1/3~1/2。

卵巢两种主要功能：一为产生卵子并排卵，体现其生殖功能；另一为合成并分泌性激素，如雌激素、孕激素、雄激素等 20 多种激素和生长因子，控制着人体骨骼、免疫、生殖、神经等九大系统的 400 多个部位，维持这些器官的青春和活力。如果卵巢功能衰退就会导致：

（1）生殖系统：月经不调、阴道萎缩干涩、排卵率低、性生活障碍和性冷淡等；

（2）植物神经系统：潮热、易怒、抑郁、失眠等；

（3）体形：发胖，小腹臃肿、臀部下坠、水桶腰等；

（4）皮肤、毛发：干燥、失去弹性等、脱发、光泽减退；

（5）免疫力降低：易感冒、感染炎症或患慢性病等；

（6）心血管系统：动脉粥样硬化如心肌缺血、心肌梗死；

（7）泌尿系统：尿道萎缩，尿多、尿频、尿失禁等；

（8）骨骼：颈椎病、风湿病、关节炎，骨质疏松症等；

（9）消化系统：胃部不适、食欲减退、便秘等。

保养好卵巢应做到以下几项：

1. 加强自身的保健；

2. 维持和谐的性生活，可以增强对生活的信心，精神愉快，缓解心理压力，对卵巢功能和内分泌均有益处；

3. 不要常吃排卵药物来防止卵巢早衰；

4. 要注意营养和补钙；

5. 根据自己的身体状况适当地补充雌激素。

第五节　加减乘除女性健康新法则

对于极易忽视自身健康状况的女性，只要遵循简单的"加减乘除女性健康新法则"，你就能活得更好、活得更久。这并不是梦想。只要注意这些，健康就是自己的。

一、加——增强保健意识，加强健康维护

积极的生活方式首先来自积极的保健意识。生活压力可能会使保健意识淡化，渐渐放弃了必要的健康维护，这其中包括有规律的体检和运动。

有规律地从事体育锻炼会令你充满活力，促进大脑及人体其他部位供氧，提高睡眠质量等。

二、减——减少健康威胁因素，改变不良生活习惯

以饮食和起居为主要因素的不良的生活习惯是健康的最大威胁。如嗜烟酗酒，饮食、作息不规律，休息不充分等，都会直接导致健康状况的下降，成为健康隐患。

三、乘——树立生活信心，寻求有效帮助

有时最难做到的事情恰恰是什么事情也别去做，这正是那些忙碌的人偶尔所需的东西，以便彻底给自己的身体一个休养生息的机会。某些互补性疗

法，比如按摩疗法和芳香疗法，对人体恢复活力也极为有效，它们不仅能使身体充分放松，而且能使我们体能倍增、精神振奋。

四、除——消除陈旧的保健观念，矫正错误的健康认知

陈旧的保健观念与错误的健康认知林林总总，但影响力最深的有以下三种：

1. 糟糕的健康状况是年岁增长的必然结果。我们必须学会打破有关年龄有害的传统观念。就生理能力而言，我们依然可以期待随年龄增长而不断增加活力与耐力，而不是躺倒在安乐椅中。

2. 只有疾病才是健康的杀手。事实上，生活方式在某种程度上比疾病对健康的影响更大。健康与生活方式的关系要比它与体质的关系更密切。

3. 性生活是消耗健康的行为。确切地讲，纵欲损害健康，但享受性生活却会促进身心健康。老年人中关于性生活的错误说法使他们在大部分时间里放弃了性生活。

加减乘除的法则，是乐观的态度、科学的认知、积极的努力，只要执著地坚持，它无疑会让女性活得更健康、活力更充沛。

第六节　女性健身锻炼须知的十条忠告

一、不要制订太严格的锻炼时间表

健身锻炼贵在坚持，如果所订的时间表过于苛刻，会让你感到压力太大而难于坚持。刚开始锻炼一定要循序渐进，慢慢增加运动量，让身体逐渐适应。

二、经常尝试新的锻炼方式

从事健身运动的保健专家认为，任何一种锻炼方式都有它的长处和不足。只要是对人身体有益的锻炼方式，都可以积极参加，而不要选择一种方式。

三、不要为追求时尚而改变自己的锻炼习惯

比如，有些专家认为爬山好，有些人以为有氧运动可行，诸如此类的锻

炼方式举不胜举。但是，时髦的锻炼方式并不一定适合你。

四、合理调整饮食结构

健身锻炼只是改变你身体状况的主要手段之一，在锻炼的同时，你还需注意自己的饮食问题，均衡营养。在锻炼的同时多吃蔬菜水果，多摄入各种微量元素，进而达到改善自己身体状况的目的。

五、改变不良的饮食、生活习惯

控制蛋白质和谷类食物的摄入，按时上床休息，不吃零食，不吸烟和过量饮酒，调整好自己的心态。

六、精神高度紧张和情绪剧烈波动时不宜进行锻炼

临床心理工作者指出，人在精神高度紧张或情绪剧烈波动的时候，不能进行锻炼，否则会出现损伤身体和引起精神疾病的现象，这一点要切记。

七、运动量要适宜

不同季节、不同环境下，运动量应做适当的调整。一般情况下，每次锻炼时只要身体出汗，那健身的目的就算达到了。不可为了追求"立竿见影"而不顾自己的身体情况，尤其在身体不舒服的时候，更要注意锻炼的时间和运动量。

八、不必去高档俱乐部

不要在朋友的撮合下到高档健身场所锻炼，你考虑自己的经济状况，你适合她给介绍的这种时尚方式。即使如此，在这种环境中，锻炼者的心理波动大，生理节律相对不平衡，而且由于人多，场所拥挤，空气污染，反而不利于健身。

九、选择好锻炼地点

第一不要太偏僻，既浪费时间，又不安全；第二不要在闹市繁华地带锻炼，这些地方行人多，来往车辆多，环境和空气质量都无法保证，且容易分散你的注意力。

十、与一位或几位好友共同锻炼

好友一起锻炼，相互间可以起到督促和勉励的作用，而且能够避免一人锻炼时的孤独感，以及出现不测情况时有人照应。

第七节　时尚背后"藏"危机
潮流装备"毁"健康

一、四季的裙装

有人喜欢穿着裙装出现在一定的场合，不论春夏秋冬。的确，裙装打扮能够显示出一个人的端庄、美丽。但她们却不知，这副美丽"冻"人的时髦打扮，却给她们的健康带来了隐患。俗话说"寒从脚起"。人的双脚距心脏最远，血液循环较差，供血不足会引起局部组织坏死。人体双脚一旦受寒，会反射性地使鼻黏膜的供血量大大减少，引起上呼吸道黏膜的毛细血管收缩，黏膜得不到营养，抵抗力很快减弱。于是，原来潜伏在鼻咽部的病菌、病毒便乘虚而入，从而引起旧病复发和上呼吸道疾病频繁发生。此外，由于受到寒冷的侵袭，还会引起冻疮，诱发关节炎，严重者还会导致病毒性心肌炎。

二、紧身铅笔裤

紧紧的铅笔裤会影响腿部、腰部与腹股沟的淋巴循环，导致毒素堆积。在炎热的天气中穿铅笔裤，还会让局部皮肤温度升高，从而引发腹股沟附近的炎症。建议你在选择铅笔裤时，尽量购买有弹性的布料。而且，晚上千万别忘了用热水充分冲淋下体，以帮助淋巴循环，减少炎症发生的可能性。

三、高跟鞋

高跟鞋能让你变得挺拔、苗条，可是经常穿着，你的身体重心会自然上移，从而使脊椎压力明显增加，而且，它还会让你长出难看的茧子。相对而言，粗粗的方跟鞋对健康的危害比细跟鞋少得多。你还可以准备几双坡度不同的高跟鞋换着穿，这样能让后背肌肉张弛有度，使脊椎得到有效放松。

四、小半号的文胸

太小的内衣会影响你的呼吸频率，让你不知不觉进行浅呼吸。建议你准备两个尺寸的文胸，跟另一半约会时，性感的小号文胸无妨，但平常上班时，文胸尺寸最好合适。

五、太紧的腰封

它会使腹部肌肉处于紧张状态，并使内脏处于被挤压状态。内脏受压时，你的新陈代谢速度会减慢，消化功能也会受到一定影响。而且，过紧的腰封会增加局部紧张程度，从而加大身体耗氧量，让你在不知不觉中呼吸变浅。对女人而言，精致、细软的腰带是比紧绷绷的腰封更好的选择。

六、超大的太阳镜

太阳镜的重量一旦超过 60 克，就会过度压迫太阳穴和鼻梁软骨，进而导致颅内压升高，引发间歇性头痛。另外，英国眼科疾病研究协会发现，13％的视力衰退与太阳镜镜片颜色过深有关。如果你的眼睛是深黑色，那么比起浅棕色、蓝褐色眼睛的人，你有更好的抗紫外线能力。其实，浅色太阳镜更适合深色眼睛的东方女性。

七、大个的手提包

鲜艳的大包包是全球明星钟爱的贴身配搭，可是，把这个超重的大家伙提在手上，你的颈椎、肩膀和脊椎会不自觉地向一侧倾斜，时间一长，不仅会加速脊椎的老化，还会让肩膀肌肉劳损过度，使腰椎间盘突出提前找上门来。比起单肩包，双肩包是更好的选择，它能使身体两侧的受力程度相对平衡。如果你经常使用单肩包，请用两只手轮流提拎，以免身体一侧受力过度。

第八节　女性五期健康规划

女性健康与卫生，实质是妇女防病保健问题，就是用科学卫生知识，指导女性自我保健。女性由于生理上的特殊性，如经期、孕期、产期、哺期、绝经期等一系列的生命周期，做丈夫的要十分重视、理解、协助支持并提供健康服务的条件。

经期 月经期要保持乐观情绪，减轻体力劳动，忌食生冷辛辣等食物，特别注意外阴卫生，纸垫要消毒，勤换内裤，保持清洁，严防感染。少女不宜穿紧身牛仔裤，以免局部湿气散发不良，引起外阴湿疹、瘙痒。痛经是青春期的常见症状，不通则痛，应及时对症治疗。

孕期 对初产妇来说，十月怀胎和一朝分娩多少会令女性产生恐惧心理，要求丈夫和亲属经常与其谈心，不搞封闭式生活，适当活动，一个优良孕卵与妇女内营养状态和贮存有关，必须加强孕妇营养酌情加夜餐。头三个月不宜参加过重体力劳动，防止早产；七个月后定期去妇产科检查，防止妊娠中毒症和胎盘早期剥离。孕期生活环境应清洁卫生，无毒无害，避免高温辐射等，不宜在旅途受孕。孕妇睡得好，胎儿才能发育好，每天睡眠应不少于 8 小时，睡前不宜饮用浓茶及咖啡，以免失眠，最佳睡姿左侧卧位。切忌仰卧，避免下肢静脉回流不畅，保持乳头清洁，使用较宽松的乳罩。

产褥期 除在医院休息待产和必要治疗外，在家中注意空气流通，室温保持 20 摄氏度左右，避免受凉。产褥期外阴应清洁，半年内严禁同房以免引起感染及慢性盆腔炎，要坚持避孕，产后由于雌激素的下降，抑制毛发生长而脱发，要补充蛋白及铁、钙、锌以及叶酸、亚油酸、维生素等。

哺乳期 产后 2－3 天母乳呈黄色，浓度高，谓之初乳，含有丰富的蛋白质和抗体，以后过度为奶汁，含、钙、钾、湿度适宜，无菌，是婴儿最理想的食物。婴儿的吸吮可促进宫缩，加速子宫复原，防止出血。在哺乳初期四周内，产妇应注意每次排空乳汁，防止患急性乳腺炎，每次哺乳大约 15 分钟左右。哺乳期避免吃刺激性强的食品，不饮咖啡和酒，便秘者不可长期吃泻药。母乳喂养至少在半年以上，因为哺乳妇女绝经前患乳癌的危险性要比没有进行哺乳的母亲平均患癌率低 20%。

绝经期 妇女卵巢功能减退，但不等于性生活停止。闭经期常表现头痛、失眠、心悸、面红、发热、出汗，是内分泌紊乱的缘故，这时应以精神疗法为主。妇科病以滴虫性阴道炎多见，应检查治疗。纤维乳瘤也多见，应每年检查一次。保持健康的生活方式，是健康的必要保证。

第九节　美满性生活的好处

和谐美满的性生活，不仅是家庭稳定的基石还是身心健康的添加剂。和谐美满的性生活能带来诸多好处，对身心健康有极大的促进作用。

一、有利于消除失眠

当经历一次和谐的性生活后，紧张激动的身体开始放松，肌肉也在满足之后的疲倦中得以舒展，睡意自然而然地袭来，有助于消除失眠症。而且性生活越是美满，事后也越容易入睡。

二、减轻经期前的综合征

女性在月经前的 5～7 天内，流入骨盆的血液增加，有可能引起肿胀和痉挛，导致腹胀或腹痛。而性生活中的肌肉收缩运动，能促使血液加速流出骨盆区，进入血液总循环，而减轻骨盆压力，从而减轻腹部不适。

三、精液有助于女性阴道的消毒

实验证明精液中有一种抗菌物质——精液胞浆素，它能杀灭葡萄球菌、链球菌、肺炎球菌等致病菌。所以可以帮助女性生殖器免遭微生物的侵袭。长期没有性生活的女性，更容易患阴道炎、子宫内膜炎、输卵管炎等病症。

四、减缓衰老

女性在 35 岁左右，骨骼开始疏松，性爱可以调节胆固醇，保持骨骼的密度，减缓骨质疏松。使整个人看上去步态轻盈，身体的灵活性也强。

五、减少皮肤病的发生

皮肤血液循环不良，会导致粉刺、暗斑等皮肤病。而适度的性爱会加速血液循环、均衡新陈代谢，让皮肤光洁细嫩，并起到防治皮肤病的作用。

六、提高免疫系统的抗病能力

现代文明生活，反而让人们的免疫系统比以往更加脆弱。感冒、高血压、各种溃疡经常是躲也躲不过。性生活可以使肾上腺素均衡分泌，肌肉先

第十章　关注男性健康　关注女性健康——两性健康规划

217

收缩，再放松，从而形成良性循环，使免疫系统能保持在较好的状态。

七、有助于保护头脑年轻

根据日本的医学研究表明："用进废退"的性萎缩，也适用于缺乏性生活的人。适当的性生活有助于防止大脑老化和促进新陈代谢，记忆力也较强。

八、促进女性生殖健康

性生活有规律的女性，雌激素水平比偶尔做爱的女性要高得多。从而使卵巢的生理功能加强，月经正常，还可推迟更年期，而且每一次性爱都会使阴部分泌物增加，防止阴道黏膜干燥。

九、有效减少心脏病和心肌梗死的发生

性生活可以让骨盆、四肢、关节、肌肉、脊柱更多地活动，促进血液循环，增强心脏功能和肺活量。拥有和谐性生活的人发生心脏病的危险比性生活不和谐的人至少减少 10% 的风险。

十、减轻或是缓解疼痛症

性爱竟然同阿司匹林有一样的功效，听起来似乎有点神乎其神。不过，专家强调，大量的医疗机构的反馈，证实了性生活能刺激大脑中枢神经系统，分泌出一种叫胺多酚的化学物质，对减弱疼痛相当有效。别不相信，性爱对以下疼痛具有不可思议的止痛效果：减少皮肤病的发生，皮肤血液循环不良，会导致粉刺、暗斑等皮肤病。而适度的性爱会加速血液循环、均衡新陈代谢，让皮肤光洁细嫩，并起到防治皮肤病的作用。

十一、让男性更强壮

健康适度的性生活，可使男性的睾丸酮分泌量增多，使男性的肌肉更发达，体重增加，提高了骨髓造血功能，而且还能减少体内脂肪的积存。

由此可以看出，和谐美满的性生活不仅是心理的需要，更是生理的需要，然而，现代都市，种种原因引起的不"性"无时无刻不困扰着每个渴望拥有幸福生活的人们。

第十一章

分担风雨　共享阳光

——健康保险规划

名词解释：健康保险

健康保险是以被保险人在保险期间内因疾病不能从事正常工作，或因疾病造成残疾或死亡时由保险人给付保险金的保险。健康保险的保险费率与被保险人的年龄、健康状况密切相关，保险公司往往要求被保险人体检，规定观察期或约定自负额，承保比较严格。因此，趁年轻、健康时购买最有利。健康保险包括医疗保险、失能保险和护理保险。其中，最常见的医疗保险包括了疾病医疗保险和意外医疗保险。

第一节　人生七张保单　唯有健康优先

安全与保障，是每个人生命中最大的需求。在人一生中不同的阶段，面临不同的财务需要和风险，这种财务需要可以通过保险来安排。保险的功能不仅在于提供生命的保障，也可以转移风险，规划财务需要，因此成为一种理财的方式。

从单身贵族到有房有车的中产，从养育小孩到面临养老与遗产问题，这是一个现代人必经的人生历程。在这个历程中，有 7 张保单不可或缺。

第 1 张：意外险保单

上午还在广州悠闲地喝早茶，晚上已经回到北京的三里屯泡吧。在打一辆飞机看演唱会已经成为旧闻的今天，许多年轻的白领对这样的工作方式早已经习惯。休闲方式也不再局限于旅行和游玩，滑板、潜水、探险、滑翔、蹦极，玩的都是心跳。但是风险呢？谁都知道飞机比火车出事的概率要高一点点，而蹦极的设施再安全也会有出错的时候。城市的车辆越来越多，开车的人也越来越容易焦虑，交通事故每天都在城市的大街小巷上演。风险已经不再是小概率事件，而生命中错误的一次碰撞总要有人来买单。

对于刚参加工作的年轻人而言，买份高额的寿险是不现实的。25～30岁，我们的经济能力还有限，我们还在创业或打拼，我们还要为人生积累财富，我们还要为买房、买车做准备，我们没有家庭所累，没必要、也不乐意把所有的钱都放进保险公司的存折里。

意外险是这个阶段必备的第一张保单。意外险提供生命与安全的保障，功能是身故给付、残废给付。买一份意外险是对生命的保障，更体现了对父母养育之恩的报偿。尽管意外险没有理财功能，在不出险的情况下，不能获得返还与收益，但与其高达10万元的赔付金额相比，每年几百元的投入就显得微不足道。任何其他一个险种都不可能像意外险一样，有如此之高的保障功能。

意外险的附加险种也是必要的选择。因意外发生的医疗赔偿，包括门诊、挂号费全都可以获得赔付。小病的住院、手术费用，也可以附加住院与手术补偿来实现。

第2张：大病医疗保单

30岁，我们已经开始害怕体检。我们拿着不薄的薪水，小心地规划着未来。生活似乎在按照设想中一步步推进，但是内心里总有那么一点点不安。我们的生活质量提高了，但生存环境越来越恶化、空气越来越污浊，也是不争的事实。我们好像越来越没有时间去健身，是惰性，还是肩上越来越重的责任，还是两者兼有，没人说得清。一大半白领处于亚健康状态，大病发病率越来越高，年龄越来越低，这个问题却谁也无法否认。

再看看我们的医疗保障现状。我们都有一份社会医疗保险，一年的医疗费用上限2万元。在感冒一次也能支出上千元的今天，这点钱只够应付一场小病。在2万元以上，我们还有大病基金，按比例报销更高的花费。"比例"这个词本来就让人没安全感，更何况它的比例还很低。算下来，得一场10万元的大病，至少有6万元钱医药费需要自付。难怪别人会说，疾病是家庭财政的黑洞，足矣让数年努力攒下的银子一瞬间灰飞烟灭。

大病医疗保险，是转移风险、获得保障的方式，也是理财的最佳选择之一。将一部分钱存入大病医疗，出险的情况下可以获得赔付，不出险最终也能收回大笔利息。

大病医疗保险只赔付保单上所列的大病，如果得了其他的病，需要住院手术，想获得赔付，就要选择一些适合自己的附加险种，如防癌险、女性保险、生育健康保险。附加险可以赔偿门诊的手术，疾病或意外造成的费用。但是类似感冒发烧、门诊能处理的小病不予赔付（这部分可以通过意外险的医疗附加险得到赔付）。附加险不返还。

第3张：养老保险

30年后谁来养，这是我们不得不考虑的问题。当我们的口袋越来越充实，薪水逐年上升，越来越习惯了高质量的生活方式，没人想未来的生活水准一落千丈。我们努力地工作、攒钱，面对通货膨胀的压力，银行也是靠不住的。养育小孩的花费越来越昂贵，很多城市居民都只有一个小孩，当未来出现两个孩子负担4个老人的局面，指望孩子，对孩子无疑也是一种巨大的压力。规划自己的养老问题，是对自己和儿女的责任感。

在能赚钱的年龄考虑养老是必要的，也是不可回避的。我们在社会保险里也都有一份养老金，女性交满20年、男性要交满25年，可以在退休后领取。但这种养老金发放金额是当地最低月平均工资，2003年，北京最低月平均工资是465元，这对维持一般的生活而言，尚属杯水车薪。

从30岁开始，在资金允许的情况下，应该开始考虑买一份养老保险。养老资金首要保证安全，投资股市或者房产来养老，风险显然难以预测。而养老保险兼具保障与理财功能，可以抵御一部分通货膨胀的影响。养老保险应当尽早购买，买得越早，获得优惠越大。

购买养老保险之前，要算清楚以后每月能拿到多少钱，能拿到多少岁或者多少年。养老金的领取分两种形式，一种是每月领固定的金额，另一种是逐年递增，应视不同情况与经济承受力而选择。以前者为例，从30起岁交付养老金，每年6500元左右，交满20年，55岁起可以持续领满20年，每月领1000元，拿20年。总共交13万，领24万元，收益非常明显。

一个都市里的单身贵族，没有家室所累，买保险只需要考虑个人保障，以上3张保单是必备的。

第4张：为财富提供保障的人寿保单

我们早已经不再拒绝花明天的钱来消费。工作几年之后，手里有了一笔不大不小的存款，投入一笔可接受的金额，贷款买房、买车，生活水准得到立竿见影的改善。都市里的"负翁"越来越多，背着贷款日子过得有滋有味，更有压力。万一自己出了问题，谁来还那几十万甚至更多的银行贷款？

没有人担得起这个风险，因此要把风险转移出去。算算贷款金额总共多少，再买一份同等金额的人寿保险。比如贷款总额是 80 万元，就买一份 80 万元的寿险。一旦有变，尚有保险公司替还房贷。这样的保险可以为个人及家庭提供财富保障。

当然，这个阶段，房险和车险是必不可少的。贷款按揭买房，在购房之日即被强制购买房屋险，如果出意外，保险公司会给银行赔款。专家的建议是，买房险不要去指定的保险公司。如果去其他保险公司，购买同样的保险可以得到折扣。车险是开车出险后的赔付，按照国家规定，有车一族必上第三者责任险，否则不能上路。

第 5 ~ 6 张：子女的教育及意外保单

结婚后，昔日的单身贵族开始面临对家庭的责任；养育小孩之后，子女的教育问题更是提上了主要日程。财富固然已经有了一定的积累，在经济条件允许的情况下，夫妇各买一份人寿保险，受益人互相写对方的名字，也是一种责任和承诺。在一方出现意外的情况下，家庭生活不至于陷入困境。

天下的父母都希望孩子接受最好的教育，拥有更为远大的未来。义务教育的费用越来越昂贵，读个大学更要以 10 万计。更不必说对孩子爱好的培养，游游泳、弹弹琴、请请家教，诸如此类高昂的开支也是一笔巨大的款项。从孩子出生之日起，为教育准备一笔资金就已经是当务之急。好在小孩出生是在父母的壮年时期，收入高，经济来源稳定，此时有能力给小孩提供良好的教育基金。

准备教育基金有两种方式，一种是教育费用预留基金。举例说，在小孩 1 ~ 17 岁，每年交 250 元，17 岁可以返还 5000 元，以此可以保证专款专用。这种方式支出不多，但最后收回的金额也不足以应付未来的花费。另一种方式是买一份万能寿险，存取灵活，而且另有红利返还，可以做大额的教育储备金。

儿童意外险是孩子的另一张必备保单。儿童更爱动，更好奇，比成人更容易受到意外伤害。仅 2003 年，北京就有 5 万儿童受到不同程度伤害。儿童意外险可以为出险的孩子提供医疗帮助。儿童意外险保障程度高，价值 3 万元的儿童意外险，每年缴费不到 300 元，属于不返还险种。

第 7 张：避税保单

50 岁以后，有了房子与车，孩子长大了，我们也开始面临养老与遗产的问题。在经济条件允许的情况下，我们要全面完善自己的医疗保险和养老保险，规划好退休后的生活，安享晚年。此时，对遗产的安排也要提上日程。

遗产税是否开征，专家学者们已经争论了几年。但随着经济与法律的发展，征收遗产税已经是必然的事。按照国际惯例，遗产税一般在40%以上，德国的遗产税率甚至高达50%，面对如此高比例的税收，我们理当未雨绸缪。如何对遗产进行规划，采用合理的方式避税，值得仔细地思考。

按照我国现行法律，任何保险金所得都是免税的。子女作为保险金受益人，无须交纳个人所得税。选择适当的保险品种，有意识地用巨额资金购进投资型保险，以子女为保险受益人，身后就能留下一大笔不用缴税的遗产。投资保险因而成为最佳的避税方式之一。另外，子女继承遗产之前，必须先筹一笔遗产税款把税款缴清。如果父母没有事先进行遗产规划，身故时又没有留下足够的现金和存款，庞大的遗产税时往往会成为孩子沉重的负担。

遗产避税可以选择两种保单，一种是养老金，另一种是万能寿险。追加一份养老保险，为退休后的生活提供进一步保障，另一方面，无论被保险人在或不在，养老保险都可以持续领20年。只要将受益人的名字写成子女，就可以在身后规避遗产险。万能寿险也是同样的道理，将受益人写孩子的名字。存第一次钱后，随时存，随时取。身故后所有的保险金都将属于受益人。

选择保单三个基本原则：

1. 根据人生不同阶段的不同需求，选择不同品种。

2. 挑选择一个有信誉的保险公司，这个公司的资金要比较稳健，这样才容易得到赔付。

3. 找一个比较容易给你提供服务的代理人。所有你的服务都是通过代理人来实现的。多数购买保险的人了解保险，代理人能够根据你的需求定制保险计划。

第二节 只有未雨绸缪 才能后顾无忧

一、大病发病日趋年轻化

在以往的生活经验中，重大疾病一般都发生在中老年人身上，年轻人一般不会受到大病的威胁。但随着社会经济快速发展、工作压力加大、生活节奏加快以及饮食结构的不合理，近几年大病发病有逐渐年轻化的趋势。很多医学专家开始提醒年轻人，要注意身体，疾病已经不再分年龄。

据统计，原来癌症的高发期是 50～60 岁，现在已下降到 30～40 岁。男性肺癌、女性乳腺癌的发病年龄，也出现了年轻化的倾向，而血压高、血脂高、血糖高"三高"疾病，年轻化的趋势更为明显。因此我们应该认识到，疾病已不是意外，而是人的生命中必须计算的成本。据统计，人一生中罹患大病的可能性高达 72.18%。一般情况下，进入 32 岁后发病机会就加大，进入 50 岁后发病率可高达 5 倍。病魔可以说是防不胜防。

二、利用保险转嫁大病风险

如果罹患重大疾病，需要的是大笔的医疗费用和护理费用。年轻人积蓄很少，如果重大疾病不幸降临怎么办？健康保险是应对的最佳选择。因为其主要功能就是分担健康风险，而且分期缴费的健康保险其实并不需要很多钱。假如您手头只有 4 万元，没准儿一场大病就使您这笔存款化为乌有，而且还可能使您负债累累。但是如果用这笔钱中的很少一部分购买了健康保险，就可顺利化解风险。

比如某男，23 岁，选择 20 年缴费，年缴 2000 元，投保一份定期保险，则可以拥有 10 万元的大病保险。如果重大疾病不幸降临，每年微不足道的几千元，就可以换来 10 万元重大疾病保险金，真正达到四两拨千斤的目的。可见，借助于健康保险，将可能面临的疾病风险转嫁给保险公司。这其实也是年轻人做好理财规划的一个重要方面。

三、年轻人保障普遍不足

大部分年轻人觉得有社会医疗保险就足够了。虽然社保的确能满足基本的保障需求，但不是所有年轻人都拥有足够的社保保障。由于年轻人处于择业期、创业期，一般单位不会提供充足的社会保障和福利，尤其是私营企业，对于员工的保障做得并不够，再加上年轻人工作岗位更换频繁，因此许多年轻人尽管有基本的社会保障，但随时可能面临中止。

即便单位提供完善的社会医疗保险，按照规定，社会医疗保险也只负责起付线和封顶线之间的费用，且按比例报销，一般只能报销全部医疗费用的50%～60%，剩余部分也需要个人自负。社会医疗保险应付小病还行，但是面对大病高额的医疗支出，就有点捉襟见肘了。

四、投保别让误区给误导

健康保险作为财富规划的一部分，要及早规划，越年轻规划成本越低，而保障越高。年轻人踏上社会，承担的责任更重了，面对的风险也更多了，因此在进行职业规划的同时，也要开始学会制订自己的健康保障规划。

在与年轻人沟通保险，特别是健康保险时，他们往往不屑一顾。他们认为自己还年轻，百病不侵，买了保险也是浪费。更有甚者扬言：我身体好好的，你死了我都死不了。好像让他（她）买健康保险是变相诅咒死似的。其中有一部分年轻人还是月光族，甚至已是房贷压身，因此总是借故没有闲钱买保险，而一再拒绝保险，其实他们走入了两个误区。

误区一：年轻不等于不生病，疾病年轻化已是我们不得不面对的一个社会现实。

误区二：相对于年纪大的人，年轻人的确资历尚浅，收入有限，而恰恰由于这个原因，一旦罹患大病，年轻人的承受力也就更差。

因此，更要依赖健康保险来转移健康风险，让健康保险为你分担风雨。

第三节　保险规划要趁早　降低风险不可少

年轻时投保能有效降低成本：保险作为理财规划的基础部分，要及早规划，一旦等要用到时再考虑，往往已经来不及了。从每个人出生开始，父母除了为孩子接种疫苗外，最重要的一件事情就是加入社保。由此可见，保险未雨绸缪很重要。在步入社会之前，我们的医疗保障都由社会或者学校帮我们规划，一旦毕业，我们就应该开始学会自我规划。因为我们承担的责任更重了，面对的风险也更多了，因此在进行职业规划的同时，也要开始学会规划自己的保障。

更为重要的是，年轻时投保，保费相对较低，体检一般也都没有什么问题。比如一个男性同样购买某定期保险，20 年缴费期，10 万元保额，20 岁每年保费为 1900 元，而 30 岁则需 2500 元，如果是 40 岁则需 3700 元，50 岁高达 6700 元。同样的保障，保费相差却很大。而且随着年龄增长以后，身体状况也不如年轻人，遭遇核保加费或者拒保的概率也会上升。

对于年轻人来说，趁早规划保险很重要；对于代理人来说，尽可能去培育年轻人的保险消费意识，比锁定年长的客户更有益。以往代理人往往喜欢找有一定年纪的客户，主要是这一类人群消费能力较强，保费可以做高一些。而事实上，从客户结构上来说，年轻化比重较高的结构，尽管短期内不能带来最大利益，但其收入成长空间更大。对于希望长期为保险事业奋斗的人来说，服务客户的数量是有一定饱和区间的，在追求数量与短期利益的时候，我们应当更多地考虑客户的品质与持续性。

是否总是感觉自己的身体不对劲了，老是担心自己万一突然倒下，妻子、父母、孩子的生活又靠谁来保障，工作的压力，家庭的责任，无时无刻都压在你的身上，那么我们可以通过什么来转嫁健康风险呢？保险专家表示，我们可以通过商业健康医疗保险来转移一部分医疗费用的压力和风险，是很有必要的。也许有人会问，我们大部分人都有社保啊，为什么还要投保商业健康医疗保险呢？这就好像是问明物中已经有各种营养成分，为什么还要补充些钙片、维生素片……其实道理很简单，无非是原有的营养成分不一定满足各个年龄、各种体质的不同需求。保险亦是如此。社会保险只是提供了最基本的保障，有点"保而不包"的感觉，对于不同年龄、不同健康状况的人来说，有必要补充健康医疗保险，来加固自己和家庭的风险屏障。如果你或者你的家人遇到重大疾病、或因意外致残甚至死亡，那么，不仅仅在精神上受到重创，在经济上也是一场灾难。如今医疗费用昂贵得吓人，许多原本小康的家庭就因为家人的一场疾病而家徒四壁。从"小康到赤贫"，活生生的粒子不断出现在我们周围。

作为一种保障型的产品，健康医疗类保险越早投保，就可以越早开始"享受"保障和安心。可千万别等到身体健康状况已经亮起红灯的时候，再想到买保险。那时候，你可以已经成为不受保险公司欢迎的人，极易被保险公司拒之门外。

当然，如果年轻时觉得自己预算不足，不妨进行渐进式的"革命"，从基本的医疗险产品起，比如购买价格低廉的医疗费用类保险、定期防癌险；然后再逐步扩大自己的投保范围和品种，并逐步提高自己各份保单的额度。

有些人想要使自己的保险保障一步到位，这种思路是不可取的。投保需要经济成本，盲目购买，求多求全，往往会造成保险的浪费，甚至还有可能，买了一堆各式各样的保险，最后产生重复投保，反而不利于理赔。

另一方面，也建议您一定要注意个人日常的健康管理，千万不要以为自己已经投保了健康医疗险，就可以"高枕无忧"了。

毕竟，健康保险只是一种风险转移工具，是在发生住院、疾病等情况下，由保险公司给你一些金钱上的补偿和补贴。但这种"事后救助"，并不能换来你日常的身体健康。想要有一个良好的健康状况，还是要通过注意安排规律的生活，合理的营养膳食搭配和适当的锻炼等途径获得。

此外，现在不少保险公司在销售健康险的同时，也提出了"事前预防"或是"健康管理"等概念，可以为投保人提供健康咨询、慢性疾病管理和健康体检服务等，大家也不妨利用保险公司的专业资源，为自己设计一个专业的日常健康管理计划。

没有人可以预知未来，也没有人可以保证自己不生病、不发生意外。预防虽然很难做到，但出险后如果可以在经济上得到补助，缓解经济压力当然可以给家庭带来一线生机。所以，投保一定的健康医疗保险往往给不幸中的人们带去一丝安慰和希望。

另一方面，投保健康医疗保险不仅给家庭一种保障，以应对突发伤病带来的影响，还可以为养老金筹划减轻压力。

当我们在做养老规划时，会将为数不少的资金作为未来医疗费用开支备用金，存入银行或是选择风险较小的投资方式来保存。这其实是一笔巨大的养老成本。随着年龄的增长，伤病的概率越来越大，医疗费用的开支会不断增加，这笔成本也需要不断扩张。

不过，如果投保了较长期限的健康医疗保险，这部分的备用金就可以大大减少了。假设某人在 40 岁是投保了一份终身重大疾病保险，保额为 10 万元，那么在未来岁月里，就好比在保险公司里给自己储备了 10 万元重大疾病医疗费。这样，对于家庭来说，可以减少许多固定备用金，更好地利用有限的资金去做其他用途。

第四节　无处去买后悔药　莫等亡羊再补牢

有一种现象很奇怪，发生在自己身上时叫"事故"，发生在别人身上的叫"故事"。

同样两个字，相差天与地。以下两案例，值得去深思。

案例一：亡羊补牢　为时已晚

王先生 46 岁，为本市某机械厂的工程师，精通机械设备以及家用电器的维修。前几年，由于厂里生产的产品没有市场，经济效益每况愈下，最后不得不申请破产。王先生的"铁饭碗"也被摔得粉碎。幸好王先生懂技术，凭借自己的专业技能，常在外面揽点活，一家人生活倒也过得幸福快乐。

2002 年，某保险公司业务员登门陌生拜访，向王先生推荐健康险，理由是王先生的母亲因"脑出血"去世，姐姐因"白血病"去世，有患重大疾病的家族倾向，而且他本人又是家庭经济的主要来源，一旦出现意外或疾病，会让整个家庭陷入困境。可王先生本人认为自己虽然岁数大了，但身体还非常健康，不需要保险，便委婉的拒绝了代理人的建议。

几个月后的一天，王先生像往常一样去一家单位做机械修理，刚到工厂门口便突感头痛、头晕、意识模糊，随即被厂保安送到医院，结果被诊断为"脑出血"。尽管经过一段时间的治疗，生命已无大碍，但半身不遂的后遗症至今未能恢复。

两年来，原单位每月支付他的 360 元的病休工资，妻子由于没有文化，每月只能通过外面接的一些小活来贴补家用，整个家庭经济因此而陷入了困境。

躺在病床上的王先生回想起当时保险营销员的建议后悔不已。但是亡羊补牢，为期太晚。目前，国人已经拥有"花钱买健康"的观念，但是尚无"花钱买健康险"的想法。由于健康险以承保条件较多，王先生已经丧失了购买条件，在病床上辗转反侧的他只能规劝自己的亲朋好友勿忘买份健康险。

案例二：规划不当　保障失利

郭先生，某国有企业普通工人，1998 年"下海"与朋友创办了一个小食品店，自己做老板。由于是自谋职业，自己又是家庭支柱，考虑到一些疾病的防范，于 2003 年购买了某人寿保险公司的住院医疗保险。保险代理人针对郭先生家庭的实际情况，认为郭先生如此单一的保险设计不能有效的避免风险，建议其再选择一些针对性比较强的健康保险时，"不买，我才 58 岁，能有什么事情？"郭先生一口拒绝了代理人的提议。

2004 年元旦前夕，一向健康的郭先生突然感到腹部剧烈疼痛。在医院经过全面检查后被确诊为癌症晚期，伴全身广泛淋巴结及骨转移，原发部位不明。确诊后，一个严峻的问题摆在面前：治疗的话，需要昂贵的费用，而根据他的病情只能延长生命，治疗的可能性几乎为零；不治疗，只能存活 2 个月左右。

郭先生的小店生意不好，勉强糊口，爱人又没有工作，家里积蓄不多，儿子还要结婚；而另一方面，郭先生当时购买的保险是津贴型的医疗保险，保障度并不是很高，对于这样的疾病，并不能起到很好的帮助。面对这样残酷的现实，家人最后考虑再三决定放弃治疗。

由于没有得到有效的控制，癌细胞在郭先生体内迅速蔓延，很快就不能进食，继而连坐在床上都无法办到，生活不能自理，生命完全依靠廉价的药物来维持。2005年2月8日，郭先生抛下了尚未成家立业的儿子，离开了人世。

案例分析：对自己的健康负责

两个案例都是关于百姓如何看待健康险的问题，前者王先生本人并没有意识到健康险的重要性，拒绝购买任何保险；后者郭先生尽管认识到了健康险在生活中的作用，但由于保险知识的匮乏，没有很好的依据实际情况进行合理的保险方案设计。最后的结果是两人都没有能够通过保险来规避损失。

一项数据调查显示，全国城市居民中公费医疗和劳保医疗人群占57.91%，社会医疗保险占3.7%，商业医疗保险约占2%，自费人群占33.93%，其他形式约占2.45%，劳动和社会保障部提出医疗改革发展趋势是：建立起以城镇居民的医疗保险为基本医疗保险，补充医疗保险（公务员医疗补助）和商业医疗保险等多层次的医疗保险体系。

一方面，社会医疗保险是在最基本的医疗保障水平上的福利政策，并非是一个全面的健康保险体系，保障范围不超过人口的20%。另一方面，社会医疗保险项目单一，不能满足多种形式的医疗需求。而商业医疗保险则不同，它有能力为不同的消费者提供更好的保障来满足市场需求，如附加住院医疗保险、附加门诊医疗保险、住院日津贴保险、重大疾病保险等。还可以为各类特殊人群，诸如儿童、老年人、妇女等，根据其特点和特殊需求提供特殊健康保险商品。

因此，那些由保险公司主办，以自愿为原则的商业保险将成为人们构建家庭保障的一个重要渠道。

第五节　购买健康保险的四要素

随着医疗体制的改革，对健康险有需求的人越来越多，但是，由于保障和收入的差异，每个投保者的情况也有所不同，怎样才能选择最合适的保险呢？

一、参保者应买津贴险

对参与社会医疗保险的职工来说，购买津贴型的商业保险最为合适，因为如果被保险人住院或者患上重大疾病，保险公司不仅可以一次性赔付相应手术费用和大病理赔金，还会每天向被保险人提供住院费用津贴，而这部分费用是社会医疗保险不能提供的。

二、商险买多少有"秘诀"

有些人会问，买多少商业保险合适呢？某保险公司的负责人是这样回答的，一般来说，有这么一个公式："需购买的保险＝你想要的保险程度－你现有的保障水平"，打个比方来说，您作为家庭之主，如果想要 20 万的保险费，而您的社会保险只有 6 万多，公司又为你买了补充保险 3 万元，那么您只要买能保 10 万元左右的那一档保险就可以了。有业内人士认为，以国内目前的经济、医疗水平看，合理的参保金额是自身年收入的 5% 左右。即如果你一年能赚 5 万元，拿出 2500 元左右买保险是适度的。

三、买保险莫要"跟风"

一些百姓在选择购买保险的时候喜欢"跟风"，往往看身边的朋友在购买某一保险，就不加比较的一窝蜂的购买，认为这个保险才是最划算的，理由是大多数人的判断总是正常的。事实并非如此，保险公司产品的审批和费率都经过相关部门的批准，险种之间存在的差异主要体现在保障项目、范围和程度上，其保费标准也相应有所不同，不存在这个险种好，那个险种不好的区别。因此，选择商业医疗保险，关键应从自身的特点需要出发，弄清楚自己可能面临的风险来自哪里，是疾病住院风险大，还是意外住院风险多，然后才选择相应的险种加以保障，从而有效的避免盲目投保。

随着社会的变化，一方面过去由国家全部包揽医疗费用，一人享受公费医疗，全家能够享受保障的时代即将成为历史；另一方面疾病成为人们生活不可忽视的一个环节，没有谁能保证自己一生都健健康康的。

而健康险作为一种商业保险，主要的责任是承担因疾病或意外事故发生，导致医疗上的费用开支。因此，每个人在为自己的将来安定生活做打算时，不要忘记选择一份合适自己的健康险。

重要提醒：由于健康保险所承保的内容与一般人寿保险不同，故而其保单形式也存在很多不同之处。

四、严格的承保条件

健康险的承保条件一般比寿险要严格，由于疾病是健康保险的主要风险，因而对疾病产生的因素需要相当严格的审查，一般是根据被保险人的病历来判断，了解被保险人身体的既往史、现病史，有时还需要了解被保险人的家族病史。另外还要对被保险人所从事的职业及其居住的地理位置及生活方式进行评估。在承保标准方面，一般有以下几种规定：

（1）观察期。由于仅仅依据以前的病历难以判断被保险人是否已经患有某些疾病，为了防止已经患有疾病的被保险人投保，有时要在保单中规定一个观察期或称免责期，观察期一般为半年，被保险人在观察期内因疾病支出医疗费及收入损失，保险人不负责，观察期结束后保单才正式生效。

（2）次健体保单。对于不能达到条款规定健康要求的被保险人，一般按照次健体保单来承保，这时可能采取的方法有两种：一是提高保费，二是重新规定承保范围，比如将其某种疾病或某种保险责任作为批注除外后才予以投保。

（3）特殊疾病保单。对于被保险人所患的特殊疾病，保险公司制定出特种条款，以承保规定的特殊疾病。

给付条件在保险期间内发生的合理的、必须的费用，保险公司都会给予保险金给付。可以赔付的费用包括门诊费、药费、住院费、护理费、医院杂费、手术费、各种检查费等。医疗费用保险一般规定一个最高保险金额，保险公司在此保险金额的限度内支付被保险人所发生的费用，超过此限额时，保险公司停止支付。在一个年度内当医疗费用的支出累计超过（也可以是按次计算）免赔额时，被保险人才有资格申请给付各种医疗费用。

第十二章

关注肠道拥堵　强化毒素排除

——健康排毒规划

第一节　万病之源始于毒

一、我们为什么要排毒

因为我们生活在到处是毒素的环境里，如不定期排出体内毒素，就无法保证我们的健康。

猪肉里有瘦肉精、草莓里有膨大剂、西瓜里有红色素、青菜里有化肥、面粉和粉条里有增白剂、大米里有蜡、鸡蛋有人造的、鸡肉里有激素，牛奶里有三聚氰胺、蛋糕里有反式脂肪酸、海鲜里有避孕药、罐头里有防腐剂、腐竹里有硫黄，辣椒酱里有苏丹红、饭店里有地沟油、咸菜里有亚硝酸，方便面调料包有各种香精、铁观音茶添加色素……

工业化程度越高，城市里的人群身体内毒素就越多；工业化时间越长，由毒素所引起的慢性疾病就越严重。

对于现代人来说，需要高度地意识到这个问题的严重性。

其中真正的问题就在于，毒素积累，哪怕你每天只接触了 10 克的毒素，一年就是 3650 克的积累，而十年呢，就是 36500 克，相当于 36 千克，等于你的体重的三分之一。

这些毒素如果没有及时排出，就会酿成大病。

所以排毒的的确确是人类获得健康最关健的途径。

二、我们不排毒就只有等生了病再去医院治疗了

排毒是在阻止人们去跳火坑，医院是把人从火坑里救出来，但医院的医生也不是万能的，我国每年死亡的人数中有 92% 的人都是死在病床之上。

近年来，因为死了一些名人，而让许多人感觉到害怕。

这似乎是一种警告，那些接踵而来的消息，让人们心惊。

梅艳芳死于宫颈癌、邓丽君死于哮喘、陈百强死于医疗事故、张国荣死于忧郁而引发的跳楼、高秀敏死于心脏病突发、傅彪死于肝癌。这些人究竟死于什么？

并不是死于疾病，而死于环境污染以及个人生活习惯所带来的毒素，如果说死于疾病，那么请问这些人死的时候年龄才多少？许多都只有四十来岁。

家庭生活条件好不好？好！请得起最好的医生，吃得起最好的药，住得起最好的医院，能够得到最好的医疗护理，那又怎么样？还是无法留住他们的生命。

他们的死，坦白讲，不是偶然而是一种必然。

今天无数的中国精英阶层，所面临的危机，正在日益显现出来，30多年的改革开放中，他们用自己的身体去换来了成就，喝酒应酬、熬夜抽烟、乱吃乱喝、生活毫无规律。

我想告诉你，不要以为那些故事总是发生在别人身上，他们条件那么好，都一样出那些事情，你以为你跑得掉？跑不掉的！这些根本不是偶然事件，这都是必然的，是整个生存环境和生活习惯的变化所造成的代价。

年少本应轻狂、年幼允许无知，但今天你看了这些资料还再继续无知，那就是愚昧了。

拥有健康不代表拥有一切，人一旦失去健康就等于失去了一切！健康不是我们唯一的资本，如果失去健康，我们连唯一的机会都没有了，身体就是我们革命的本钱！

三、也许有人会说只要我坚持锻炼身体

早点睡也可以排毒。但这种排毒的效果是不大的，基本上没有什么作用。

为什么这样说呢，因为有一件事情我们需要清晰的知道，如果有一条河流污染，其中死了两条鱼，请问剩下的鱼如何？能轻松吗？请问剩下的鱼赶快增加运动有没有用？当河流污染，增加运动有没有用？调节心情有没有用？提早睡觉有没有用？还是死路一条。

河流污染对鱼来说，就是真正最大的危害，而对人呢？

比如说现在有一个人在这里喷毒气，你要不要赶快运动、调节心情、倒

着睡觉？

有用吗，环境中如果充满有害的气体，你怎么动都来不及，都只能等死。

除非你学会排毒，你要做的事情就是立刻排毒，立刻离开毒素的环境！

所以你现在很明白，当毒素积累的时候，吃营养食品是不够用的。

就好像在河流被污染的时候，你再给鱼去吃补充饲料是没用的。

这个毒气在喷，你再去吃多少营养素，作用都只有一点点，用处不大。

毒素只要存在，身体一定得想办法，或者挖开你的窗口倒出去比如皮肤，要么塞在胃里，或者塞在肝脏里面。

总之会找个地方寄存一下，糖尿病、心脏病、过敏、哮喘、通风等，都和毒素有关，有没有人愿意得其中一个病的？

这些病，你有没有感觉到有一天会排落到你家？

有没有感觉你真的毫无防范、不知道怎么面对？

唯一的办法就是先排毒。

否则，这些疾病一定会来找你。

关于排毒，送给大家一句话，"有孔的地方都是排毒的出口"，也就是说如果你今天鼻涕增加，你要知道那绝对是身体在帮助你排毒。

你只需要思考是什么事情，让你身体不得不流鼻涕？

你要解决的不是鼻涕，你要解决的是你做错了什么？

四、必须清除的 14 种体内毒素

人为什么会得病？诺贝尔奖得主梅契尼柯夫说，除了细菌外，更主要的还是因为体内的毒素。毒素为细菌的增殖和侵袭铺好道路。因此清除和减少体内的各种毒素，我们的身体才会保持健康活力。药物是在人体危急的情况下迫不得已而使用的，并非健康的制造者，一方面，药物通常会引起副作用，有时甚至会带来新的疾病；另一方面，在体内沉积的毒素没得到清理的情况下，服用任何补品，都不会发挥最佳疗效。中医历来认为"药食同源"，适当的食物可以治病，而且没有副作用，因此，食物可以说是最好的医药。

人是由细胞构成的，凡是细胞不需要的都称之为毒素。要想保身体健康和活力，必须清除体内毒素。毒素的种类有：

1. **体内废气** 典型表现：经常腹胀，而且放屁很臭。长期积累的结果：腹痛，溃疡恶化，皮肤老化，发生癌症的危险性增加。

2. **残留便** 典型表现：天天排便仍有残便感，或长期一周内持续 3 天以上不排便。长期积累的结果：皮肤粗糙，腹胀，腹痛，大肠癌。

3. **瘀血** 典型表现：身体疼痛，手脚冰凉，女性表现为痛经和月经不调。长期积累的结果：身体各器官功能低下，子宫肌瘤，子宫内膜异位症，不孕症。

4. **乳酸** 典型表现：身体沉重，肩膀和脖子酸痛，感到疲劳。长期积累的结果：风湿病，神经痛，发生癌症的危险性增加。

5. **酒毒** 典型表现：面红耳赤，脸色苍白，心悸，头痛，目眩，恶心，呕吐。长期积累的结果：酒精依赖症，脂肪肝，酒精性肝炎，肝硬化。

6. **化学毒素** 典型表现：恶心、呕吐、荨麻疹、瘙痒等。长期积累的结果：鼻炎，过敏性皮炎，体重增加，关节痛，不出汗或多汗症。

7. **尿酸** 典型表现：大脚趾根部肿胀、疼痛、口渴、尿频。长期积累的结果：痛风、高尿酸血症、肾病、尿毒症。

8. **坏胆固醇** 典型表现：初期没有自觉症状，出现黄色瘤（淡黄色的脂肪肿块）时可能已发展成为重症。长期积累的结果：动脉硬化，心胶痛，心肌梗死，脑梗死，血栓闭塞性脉管炎，胆结石。

9. **内脏脂肪** 典型表现：腹部很胖，呼吸困难，心率过速，注意力不集中，健忘。长期积累的结果：心肌梗死，脑梗死，糖尿病，肝硬化。

10. **浓稠的血液** 典型表现：一般没有自觉症状，出现症状时往往已经发展成动脉硬化及其并发症。长期积累的结果：动脉硬化，血栓。

11. **高血糖** 典型表现：异常口渴，排尿次数和量增多，吃得多却日渐消瘦。长期积累的结果：长期高血糖导致糖基化终末产物，简称糖毒，会形成斑块堵塞血管，严重者造成心脑血管病变，危及生命。

12. **自由基** 典型表现：没有典型表现，对人体各部分都有损伤。长期积累的结果：全身各个器官老化，免疫力下降，易发生心脑血管疾病，糖尿病，癌症。

13. **重金属** 典型表现：慢性中毒反映有湿疹、角质化、皮肤病、皮肤癌、中枢及周边神经病变、贫血、血球稀少、白血病，周边血管病变、四肢坏死等症。肺癌、肝癌及膀胱癌的概率大幅上升。

14. **情绪毒素** 典型表现：不快乐、焦虑、情绪失控或失常行为等。

第二节　毒垢危害生命　刻不容缓除净

著名笑星、相声表演艺术家侯耀文，心肌梗死猝死，享年 59 岁。罗京，中央新闻联播主持人，淋巴癌去世，享年 48 岁。林黛玉扮演者陈晓旭，乳腺癌去世，享年 42 岁。影视演员傅彪，肝癌去世，享年 42 岁。张生瑜，北京同仁堂股份前董事长，心脏病抢救无效死亡，享年 39 岁。是谁酿成了这些突如其来的悲剧、如何阻止悲剧的继续上演，已经成为当下关注的重要话题。

21 世纪的今天，随着科技的发展，医疗水平越来越高，人们越来越关注自身的健康，然而疾病的种类却并没有因此而减少，疾病的发病率也越来越高。30 年前，我们听到一个糖尿病患者就像听到癌症一样稀奇，而现在我们的周围，癌症患者却比比皆是。30 年前，心脑血管病的发病率不足 5%，而现在每 12 秒就有一人因心脑血管病而倒下。随着现代工业的发展，人们的生活形态和饮食习惯发生了巨大的改变，医学统计显示，现代人每天接触的化学性毒物约 1180 种；女性每日脸上涂的化学物质平均 175 种；人均每天摄入农药化肥高达 200 微克，肉类激素 150 微克；在我国，每年死于室内污染的人数约 11 万；因各类农药化肥中毒的人数超过 37 万；因肉类激素导致内分泌紊乱的人群接近 2000 万。人们往往只关注：人是死于癌症、心脏病、糖尿病还是脑卒中、却忽视了藏在疾病背后的隐秘杀手！这些由于生活形态和饮食习惯改变之后所造成的生活隐患，它们如影随形，无时无刻不在侵袭你的健康。

日常生活中，我们从大米里发现机油、石蜡，从鸡蛋里发现苏丹红，从牛奶里发现三聚氰胺，从豆腐腐竹里发现吊白块，从火腿里发现敌敌畏，来自水中的海鲜用福尔马林保鲜、用避孕药增肥、在地里长的瓜果蔬菜用催熟剂催熟、养殖场的家禽用激素助长等。食品污染、空气污染、水污染等等。在这个毒素横行的时代，没有人能逃脱。油脂超标、重金属超标、酸性物质超标等。我们人类正快速成为"时代产物"的垃圾桶。现代人体内的毒素，已多的使蛔虫都无法生存。曾经有过鼻咽癌的患者，从鼻孔所流 出来的污血，滴在地毯上时冒出烟来，就像硫酸滴在地毯上冒烟的情形一样。还有在德国，有人将糖尿病患者的汗液 0.2 毫升注射小白鼠皮下，小白鼠 40 分钟死亡。这说明重病人体内的毒素很毒，事实上，毒素日积月累，层层沉积，早已形成了危害更大的毒垢，就像茶垢附着在茶壶壁上一样牢牢地附着在身体五脏六腑的细胞上。尼克博士做了这样一个解剖实验：一个附着很多毒垢的肾脏，毒垢与肾脏结合的很牢固，很难剥离。切开肾脏看它的切面，全是黑色的肾脏毒垢，牢牢的附着在 肾脏组织细胞上，都是一些重金属、药物残留和一些化学性毒物。再解剖一个被严重堵塞的血管，除了脂质斑块毒垢还有成几厘米的条状血栓，把血管堵得严严实实，这些毒垢就是心脑血管疾病的发病根源。血管壁上的脂毒垢是一个缓慢形成的过程，现在很多 15 岁以上小孩的血管已经近四分之一堵塞，随着年龄增长，到了 40 岁左右血管就已堵塞三分之二，到了四五十岁堵到一定程度就会出现脑梗、心梗等一系列疾病。那么人体到底有多少毒垢呢？乌克兰人体清理专家从不同人体内清理出高达 3～25 千克毒垢垃圾，肝脏、胆囊、胆管里清除 0.5～5 千克毒垢；氯、铅、汞等重金属、硝酸盐、药毒垢等可清理 0.5～2 千克；各关节部位清除的无机盐类毒垢最多达到 3 千克；肠内毒垢1～15千克。其实我们每个人都是毒垢的携带者，日积月累，年龄越大毒垢越多，毒垢侵蚀脏、腑破坏了细胞，阻碍了细胞吸收营养和代谢废物的通道，导致头晕、头疼、神疲乏力、失眠多梦、食欲不振、抵抗力下降等各种亚健康的症状。当今社会，亚健康的人群越来越多，已经成为普遍现象，每个人身上的毒垢就像定时炸弹一样，积累到一定程度就会爆发疾病。就拿心脏来说，毒垢堆在心脏里，心脏负担加重，每跳一下就相当于跳 了好几下，很多刚过 40 的中年人就是因为这个原因过早的患上心脏病，毒垢对人体危害：

1. 毒垢在大脑，引发中风、血栓；

2. 毒垢在血液，则会引发高血压、高血脂、脑卒中、冠心病等心脑血管病；

3. 毒垢在肝脏，则会引发脂肪肝、肝硬化等；毒垢在肾脏，引发肾结石，尿毒症；

4. 毒垢在肠道，引起大肠息肉、结肠癌；

5. 毒垢在淋巴，引起淋巴炎症、肿大，引起免疫系统功能下降；

6. 毒垢在皮肤，引起色斑、痤疮、粉刺；

7. 毒垢在关节，引起痛风，骨关节疾病；

8. 毒垢在躯干四肢就会腰疼、腿疼、全身疼。

在我们自认为医学高度发达的今天，癌症、肝病、心脑血管病的发病率却越来越高，这一现象引起了医学界的广泛关注，经过不断的研究和探索，医学专家们揭开了隐藏在多发病、慢性病、突发 病的幕后真凶——毒垢！

早在 1908 年，俄国科学家梅契尼可夫提出"自身中毒学说"，他认为："人体垃圾由于某些原因过量沉积在体内，导致人体慢性中毒，从而引发多种疾病，即万病之源始于毒。"

究其根源，都是毒垢惹得祸！所以现代医学提出：排除毒垢 刻不容缓！

第三节　体内毒素要清除　八种食物来帮助

我们的体内有很多的营养，可是在进行新陈代谢的时候也会产生不少的"垃圾毒素"，并且我们也可能从含有不干净物质的空气里吸入大量的有害微粒，还有有毒气体。因此注意排毒是健康生活必备的好习惯。虽然人类的身体有一定的自动清除毒素的能力，但是当体内的垃圾毒素储蓄过多的时候，又或者机体内的解毒排污功能减弱的时候，毒素就不能及时排出来，影响到我们的健康。

每天我们的身体都在产生和吸收毒素，面对毒素沉积，排毒不畅的状况，在日常饮食中如何既能轻松获取营养，又能排除体内的毒素，下面这些可以排毒的食物，让你在日常的饮食中既可以吸取到身体所需要的营养，也可以排除体内的毒素，扫走你体内的垃圾，让你全身轻松，没病没痛。

一、绿色蔬菜可以中和酸性物质

绿叶菜中多为碱性，可以中和饮食中糖、肉、蛋及代谢中产生的过多的酸性物质，使体液保持弱碱性，从而清除血中有毒物。常食蔬菜可选萝卜叶、青菜、油菜叶、菠菜、芥蓝、大白菜、胡萝卜、菜花、甘蓝等。

二、粗粮有利于消化

常吃红薯、土豆、玉米、荞麦等粗粮有助于保持大便的通畅，使体内毒物不会久滞肠道。粗粮中含有许多细粮（或精加工食品）所欠缺的特殊的维生素和矿物质。这些营养素有助于调节肠胃内环境，易为人体吸收并提高抗病力免疫功能。

三、葡萄酒有益心脏健康

饮葡萄酒有益心脏健康。它含有丰富的柠檬酸，也属碱性饮料，这是众多酒精饮料不具备的。有报道，饮葡萄酒可预防和纠正酸中毒，还有利尿排毒作用。近年用于治疗痛风也见功效。

四、豆豉提高肝脏解毒能力

研究发现，吃豆豉有助于消化、增强脑力、提高肝脏解毒能力等效果。还能促进体内新陈代谢，清除血中毒素，起净化血液作用。此外，豆豉还含有大量能溶解血栓的尿激酶，含大量 B 族维生素和抗菌素，可防老年痴呆症。

五、多吃水果溶解细胞内毒素

可选食柠檬、橘子、柚、葡萄、甘蔗汁、青梅、苹果、番茄等。水果味道虽多呈酸味，但在体内代谢过程中能变成碱性，并能使血液保持碱性。特别是它们能将积累在细胞中的毒素"溶解"，最终经排泄系统排出体外。

六、绿茶富含解毒因子

绿茶中有许多解毒因子，它们易与血液中有毒物质相结合，并加速从小便排出。常饮绿茶还能防癌和降血脂。吸烟者多饮绿茶可减轻尼古丁的伤害。

七、海带和紫菜净化血液

它们含大量胶质。能通便促使体内的放射性毒物随同大便排出体外。肿瘤患者接受放化疗时多吃海带是有益的。它们都属碱性食品，有净化血液作用。常吃海带和紫菜能降低癌症发生率。

八、黑木耳有助于清理胃肠

黑木耳能抑制血小板凝聚，可降低胆固醇，对心脑血管疾病有益。黑木耳中的胶质，有助于将残留在人体消化系统内的灰尘杂质吸附和聚集并排出体外，清涤胃肠。

排出毒垢一身轻松，细胞校正大变样：

1. 清理身上多余脂肪，让体重达标；通过脾胃调整，可让瘦人增重；
2. 清理肠道毒素，解决肠胃疾病、便秘、痔疮等问题；
3. 清理肝脏毒素，修复受损肝脏，改善睡眠，解决皮肤问题，男女科问题；
4. 清理血液毒素，解决血脂、血压、血糖和心脑血管问题；

5. 清理酸性毒素，解决炎症、结石、肿瘤和颈椎腰椎酸疼；

6. 通过细胞更换周期使心理和生理年龄均年轻 10 岁，完全像换了一个人一样；

7. 排毒（减脂）结束，一定会养成饮食、喝水、运动和淡定的良好习惯；身体这部车，经过细胞营养过程，重新加满了油，会承载您走过人生更长更久的路程。因为只有健康是我们共同关注的！

第十三章

绸缪于未雨　防患于未然

——健康体检规划

名词解释：健康体检

健康体检是用医学手段和方法进行身体检查，这里包括临床各科室的基本检查，包括超声、心电、放射等医疗设备检查，还包括围绕人体的血液、尿、便的化验检查。健康体检是以健康为中心的身体检查。一般医学家认为健康体检是指在身体尚未出现明显疾病时，对身体进行的全面检查。方便了解身体情况，筛查身体疾病。即应用体检手段对健康人群的体格检查，就是"健康体检"，或称之为"预防保健性体检"。

健康体检用于了解受检者健康状况，根据检查结果，明确有无异常体征，进一步分析这些异常体征的性质。有些异常体征本身就是生理性变异，可以定期复查，有些异常体征可能是疾病危险因素，需要通过健康促进手段去干预和纠正；而有些体征则就是疾病的诊断依据，需要进一步检查和确诊。

第一节　健康体检的意义

健康体检能够早期发现疾病和影响健康危险因素。疾病是在损害性因素下发生内部调节机制紊乱的异常生命活动。定期体检，及早发现，可以对抗和抵制其异常活动，避免出现症状时的痛苦。健康体检为受检者提供检查结果的客观描述和健康隐患的提示，对疾病的进一步检查属于诊治疾病的医疗体检范畴。

定期健康体检，从视触叩听检查的结论中，发现新的异常体征；

定期健康体检，从常规化验数据的量变中，查出身体质变的信息；

定期健康体检，随着年龄的增长，补充新的项目、新的内容，实现早诊断、早治疗。

医学是在与疾病的长期斗争甚至是生死搏斗中出现并发展的。随着经济的发展，饮食和生活条件的改善，旧的疾病发生谱等已经成为过去。体力劳动强度的降低，工作节奏的加快，心理压力的增加，环境和致病因素的变化，使人们必须认识新的疾病。定期健康体检，及时早期发现异常体征，做出正确诊断和有效处理措施，将疾病消灭于萌芽时期，为健康提供了超前保障，成为促进身心健康的时尚。

健康体检是从视触叩听的物理检查中，发现新的异常体征，成为自我保健、主动健康的重要方式；

健康体检能从各项化验数据的量变中，看出身体质变的信息，有利于疾病的早期发现；

健康体检可以寻找影响健康的不利因素，纠正不良生活方式的影响；

健康体检指导修正自身调节机制，维持机体内外环境平衡；

健康体检促进"早预防、早诊断、早治疗"，将疾病消灭于萌芽状态；

健康体检还能节省医疗经济开支。

从长远考虑，万一有病而未及时发现，将来花的钱要多得多，而且病痛更不是金钱所能计算的。体检上的支出价有所值，比花在患病后的治疗费用、功效不清保健品的消费要划算得多。

一、健康体检的必要性

1. **健康是自己的**　定期全面健康体检，"定期审计"、"年检"，实现预防为主的目标。

2. **健康是动态的**　定期进行全面的健康体检，从生活方式和致病原因上发现影响健康的因素。

3. **健康是社会的**　定期进行全面的健康体检，了解环境、家庭、社会有关因素的影响

4. **健康是主动的**　定期进行全面的健康体检，了解自己的健康状态，采取最佳方式和强度，提高免疫和抗病能力，早期发现健康危险因素。

二、健康体检项目

1. **一般形态**　主要检查身高、体重、胸围差、腹围臀围等，对照《中国成年人体质测定标准》，评估营养、形态发育等一般情况。

2. **内科**　主要检查血压、心肺听诊、腹部触诊、神经反射等项目。

3. **外科** 主要检查皮肤、淋巴结、脊柱四肢、肛门、疝气等。

4. **眼科** 检查视力、辨色、眼底、裂隙灯，判断有无眼疾。

5. **耳鼻喉科** 检查听力、耳疾及鼻咽部的疾病。

6. **口腔科** 包括口腔疾患和牙齿的检查。

7. **妇科** 已婚女性的检查项目，根据需要行宫颈刮片、分泌物涂片、TCT（超薄细胞学刷片）等检查。

8. **放射科** 进行胸部透视，必要时加拍 X 光片。

9. **检验科** 包括血尿便三大常规、血生化（包括肝功能、肾功能、血糖、血脂、蛋白等）、血清免疫、血流变、肿瘤标志物、激素、微量元素等检查。

10. **辅诊科** 包括心电图、B 超（肝、胆、胰、脾、肾、前列腺、子宫、附件、心脏、甲状腺、颈动脉）、TCD（经颅多普勒超声检查，判断脑血管的血流情况）、骨密度等项检查。

三、健康体检流程

一般情况下，体检的流程分为以下几个步骤：

1. **确定体检内容** 无论是团体体检或是个人体检，首先要确定体检的内容，给体检人员发放一个表格或本子，其中详细列出了各个科室的体检项目。

2. **收费** 对于个体体检，根据体检的内容，核算出收费金额交费；对于团体体检，一般情况下不在收费窗口现场结算，由体检中心的商务人员协商付款的金额、进程和其他手续。

3. **逐个科室检查** 体检人员根据体检表中的内容，到各个体检科室逐项检查，体检医生将检查结果填写到体检表格中。一个科室的体检完成后，填写科室体检小结；

4. **总检** 所有的体检科室都进行完毕后，将体检表格交到总检医生处，由总检医生对整个体检结果进行综合评价，并给出相应的保健建议。

5. **输出报告** 对于个体体检，将体检报告（内容可繁可简，视用户需要）发给个人。对于团体体检，不仅要发放个体体检报告，而且要对单位的体检结果进行汇总，写出单位的体检小结。

四、健康体检报告

1. **体检登记批量导入** 体检过程条码扫描，科室小结、总检医生综述建议自动产生，减少人工操作，提升工作效率。

2. **团体单位支持分八级**　满足大型团体单位分部门统计分析，提升客户对体检中心忠诚度。

3. **报告格式整齐规范、内容形式多样**　全面提升体检中心形象。

4. **丰富、详实的保健建议**　专业的健康评估、健康管理，体现出体检中心的专业和专注。

5. **复诊管理**　健康评估、健康干预、健康教育、会员管理等高端检后服务功能专业、全面，让客户感受到体检服务、贴心一路。

6. **短信**　语音、液晶屏显示自动导检、自动排队，优化环境，提升客户满意度，提升形象。

7. **全自动化健检**　最快4小时出体检报告，体检报告可以用光雕刻录光盘、短信、网站、E - mail 发送，客户查看报告快捷、高效、方便，提升客户的满意度，提升体检质量。

8. **标准、清晰的体检流程指引图**　严密的权限设置，体检中心的管理更加规范。

体检中心作为体检机构职责，我们维护您的健康尽职尽责。同时，更希望每个人都重视自己的体检及其结果，不忘医生的忠告。因此，定期的健康体检，是发现影响健康的有关因素、预防（预见）疾病、促进身心健康的有效手段和保证。别让您的健康体检只走个过场，对体检报告提示您所做的进一步检查，一定不能忽视，以免延误治疗或干预的最佳时机。维护每个人的健康是我们的责任，您的健康也在您的手中。请您勿忘体检，珍重健康，把亲人的祝福和我们的提醒记在心中。

五、健康体检须知

1. **体检请先预约安排**　体检前一天忌酒，限高脂高蛋白饮食，避免使用对肝肾功能有影响的药物。

2. **检查前三——五日饮食宜清淡**　勿食猪肝、猪血等含血性之食物，检查前一日晚上十二点以后，请完全禁食（包括饮水）。

3. **做 X 线检查时**　宜穿棉布内衣，勿穿带有金属钮扣的衣服、文胸；请摘去项链、手机、钢笔、钥匙等金属物品。怀孕及有可能怀孕之女性受检者，请先告知健检服务人员，慎做 X 光检查。

4. **抽血及肝、胆 B 超需空腹进行**　做膀胱、前列腺、子宫、附件 B 超时请勿排尿；如无尿，需饮水至膀胱充盈。

5. **女士生理期** 不宜做妇科检查及尿检；做妇科检查前应排空膀胱；乳腺远红外线复查最好选择在生理期后一周内。未婚女士不宜做妇科检查，有特殊需求者要签署相关协议（告知书）方可进行相应检查

6. **内科体检前请先测血压** 身高、体重。

7. **检查当天需抽完血、做完腹部超音波检查后** 方可进食。

8. **体检有热成像项目时** 检前须排空便、尿，还须禁食、水。

9. **体检当日穿着要求** 穿脱方便的服装、鞋袜，最好不佩戴项链等，女同志的文胸不要带钢托，不要穿金属亮片的内衣。

六、健康体检五忌

健康体检，是预防疾病的有效手段之一。通过健康体检，可以了解自身健康状况，发现一些不易察觉的早期疾病，以便及时干预、终止疾病的发生发展，收到事半功倍的效果。但有不少受检者由于对体检的一些关键环节重视不够，或认识偏差，出现种种疏漏，使体检的目的难以达到。

1. **忌采血时间太晚** 体检化验要求早上7：30～8：30采空腹血，最迟不宜超过9：00。太晚会因为体内生理性内分泌激素的影响，使血糖值失真（虽仍为空腹）。所以受检者应该尽早采血，不要轻易误时。

2. **忌体检前冒然停药** 采血要求空腹，但对慢性病患者服药应区别对待。如高血压病患者每日清晨服降压药，是保持血压稳定所必须的，贸然停药或推迟服药会引起血压骤升，发生危险。按常规服药后再测血压，体检医生也可对降压方案进行评价。服少量降压药对化验的影响是轻微的，可以忽略不计。所以高血压患者应在服完降压药后再来体检。对糖尿病或其他慢性病患者，也应在采血后及时服药，不可因体检而干扰常规治疗。

3. **忌随意舍弃检查项目** 体检表内设定的检查项目，既有反映身体健康状况的基本项目，也包括一些针对恶性疾病和常见疾病的特殊检查项目。有些检查对疾病的早期发现有特殊意义。如肛门指诊检查，对四十岁以上受检者直肠肿物的发现尤为重要。有的受检者因怕麻烦或害羞，自动放弃该项检查，若受检者真有病变，自然也就失去了治疗的最佳时机，其后果不言而喻。

4. **忌忽略重要病史陈述** 病史，尤其是重要疾病病史，是体检医生判定受检者健康现状的重要参考依据，据此制定干预措施，对疾病的转归有极其重要的影响。有的受检者抱定一种"考核"一下体检医生水平的心理，认为疾病只能靠查出来，不能靠说出来。殊不知这样做的结果往往是事与愿

违。例如，在对高血压患者进行治疗指导前，必须搞清楚其高血压病的发病时间、治疗过程、用药情况等关键问题，才能有针对性地提出进一步的治疗意见，包括加减用药剂量、调整用药品种等，从而达到最佳治疗效果。如受检者记不住所服药物的名称，可以把药盒带来辨认。病史陈述要力争做到客观、准确，重要疾病不可遗漏。

5. **忌轻视体检结论** 体检结论，是对受检者健康状况的概括和总结，是医生根据各科体检结果，经过综合分析对受检者开的健康处方，对纠正不良生活习惯，预防和治疗疾病有重要的指导意义。有些受检者对体检过程较为重视，却忽视了体检结论，没有仔细阅读和认真实施，使健康体检失去了意义。

第二节 定期体检好处多 免受病痛来折磨

一、定期的健康体检

定期体检是一种保障健康的有效手段。有些原来自认为健康的人，被发现患病时，已经出现了肾衰竭；有些自认为没病的人，被发现肝硬化；有的乙肝病人被查出转氨酶很高，处于传染期，急需住院隔离……这样的事例还有很多，而如果能做到定期体检，就可及早发现潜在的致病因子、早期病灶或功能异常等情况，达到早期发现、早期治疗的目的。

定期的健康体检是一种新的自我保健方式，它可以变被动看病为主动检查，变消极治病为积极防病。医疗专家认为，看似健康的人也应该每年或至少两年进行一次体检，因为定期体检能够早期发现一些无痛或症状不明显的疾病。从医学角度讲，疾病的发生可分为五个阶段：

1. 易感染期：此时疾病尚未发生，但危险因子已经存在了；如超重、肥胖、抽烟、酗酒、血压过高等情形的人。

2. 临床前期：此时疾病因子已在人体内某部位产生病理上变化，但在外观及日常生活尚未有症状出现。

3. 临床期：此时疾病的症状逐渐地显现出来。

4. 残障期：疾病晚期。

5. 死亡期：功能的破坏影响生理代谢作用，引发身体重要器官步入衰退期，导致死亡。

在一般情况下，一个人都会等到疾病的症状已出现时才会想到去找医师，其实那时的疾病已达到临床期了。然而，大部分的慢性疾病，若在临床期之前发现，就应及早治疗，治疗效果会远比症状显现后才治疗要好，而且康复概率也比较高。假若疾病到临床期才发现，所花费的时间与精力就会相对地增加，而且治愈率较低。

因此我们定期做健康检查的目的就是趁着疾病潜在人体中尚未有症状时，通过早期检查，做到早期发现，早期治疗。只有这样才能增加医疗效果，减少疾病继续恶化，保证身体的健康。总而言之，定期做健康检查的目的可归为下列三点：

1. 早期发现潜在的致病因子，及时有效的治疗。

2. 观察身体各项功能反应，适时予以调整改善。

3. 加强对自我身体功能的了解，改变不良的生活习惯，避免危险因子的产生，提高健康水平。

我们所说的"定期"，就是要每隔一定的时间体检一次，其长短可视不同情况而有所不同。年轻人可以一年查一次，已婚女性及中老年人最好半年体检一次。当然，定期体检要因人而异，根据检查追踪的项目而定。定期体检还有一项好处，就是可以建立自己的"参考值"，作为推断自己身体健康状况的参考，从测定数值的变化中能了解更多的东西。因此，每年的定期体检不可或缺。

二、人到四十更操劳　定向体检不要少

随着年龄的增长多人都认识到保健的重要性，在生活中开始注意饮食、运动等多方面的生活习惯。所以要进行针对性身体检查，以下是定向检查项目：

1. **对心脏的检查应该是**　从 40 岁开始每 3 年一次，从 50 岁开始每两年一次，从 60 岁开始每年一次，特别是当由于吸烟、高血压、糖尿病、胆固醇过高以及过度肥胖使危险性增加的时候。

2. **每 3 年进行一次肺部检查**　吸烟的人以及工作中与有毒物质打交道的人，请每年检查一次。

3. **从 40 岁开始每两年检查一次肝脏**　从 50 岁起每年检查一次。大量饮酒、长期服用药物以及患有肝炎的人则更应当小心。

4. **有遗传疾病的人患脑疾病的可能性更大**　如痴呆、高血压、糖尿病及慢性头痛。超声波检查则应该是：从 50 岁起每两年一次，从 60 岁起每年

一次。

5. 观察自己的皮肤　若出现不清楚的皮肤疾病和胎痣的明显变化，请去看医生。

6. 如果您高度近视还配戴隐形眼镜　请至少每两年作定期检查一次。

7. 从 40 岁开始　每 2～3 年做一次肠胃检查。有肠癌遗传危险或经常胃痛，请立即去看医生。

除了必要的内脏检查之外，还要根据个人的需要进行有针对性的检查，才能起到很好的保健作用，同时，还要提醒您对于体检的结果要有正确的认识，不能不重视或是过于悲观，要以积极的心态进行治疗和调养。

附录一　二十四节气健康提醒

　　二十四节气是劳动人民长期总结积累的文化遗产和智慧结晶，是对天体运动规律的一个把握性的标志，他能反映气候变化，除了与农作物有关，指导农事活动以外，也与生活中的方方面面有关。提醒人们的衣食住行。人与自然界是统一的整体，24 节气的变化必然影响着人体健康。对于节气可以通过他和季节的关系来把握与养生的关系。顺应 24 节气变化的规律和特点，调节人体、防病健身，可以达到健康长寿的目的。

　　1. **立　春**：是二十四个节气的头一个节气。其含意是开始进入春天，过了立春，万物复苏生机勃勃，一年四季从此开始了。

　　气候特征：白昼逐渐变长，气温回暖，人体血液代谢旺盛。

　　健康提醒：少吃酸性食物，养生以养肝护肝为主。

　　2. **雨　水**：春风遍吹，冰雪融化，空气湿润，雨水增多，所以叫雨水。

　　气候特征：降水增多，气温回升快容易导致春困。

　　健康提醒：注意调养脾胃，增加运动缓解春困。

　　3. **惊　蛰**：这个节气表示"立春"以后天气转暖，春雷开始震响，蛰伏在泥土里的各种冬眠动物将苏醒过来开始活动起来，所以叫惊蛰。这个时期过冬的虫排卵也要开始孵化。我国部分地区过入了春耕季节。

　　气候特征：天气回暖，雨水增多，气候变化大。

　　健康提醒：补充水分，防寒保暖应付多变天气。

　　4. **春　分**：这一天南北两半球昼夜相等，所以叫春分。春分是北半球春季开始。我国大部分地区越冬作物进入春季生长阶段。

　　气候特征：昼夜平分，气候温暖潮湿，关节炎进入多发期。

　　健康提醒：多食用清热解毒、温补阳气的食物。

　　5. **清　明**：此时气候清爽温暖，草木始发新枝芽，万能物开始生长，农民忙于春耕春种。从前，在清明节这一天，有些人家都在门口插上杨柳条，还到郊外踏青，祭扫坟墓，这是古老的习俗。

　　气候特征：气温回暖，阳气升腾，高血压进入多发期。

健康提醒：不宜进补，低盐饮食缓解高血压。

6. 谷　雨：就是雨水生五谷的意思，由于雨水滋润大地五谷得以生长，所以，谷雨就是"雨生百谷"。谚云"谷雨前后，种瓜种豆"。

气候特征：气候以晴暖为主，早晚时冷时热，易发生神经痛。

健康提醒：适度保暖，多食蔬菜调理肠胃降火气。

7. 立　夏：是夏季的开始，从此进入夏天，农作物进入旺季生长的一个重要节气。

气候特征：连续五天日均气温达22度以上标志着夏季到来。

健康提醒：多喝水以退热降火滋养阴液。

8. 小　满：从小满开始，大麦、冬小麦等夏收作物，已经结果、籽粒饱满，但尚未成熟，所以叫小满。

气候特征：气温明显升高，气候潮湿容易发生皮肤病。

健康提醒：清爽清淡饮食为主，注意清利湿热。

9. 芒　种：这时最适合播种有芒的谷类作物，如晚谷、黍、稷等。如过了这个时候再种有芒和作物就不好成熟了。同时，"芒"指有芒作物如小麦、大麦等，"种"指种子。芒种即表明小麦等有芒作物成熟。

气候特征：天气湿热，是一年中人最懒散的时候。

健康提醒：清热降火，充足睡眠，运动提高活力。

10. 夏　至：从这一天起，进入炎热季节，天地万物在此时生长最旺盛。

气候特征：天气炎热，人体阳气最旺，适合治疗冬季疾病。

健康提醒：补充水分和维生素，增加盐分的摄入。

11. 小　暑：天气已经很热，但不到是热的时候，所以叫小暑。此时，已是初伏前后。

气候特征：热浪袭人，时有暴雨光顾，消化道疾病多发。

健康提醒：肠胃吸收力下降，注意饮食卫生。

12. 大　暑：大暑是一年中最热的节气，正值勤二伏前后，长江流域的许多地方，经常出现40℃高温天气。要作好防暑降温工作。

气候特征：酷热多雨，容易中暑，暑热夹湿常使人食欲不振。

健康提醒：充分休息，避免暴晒，清淡饮食。

13. 立　秋：从这一天起秋天开始，秋高气爽，月明风清。此后，气温由最热逐渐下降。

气候特征：气候渐变，人体仍感觉燥热难忍。

健康提醒：多食酸味果蔬，养胃润肺以备秋凉。

14. **处　暑**：这时夏季火热已经到头了。暑气就要散了。它是温度下降的一个转折点。是气候变凉的象征，表示暑天终止。

气候特征：暑热余威明显，但气温开始慢慢转凉。

健康提醒：调整睡眠时间，饮食偏向清热安神。

15. **白　露**：天气转凉，地面水汽结露最多。

气候特征：暑气渐消，白天气温适宜，夜间气温较低。

健康提醒：滋阴益气的食品对身体大有益处。

16. **秋　分**：秋分这一天，阳光几乎直射赤道，昼夜几乎相等。北半球的秋天是从秋分开始的。

气候特征：逐渐昼短夜长，每场秋雨都会带来明显降温。

健康提醒：运动保健，针对性地治疗冬病。

17. **寒　露**：到了寒露，则露水日多，且气温更低了。气候将逐渐转冷的意思。

气候特征：热冷交替明显，人体阳气渐退，阴气渐生。

健康提醒：饮食清淡柔润，起居注意保暖。

18. **霜　降**：天气已冷，开始有霜冻了，所以叫霜降。

气候特征：天气时有反复，人体逐渐感觉季节的肃杀和萧瑟。

健康提醒：以平补为原则，注意肺的保养。

19. **立　冬**：我国人民把这一天当作冬季的开始。冬，作为终了之意，是指一年的田间操作结束了，作物收割之后要收藏起来的意思。

气候特征：气温迅速下降，人体需要消耗大量的热能来维持体温。

健康提醒：多食用热量较高的膳食，增加维生素。

20. **小　雪**：气温下降，开始降雪，但还不到大雪纷飞的时节，所以叫小雪。

气候特征：天气常是阴冷晦暗，抑郁症病情容易加重。

健康提醒：增加户外活动调节心态，饮食多果蔬。

21. **大　雪**：大雪前后，黄河流域一带渐有积雪；而北方，已是"千里冰封，万里雪飘荡"的严冬了。

气候特征：气温持续降低，哮喘进入高发期。

健康提醒：进补的好时节，辅以适当锻炼增强体质。

22. **冬　至**：气候开始寒冷。

气候特征：冷空气活动频繁，人体阴气较重。

健康提醒：防寒保暖，及时补充高热量食物。

23. **小　寒**：小寒以后，开始进入寒冷季节。冷气积久而寒，小寒是天气寒冷但还没有到极点的意思。

气候特征：常有寒潮暴发，会带来剧烈降温，易发生冻疮。

健康提醒：三九补一冬，来年无病痛。

24. **大　寒**：大寒就是天气寒冷到了极点的意思。大寒前后是一年中最冷的季节。

气候特征：冷空气刺骨，气候相当寒冷，心血管疾病高发。

健康提醒：冬不藏精，夏必病温，注意节欲养脏。

附录二　与健康相关的节日

2 月 11 日　　世界防治哮喘日

2 月 4 日　　世界抗癌日

2 月 14 日　　世界癫痫日

3 月 3 日　　全国爱耳日

3 月 21 日　　世界睡眠日

3 月 24 日　　世界防治结核病日

4 月 7 日　　世界卫生日

4 月 11 日　　世界帕金森病日

4 月 15 日　　全国肿瘤防治宣传周

4 月 25 日　　全国预防接种宣传日

5 月 5 日　　全国防治碘缺乏病日

5 月 8 日　　世界红十字日

5 月 12 日　　国际护士节

5 月 15 日　　碘缺乏病防治日

5 月 20 日　　全国母乳喂养日

5 月 31 日　　世界无烟日

6 月 5 日　　世界环境日

6 月 6 日　　全国爱眼日

6 月 14 日　　世界献血日

6 月 26 日　　国际禁毒日

7 月 8 日　　世界过敏日

7 月 11 日　　世界人口日

9 月 10 日　　世界预防自杀日

9 月 20 日　　全国爱牙日

9 月 28 日　　世界心脏日

10 月 1 日　　国际老年人日

10 月 8 日　　全国高血压日

10 月 10 日　　世界精神卫生日

10 月 10 日　　世界居室卫生日

10 月 10 日　　世界视力日

10 月 11 日　　世界镇痛日

10 月 12 日　　世界关节炎日

10 月 13 日　　世界保健日

10 月 15 日　　国际盲人节

10 月 22 日　　世界传统医药日

10 月 25 日　　世界骨质疏松日

10 月 28 日　　男性健康日

11 月 14 日　　世界糖尿病日

12 月 1 日　　世界艾滋病日

12 月 3 日　　国际残疾人日

12 月 15 日　　世界强化免疫日

1 月最后一个星期日　　世界防治麻疯病日

3 月第二个星期四　　世界肾脏病日

4 月　全国爱国卫生月

5 月第二周星期二　　世界哮喘日

5 月第二周星期六　　世界高血压日

5 月第三个星期日　　全国助残日

8 月 1 日 – 7 日　　世界母乳喂养周

9 月第 3 个周末　世界清洁日

9 月最后一个星期　　国际聋人节

10 月第二周周三　　国际减灾日

11 月第一周　　全国食品卫生宣传周

11 月第三周周三　　世界慢阻肺日

后　记

　　本书从选题策划、编辑整理到印刷成书历时近三年多时间。在中医古籍出版社的大力支持下，并经数次修改完善，最终定稿。对各位老师付出的辛勤劳动，在此一并表示衷心感谢。

　　同时为了让内容更加全面丰富、通俗易懂和实用性更强，参考了大量相关资料，并借鉴和使用了有价值的文字信息。因编写宗旨是以增加和唤醒人们的健康意识、改变生活方式、促进全民健康等为主要方向，使用的部分作品未来得及向原作者（译者）支付稿酬，敬请见到本书后尽快与本书编者联系（Email：jiangjian0808@163．com），以便按照国家有关规定协商稿酬支付事宜并赠送样书，在此深表谢意并敬请谅解。